일상생활 속에서 **근육의 움직임 분석**

Muscular Analysis of Everyday Activities

일상생활 속에서

근육의 움직임 분석

Muscular Analysis of Everyday Activities

Elaine L. Bukowski, PT, MS, (D) ABDA
Associate Professor of Physical Therapy
The Richard Stockton College of New Jersey
Pomona, NJ

영 문 출 판 사

■ 옮긴이

김용권　(전)인제대학교 물리치료학과 교수
김지혁　경남정보대학 물리치료과 교수

Muscular Analysis of Everyday Activities
by Elaine L. Bukowski, PT, MS, (D) ABDA

일상생활 속에서
근육의 움직임 분석

2011년 10월 21일 초판인쇄
2011년 10월 28일 초판발행

지은이 : Elaine L. Bukowski, PT, MS, (D) ABDA
옮긴이 : 김용권, 김지혁
발행인 : 박 병 조
발행처 : 도서출판 영문출판사
등　록 : 1987년 12월 21일 제2-419호
주　소 : 서울시 강남구 삼성동 69-1
전　화 : (02) 514-5590, 776-5590
팩　스 : (02) 756-8943
E-mail : yeongmunsa@empal.com
정　가 : 20,000원
ISBN 978-89-7224-280-2 93510

※ 파본은 교환해 드립니다.

헌정사

가치있는 목표를 성취하기 위해 보내준 나의 부모님 Ed와 Millie의 격려에 진심으로 감사드립니다.

차 례

감사의 글

*일상생활 속에서 근육의 움직임 분석*은 14년 동안 강의실에서 동작 분석에 참여하고 작성한 결과물이다. 많은 학생들이 책의 첫 장에 있는 테크닉을 시험해 보고 그들의 일상생활에서 그들 자신의 분석하는 연구에 선택하여 잘 사용하였다.

본문의 동작 참여 자료는 많은 노트북의 폴더에 담겨있다. 이 문서는 심혈을 기울인 지난 14년간의 과정이다. 이러한 결과가 실현될 수 있도록 도와준 동료들과 Bess Kathrins, PT, MS; Thomas P. Nolan, Jr, PT, MS; Lee An Guenther, PT MS; Mary Lou Galantino, PhD, PT; Winnie Welch, PT, MS; Patricia McGinnis, PT, MS; and Anthony Sgherza, PhD, PT의 격려와 지지에 감사한다.

또 이 실험에 불평하며 힘들게 따라와 열심히 참여해 준 옛 제자들에게 감사하다. 도전과 자극들은 내가 이 자료를 쓰게 이끌었고 힘을 주었다. 나의 오래된 제자들과 동료들, 독자들은 여기서 멈추지 않을 것이라고 말할 수 있다. 그들은 그것들의 기능적 목표에 대한 중요성을 받쳐줄 참고문헌을 찾아보도록 했다. 이 자료의 사진을 위해서 힘써준 Maggio, 물리치료사 학생에 특별히 고맙다.

또 특별히 뉴저지의 Pomona의 재활에 관한 Bacharach 연구소의 물리치료학과에 감사하다. 그들의 의지로 인해 빨리 분석하고 이 분석을 위한 사진을 완성했다. 이런 모든 지지자들 덕분에 무수한 자료들과 측정자료들을 화합해서 만든 나의 결과물은 이 곳에서 출판되었다.

저자에 관하여

Elain Bukowski, PT, MS(D) ADBA는 New Jersey, Pomona Richard 대학에서 물리치료학과 교수로 재직하였으며, 외래 물리치료 연구실에서 임상가로서 활동했다. 그녀는 St. Louis 대학으로부터 물리치료학사학위를 가지고 있으며, Nebraska 대학교 의학센터로부터 인간 신체의 총체적인 해부학과 대체교육이 가능한 방법을 함께 제시한 해부학 석사학위를 가지고 있다. 그녀는 New Jersey주로부터 물리치료면허를 받았으며, 부가적으로 미국장애분석가협회의 외교관과 장애분석가 자격증을 가지고 있다. 저자의 임상 경험은 재활, 종양학, 가정 재활, 그리고 외래 물리치료를 포함한 다양한 분야에서 27년 이상 되었다.

저자는 Missouri의 St. Louis choronic 병원과 St. Louis의 Cardinal Ritter 협회에서 일했다. 서아프리카 가나 Berekum의 Holy Family Hospital; 펜실베니아 필라델피아의 Home health 협회와 Holy Redeemer 방문간호협회 그리고 뉴저지의 May couty; 뉴저지 Villas 물리치료 서비스; 뉴저지의 Summer point Shore Memorial Hospital; 그리고 뉴저지의 Hammonton에 있는 Maple Leaf 물리치료실.

이 책에 Elain의 14년간의 모든 가르침이 있다. 그녀는 운동학, 기초 물리치료의 검진과 평가 그리고 근골격계 물리치료학을 포함한 인간 신체의 총체적인 해부학 과정을 가르쳤다. 또한 저항운동 기법, 스포츠 차단, 근육강화 기법, 노인의 관절가동범위의 척도, 요통에 있어서 지압과 침 치료, 아킬레스 건염을 동반한 운동선수의 타이치(Tai-chi)와 균형, 신장기법과 운동, 그리고 컴퓨터 사용을 기초로 한 인간 신체의 총체적인 해부학 과정 교육에 있어 논문 지도교수를 담당하였다.

Elain의 개인연구 프로젝트는 물리치료 커리큘럼에 있는 초음파, 적외선, 단파의 이해, 건강한 노인의 척추 움직임의 분석과 임상적인 평가, 임상적 관찰에 의한 움직임의 범위의 측정신뢰도, 표준 각도계와 전자 각도계, 손목 신전근의 근력 증가를 위한 탄성 저항과 자유 무게의 비교, 그리고 인간 신체의 총체적인 해부학의 대체적인 교육 방법의 효과 비교와 같은 임상기술의 학생 인식의 중요성의 증가를 위한 지도 경험이 사용된 연구들이 포함되었다.

Elain은 실제장애분석; 종합 과학적이고 물리치료사를 위한 지침을 포함한 논문을 발표하였다. 또한 인체대해부학 자가 학습을 위한 입체 슬라이드시리즈를 공동저자와 함께 발표하였다. 그녀는 미국 물리치료연합을 포함한 국제, 국가, 지역, 현지수준의 다양한 주제를 포함한 전문적인 회의와 국제 물리치료회의와 미국장애분석가협회, 뉴저지와 펜실베니아의 물리치료사 연합, 뉴저지 보장구와 의지 연합 등의 논문과 세미나에 참석하였다.

최근 8년이란 기간 동안 인간 신체의 총체적인 해부학을 위한 지속적인 교육방법의 평가와 결과에 대한 연구를 발표하였다.

Elain과 그녀의 가족은 뉴저지 남쪽에 거주한다. 그녀는 시, 정원 가꾸기, 하이킹, 낚시, 그리고 음악을 즐긴다. 몇 곡의 음악을 작곡, 작사하여 발표하였다. 특히 전통중국의학에 있어 보존적인 건강재활의 개념과 실제에 개인적인 관심을 두고 있다.

서 문

일상생활동작이나 매일 일어나는 활동들은 개인 하루의 과제수행에 있어 기초적이다. 다른 일부분 작업을 수행하는 동안, 개인이 하루를 준비하기 위한 씻기, 꾸미기, 옷 입기와 같은 동작들과 같은 움직임들이 일어난다. 일상생활동작을 수행할 수 없다면, 활동에 필요한 작은 움직임과 근육에도 신경을 써야 할 것이다.

학자로서 재활전문가들은 학생들이 환자와 고객들을 평가하고 평가결과에 의해 적절하게 중재프로그램을 계획할 수 있도록 동작분석에 대해 단계적으로 가르쳐야 할 과제에 직면해 있다. 중재프로그램을 계획할 수 있도록 동작 분석에 대해 단계적으로 가르쳐야 할 과제에 직면해 있다. 임상가로서 재활전문가들은 재활프로그램을 통해 기능적인 효과를 얻는 환자와 고객들을 매일 도울 수 있는지를 생각해야 한다. 일상생활동작의 근육분석은 교과서와 참고자료에 의해 쓰여졌다. 이 책은 일상생활동작을 증진시킬 수 있게 구성되었다.

선택된 일상생활동작들은 각 과제를 완전히 수행할 때와 같은 움직임을 만들기 위해 필요한 근육의 움직임의 양과 형태로 분석된다. 각 과제의 모든 구성요소들을 위한 주동근을 대신하는 근육들이 분석되어져야 할 것이다. 또한 신체의 움직임의 분석을 위한 다양한 방법들 뿐만 아니라, 신체 움직임의 이해와 움직임을 만들어내는 근육의 생산이 선행되어 읽는 것을 추천한다.

역자 서문

근육은 많은 연구가 비교적 되지 않은 분야이다. 어떤 전문의학 분야도 집중적으로 다루지 않기 때문이다. 따라서 의학도와 물리 · 작업치료사들도 근육이 보다 일상생활 속에서 어떻게 정확하게 사용되는지에 신속하며, 올바르게, 간략히 정보를 접할 수 있는 자료가 드물었다.

이 책을 번역하는 기회를 얻음으로써 일상생활속에서 근육의 움직임 분석을 상지, 하지, 등부위, 전신 동작으로 자세하고 정확한 사용에 대해 정보를 제공하는데 일조를 하게 되었다고 생각합니다. 번역에 참가해주신 여러 교수님들께 감사드리며 혹시 번역에 미진한 부분 또는 질문 사항이 있다면 연락을 해 주시길 바랍니다.

끝으로, 책을 출간하는데 도움을 주신 영문출판사 박병조 사장님과 직원 여러분에게도 감사드립니다.

2011년

역자 일동

제 I 부

소 개

INTRODUCTION

제 1 장

움직임(활동) 분석

Performing the Activity Analysis

소개 Introduction

일상생활동작(ADL)에는 몸차림하는 것, 양치질, 목욕, 화장, 때때로 개인적인 장비를 사용할 때, 옷 입을 때, 식사를 하거나 먹을 때, 일상적인 약물치료, 건강유지, 사회화, 기능적인 의사소통, 기능적인 움직임, 융통성 있는 언어소통, 응급 반응, 성적(sexual) 표현이 들어간다.[1] 위와 같은 활동들은 개인의 일상생활 및 학교생활, 레크리에이션, 취업을 준비할 수 있게 한다.

위에서의 모션과 근육활동은 손상을 받거나 병이 발생되기 전까지는 정상적인 활동을 할 수 있게 한다. 매년마다 손상의 결과로 적어도 2만명의 사람들이 입원한다. 그 환자들 중에 10%는 퇴원을 하고 16%는 계속 입원을 한다. 이 중 15세에서 44세의 나이에 손상을 받은 결과로 한해에 3.7만 명이 이른 죽음으로 삶을 마감하고, 또 2.7만 명은 일시적인 혹은 영구적인 손상으로 무능력해진다. 손상때문에 입원하는 모든 사람들 중 약 25명은 입원이 꼭 필요하지는 않으며 의학적 주의만 요구된다.[2-3]

물리치료사, 물리치료 보조사, 작업치료사, 작업치료사 보조사, 학생, 임상의 학자들은 환자 또는 고객을 관리하거나 중재할 때 이 분들이 필요하게 된다. 여기에는 환자 혹은 고객의 활동수행능력을 진단하고 평가하는 것이 포함된다. 처음에는 이것이 전부라고 생각될지도 모른다. 그러나 논리적인 방법으로 접근했을 때, 복합적인 부분의 움직임을 정확하게 분석하는 것은 어려울 수 있다.[4-6]

이 장에서는 어떤 활동이 주어졌을 때 원근법적인 관절가동범위(ROM)와 원근법적인 근육의 분석의 과정이 단계적으로 제공된다. 각각의 단계별로 예를 들면, 특별한 활동이 주어졌을 때 주 모델을 따라하는 사람을 보고 다른 일상생활을 분석하게 된다.

좋은 방법 중에 하나는 주어진 동작을 수행할 때 관찰하면서 분석하는 것이다. 여러 가지 각(전, 후, 외측), 여러 가지 면(전두, 시상, 수평)으로 환자를 관찰해야 한다.[7-8] 반드시 두 가지 방향으로 보는데 그 이유는 한쪽만 본다면, 움직임이 다르게 왜곡될 수 있으며 원근법적으로 볼 수 있기 때문이다. 만약 가능하다면 위에서 보는 것도 좋은 방법인데 그 이유는 다른 면에서 놓친 움직임을 찾을 수 있기 때문이다(그림 1-1～1-5).

환자의 동작을 찍는 방법

Methods of Capturing the Subject' s Motions

환자가 여러 번의 활동을 반복하게 되면 피곤하게 되기 때문에, 환자에게 찍어 놓은 사진을 보고 따라하게 한다. 사진기로 일정한 간격으로의 연속적인 8장의 사진을 찍는 방법이다. 설정되는 간격은 분석되고 있는 움직임의 속도에 의존하게 된다. 이 방법은 비용이 적게 들고 쓰기 쉽다. 그러나 사용자는 설정되었던 간격들을 8장의 사진으로 제한해야 한다.

오른쪽 패턴 체계(light pattern system)는 설정된 해부학적 경계표에 빛을 접근시켜 사용한다. 35 mm 카메라로 환자가 표시된 길을 따라서 이동할 때의 연속적인 사인곡선을 기록한다. 이 방법은 환자들의 움직임을 찍을 때 비용이 적게 드는 방법이다. 그러나 빛을 어설프게 사용했을 경우, 그것이 움직임을 방해할 수 있다.

동작 사진 필름(motion picture film)은 신체의 중요한 지점에 표시하는 한 방법이다. 이 방법은 환자에게 거의 기계를 접근하지 않고도 각 프레임 별로 반복이 가능하다. 이것은 많은 시간 소모, 많은 비용, 적은 사용과 분리가 되는 장비가 있어야 분석이 가능한 방법이다.

비디오 그래프(videography)와 비디오 테이프(videotaping) 또한 신체의 중요한 지점에 표시하는 방법이다. 환자에게 거의 기계를 접근하지 않고도 각 프레임 별로 반복이 가능하다. 이것은 비용이 적게 들며 더 많이 사용할 수 있고 비디오 검사자(videograper)에 의해 직접적으로 재검토(feedback)가 가능하다. 이 방법은 많은 시간을 소모하지만 한번 완성될 경우, 환자를 위한 다수의 자료

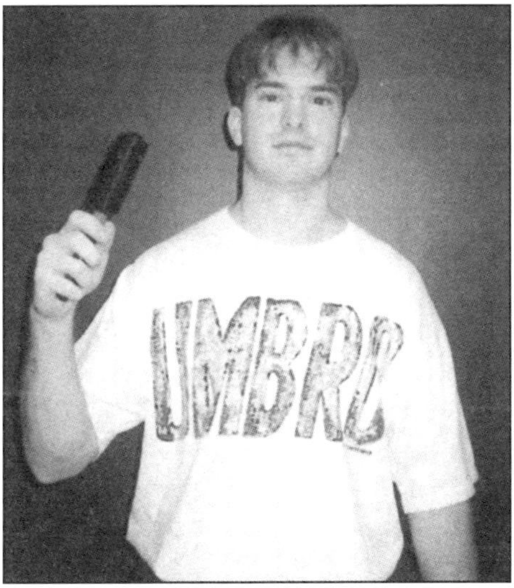

그림 1-1. 오른손으로 빗을 들고 있는 정면 모습.

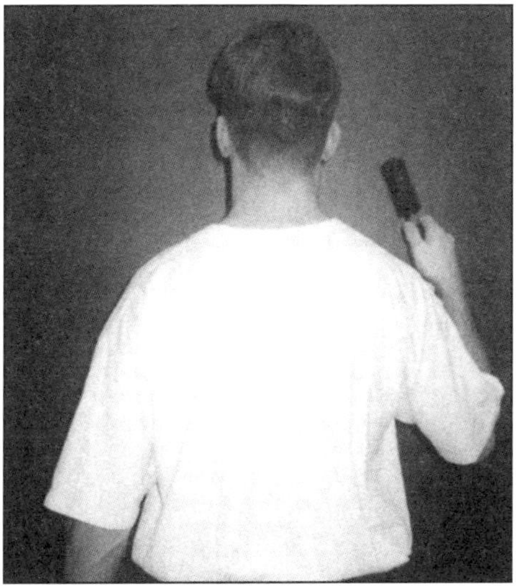

그림 1-2. 오른손으로 빗을 들고 있는 뒷면 모습.

가 제공될 수 있다.[9]

게다가 비디오카메라들은 컴퓨터 시스템과 같이 사용되어 사진을 찍고 분석, 환자의 비디오의 프린트가 가능하다. 이와 같은 시스템으로 각도기 측정, 몸의 균형, 스포츠 활동 등을 얻을 수 있다.[10-16] 그러나 그 시스템은 전통적인 비디오 카메라보다 비용이 더 많이 든다.

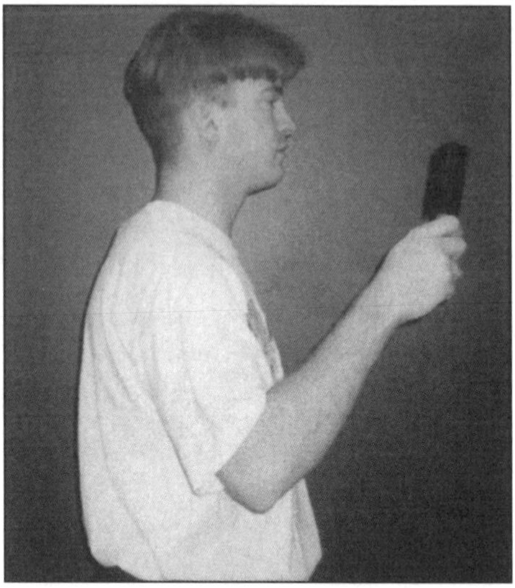

그림 1-3. 오른손으로 빗을 들고 있는 오른쪽 측면 모습.

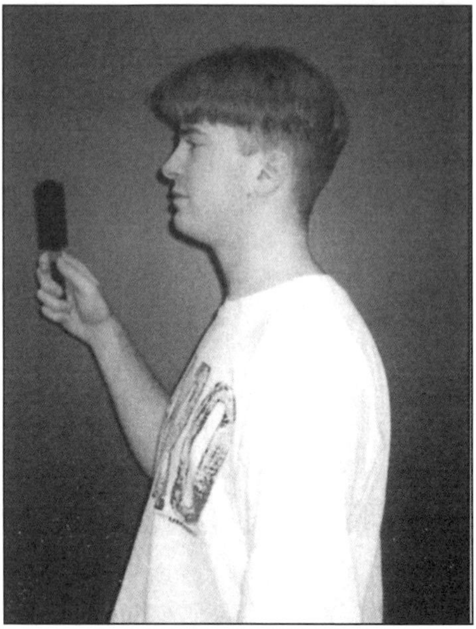

그림 1-4. 오른손으로 빗을 들고 있는 왼쪽 측면 모습.

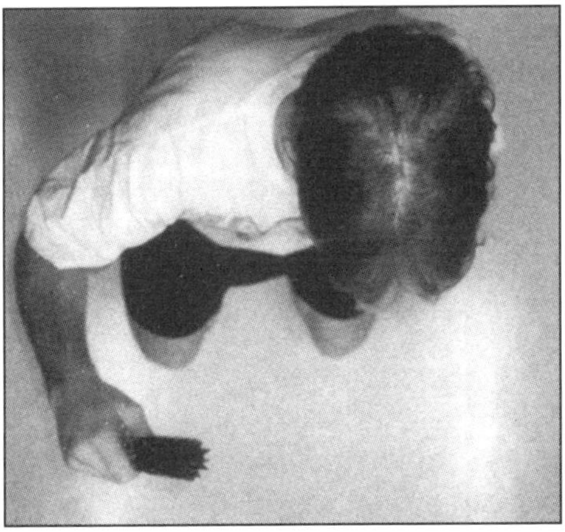

그림 1-5. 오른손으로 빗을 들고 있는 위쪽에서 본 모습

사진을 이용하는 것은 피검자의 동작을 기록하는 또 다른 방법이다. 사진사는 피검자가 동작을 수행할 때 운동의 순간을 기록할 수 있다. 이런 기법으로, 운동의 완전 분석을 위해 시작과 끝의 연속된 동작이 필요하다.

비디오는 사진보다 몇 가지 이점을 더 가지고 있다. 비디오는 운동을 실시간으로 볼 수 있는 반면에, 사진은 한 순간만의 동작을 보여준다. 근육의 운동은 비디오로 더 쉽게 볼 수 있는데 이는 신체는 동작으로 이루어지고 비디오는 동작을 실시간으로 보여주기 때문이다. 각도기 측정은 비디오로 할 수 있는데 모니터가 평면이라면 되돌려 보는 것이 좋다(평면은 보통 볼록한 모니터와 다르게 동작의 각을 왜곡하지 않는다). 비디오는 조심성 있게 위치할 수 있어서 피검자가 하려했던 동작을 방해하지 않는다. 그러나 사진은 정확한 각도의 포즈를 요구하고 그 결과 운동의 실행을 방해한다.

가장 좋은 위치의 신체의 표시점 결정

Determining the Best Location for Body Markers

인체 어느 부위의 관절가동범위(ROM) 측정을 위해 신체표시(body marker)는 좋은 방법이다.[17-23] 어떤 자세를 취했을 때 어디를 표시할 지는 미리 준비된 비디오나 사진을 보면서 결정할 수 있다. 동작의 목록을 만들면 표시하기가 쉽다. 이러한 정보로 당신은 신체 표시점에 맞춘 이런 동작들을 각도기를 사용할 시 해부학적 경계로 사용할 수 있다. 이런 해부학적인 경계는 주어진 운동에 대한 동작의 관절가동범위 측정에서 각도기를 일직선으로 정렬할 수 있는 뚜렷한 경계를 제공한다. 예를 들면, 머리를 빗는 사람의 경우 어깨관절 굽힘(견관절 굴곡, shoulder flexion)을 위한 신체표시의 열쇠는 위팔뼈(상완골, humerus)의 큰결절(greater tuberosity)과 바깥쪽위관절융기(외측상과, lateral epicondyle)일 것이다. 움직이는 각도기를 위팔뼈의 외측상과에 놓았을 때 위팔뼈의 큰결절은 각도기를 일직선으로 놓는 축이 된다. 각도기의 고정 팔은 흉부의 중앙선에 놓는다.

신체표시(body marker)를 결정하는 가장 좋은 위치는 동작을 표시하는 것이다. 붙는 칼라 점들이나 참조를 암시하는 검은 점이나 잘 씻기는 신체표시를 사용할 수 있다(그림 1-6). 척추나 회전 동작은 표시점이 수정되기 쉽다. 예를 들면, 그림 1-6의 표시점은 위팔뼈의 큰결절이다. 이것은 반으로 접히고 신체에 잘 적용된다.

신체표시를 위해 비디오나 사진을 다시 찍는 것이 필요하다.

동작 분석을 위한 확실한 면
Establishing Phases for the Activity Being Analyzed

앞에서 동작을 몇 가지 면으로 나눈 것은 모든 자료 수집을 용이하게 하기 위해서이다. 예를 들면, 머리를 빗을 때 몇 가지 면으로 나눌 수 있다. 처음 빗을 잡으려고 할 때, 빗을 머리로 가져올 때, 빗는 동작을 취할 때, 반대측 머리를 빗을 때. 이것은 동작 분석을 위한 출발점으로, 각기 다른 처음과 끝점을 기록한다. 이것은 역시 당신이 각도기 측정에도 쉽고, 근육 동작의 변화를 결정하는 데에도 쉬울 것이다.

공간에서 사진과 비디오의 동작
Videotaping or Photographing the Subject With Body Markers in Place

공간에서 표시할 때, 대상자에게 다시 비디오나 사진을 찍을 때 수행한다. 내전과 외전을 포함한 운동이라면 전방과 후방 운동의 동작을 기록한다. 이런 가장 좋은 시각화는 원근법이다. 굴곡과 신전은 오른쪽과 왼쪽의 측면 촬영이 가장 보기가 좋다. 더할 나위 없이 회전은 상방과 하방에서 가장 잘 보인다. 그러나 대부분 이러한 이점을 제공하지 못한다. 그 다음으로 잘 보이는 것은 회전을 위한 전방과 후방이다. 이런 다양한 각도로 사람을 보려면 적어도 3번의 동작의

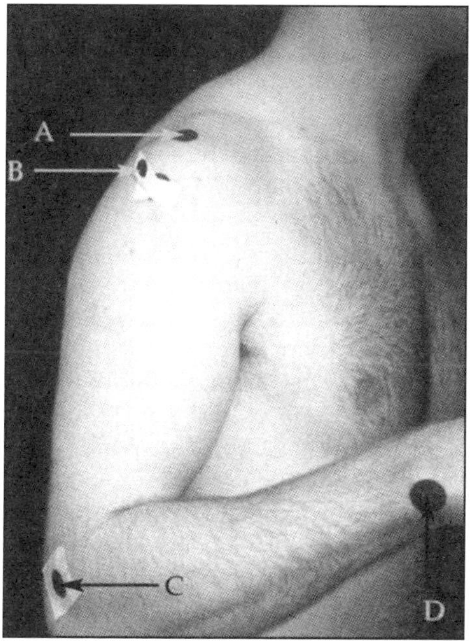

그림 1-6. 신체표시(body marker)의 예: 어깨의 표시(A)는 견봉돌기의 상연에 붙인다; 상완골의 큰결절(B)은 그 표시 바로 말단부에 붙인다. 주관절의 외측연(C)의 표시는 상완골의 외측상과에 붙인다. 손목관절(D)은 척골두에 붙인다.

반복이 필요하다. 각도기로 측정하려면 충분한 비디오와 사진이 필요하다.

관절각도측정의 방법 Determining Goniometric Measurements

주어진 동작과 연관되어 신체의 일부를 각도기로 측정하는 방법에는 여러 가지가 있다. 각도기를 정렬해서 수치를 읽는 동안 상대방을 특별한 자세로 유지시키는 것도 한 가지 방법이다. 그러나 이 방법은 많은 정지와 시작 자세를 반복해야 하고, 불편한 자세일 때는 측정에 있어 많은 문제점이 생길 수 있다.[25]

가장 쉬운 측정법은 이전에 찍었던 비디오테이프 또는 사진을 이용하는 것이다. 비디오테이프로 필요한 장면을 정지하고 피검자(환자)의 드러난 특정 신체부분을 각도기로 수치를 측정한다. 사진의 경우, 각 움직임의 시작점과 끝점을 고려한 충분한 사진이 필요하다. 이 사진의 시작점과 끝점을 사용함으로써 각도기로 수치를 측정할 수 있다.

앞에서 언급했던 비디오테이프 또는 사진으로 피검자(환자)의 모습을 찍기에 앞서 신체에 표시해둔 해부학적 경계표는 각도기 수치를 얻기 위한 핵심(열쇠)이 된다. 각도기로 측정된 관절가동범위(ROM)를 이해하기 위해 신체의 해부학적 지점을 이용할 수 있다.

예를 들면, 그림. 1-6에서 상완골 큰결절과 상완골 외측상과에 신체표시(body maker)가 있다. 이 두 지점은 어깨관절(견관절) 굽힘 동작의 수치를 계산하는데 사용할 수 있다. 각도기의 축(고정자)을 큰결절 지점에 놓고 각도기의 이동자를 외측상과의 지점으로 향하게 하면서 팔의 중앙선에 정렬시킨다. 예를 들면, 그림 1-6은 머리를 빗는 시작자세를 나타낸다. 다음 사진은 머리를 빗는 자세에서 어깨관절의 끝 지점을 측정하는데 필요하다. 빗질 시작자세와 끝 자세에서의 수치를 비교함으로써 어깨관절 굴곡의 범위를 계산할 수 있다.

각도기 측정을 위한 다른 방법은 컴퓨터 체계와 접속된 비디오카메라 시스템을 사용하는 것이다. 이와 같은 시스템은 컴퓨터 체계에 들어있는 자료에 근거하여 각도기 측정을 할 수 있다.[10-16]

비디오테이프를 이용한 활동 수행을 분석
Viewing the Videotape While the Analyzer Performs the Activity

일단 각도기를 이용한 모든 측정을 했다면 근육의 움직임을 분석 할 수 있다. 당신이 움직이는 동안 여러 번 비디오테이프를 작동시킨다. 각 모션에 따라 행동할 때 당신 근육이 움직이는 것을 느껴라. 하나의 특별한 관절도 움직여보고 당신이 관심을 갖고 있는 신체부분도 위, 아래로 움직여라. 신체에서 움직일 때의 힘을 생각하라.[26-29] 구심성 수축 또는 원심성 수축이 필요한가? 신체 일부가 중력을 이겨내거나 또는 도구나 기구의 무게 같은 외부적인 힘에 대항할 수 있는가? 만약 이와 같다면(중력을 이겨내거나 외부 힘에 대항한다면), 근육은 동작을 일으키는 신체부분을 가속해야 할 것이다. 그러나 중력 또는 일부 외부 힘에 대항하지 못한다면, 그 근육은 동작을 일으키는 신체부분을 감속해야 할 것이다. 전자의 예에서 그 근육은 구심성 수축이 일어날 것이다. 후자에서는 그 근육은 원심성 수축이 일어날 것이다. 그 근육이 잡는 동작(holding motion)을 취한다면, 등장성 수축이 필요할 것이다.

이제 당신도 느끼겠지만, 근육 움직임에 대한 이런 공부는 실제 움직임을 볼 수 없는 사진을 이용하기가 곤란하다. 그러나 당신은 피검자가 움직일 때 근육을 촉진함으로써 근육 분석한 것이 정확하다고 입증할 수 있다(깊숙한 곳에 있는 근육은 촉진하기 어려울 것이다). 당신은 스스로 움직여서 위에서와 같은 종류의 근육 분석을 할 수 있다. 이런 방법에 의해 당신은 촉진한 것과 앞에서 활동했던 내용과 비교할 수 있다.

근육분석의 다른 방법은 근전도를 이용하는 것이다. 근전도는 전극 표면을 사용하거나 미세한 휴대용 또는 의료용 철사(wire)로 측정할 수 있다. 기록 기계 즉, 전극 표면 또는 미세한 철사를 자료를 얻을 수 있는 주요 운동 점에 두도록 주의를 기울여야 한다. 기계가 자료를 기록하는데 쓰이지만, 생각해 볼 단점도 있다. 예를 들면, 전극 표면을 신체에 사용하는 부분이 상대적으로 넓어서 표층 근육에 대한 자료만 나타날 것이다. 또 가느다란 철사 전극을 사용할 때 피부에 삽입(천자)하는 동안 근육 내에서 여기저기 이동시켜야 함으로 피검자(환자)를 불편하게 할 수도 있다. 만약 이러한 이동이 줄어들지 않는다면 조직에 미세 손상이 올 수도 있다. 1984년 12월 physical therapy 학회지의 soderberg와 cook의 논문, Soderberg의 운동학 교과서, robinson과 synder-mackler의 임상 전기 생리학 교과서, nelson과 currier의 임상 전기치료 교과서들은 근전도 사용에 있어 부가적인 정보를 구하는데 참고가 될 수 있다.[30-33]

환자의 근육 활동의 결정

Determining the Muscular Activity of the Subject

우선 이번 초기의 근육분석이 완벽했다면 당신은 이제 비디오테이프나 사진을 계속해서 볼 준비를 해라. 그리고 피검자에 의해 행해졌던 근육 활동을 리스트로 작성하기 시작해라. 특별히 주의할 점은 움직임을 통한 피검자의 힘 사용에 초점을 맞추어야 한다. 이것은 특별한 종류의 근수축이 필요하다는 것을 생각하는데 도움을 줄 것이다.[26-29] 근전도가 피검자를 비디오테이프 또는 사진 필름에 담는 동안 사용되었다면, 근육분석은 근전도 시스템에 의해 모아진 기록에 의해 결정될 것이다.

당신 스스로 움직여보고 피검자의 행동과 당신의 행동을 비교하기 시작해라. 피검자가 당신 자신에게 근육의 대체 가능성을 상기시킬 수 있다. 근육이 어떤 움직임을 대체하고자 한다면, 환자에게 사용하기 위한 근육 조정을 위한 출발점을 가져야 한다.

같이 해보기 Putting It All Together

이 모든 단계가 끝나면 당신은 이 주제에 관한 많은 양의 자료를 얻게 될 것이다. 이 자료는 시각적 혹은 문자의 형태로서 도표에 나열할 수 있다. 표 1-1과 표 1-2는 머리 빗는 것을 수반한 관절의 움직임을 통해 본래 근육 활동과 선택한 각도기를 이용하여 측정할 수 있는 예시적인 도표이다.

문자적 표현을 위한 단계별 요약은 다음과 같다:

1) 환자가 활동하는 동안 당신은 관찰해라.

2) 움직임에 관한 목록을 만들어라.

3) 이 움직임의 각도기를 이용해 해부학적 지점을 결정해라.

4) 해부학적 목표를 기초로 신체 표시를 결정해라.

5) 단계별로 움직임을 구분하라.

6) 환자에 맞게 신체표시의 위치를 결정해라.

7) 비디오테이프, 포토그래프로 환자에 대한 동작을 촬영해라.

8) 활동의 움직임을 각도기로 계산해라.

9) 근육 활동을 분석해라.

위 방식을 따르면 어떤 활동이든지 논리적인 방법으로 근육을 분석할 수 있게 될 것이다. 다음 장에서는 특별한 근육을 분석하는 방법의 예가 설명된다. 이러한 분석은 동작을 수행하는 근육뿐만 아니라, 전체적인 동작에 필요한 관절가동 범위에 대한 내용도 포함된다.

표 1-1
빗으로 다가가기 위한 각도기 측정

관절	동작	움직임의 각도
어깨관절	굽힘	0~50°
팔꿉관절	폄	움직임이 발생하지 않음
노자관절(요척관절)	엎침(회내)	0~23°
손목관절	폄	0~15°
자뼈(척골)	편위	0~10°

각도기 측정의 예시 표

표 1-2
머리 빗기를 위한 상지의 중요한 근육들

관절	동작	정상 근육
어깨관절	굴곡	전삼각근, 오훼완근, 대흉근
	신전	전삼각근, 오훼완근, 대흉근
	수평 외전	후 삼각근
	수평 내전	대흉근
	외회전	극하근, 소원근
	내회전	견갑하근, 대흉근, 광배근, 대원근
팔꿉관절(주관절)	굴곡	상완이두근, 상완삼두근(원심성 작용 시)
	신전	상완삼두근
아래팔 (전완)	회내	원회내근, 회내방형근
	회외	상완이두근, 회외근
손목관절	신전	장/단요측수근신근, 장/단척측수근신근
	척골편위	척골측수근신근, 척골측수근굴근
	요골편위	요골측수근굴근, 장/단요골측수근신근

중요한 근육 활동의 예시 표

사진은 움직이는 사람의 각 동작을 찍는 방법으로 주로 사용되었던 방법이다. 촉진기술과 함께 관찰 분석은 근육 활동을 결정하는데 이용되는 방법이다. 이 방법이 선택되는 이유는 그들이 임상적으로 설정하는데 공통적으로 사용되기 때문이다.

다음의 각 장은 분석에 사용되는 해부학적 지점의 핵심을 요약하며 분석에 중요한 단계와 관절의 움직임이나 근육의 활동을 요약하고, 그 이상의 분석을 위해 임상적 적용, 의문나는 부분의 질문을 다루게 된다. 근육의 분석에 대한 정보를 다루는 다른 방법에 대해 독자들에게 참고가 될 만한 것들을 제공한다.

제2부의 초점은 일상생활에서 선택한 동작들을 상지를 이용하는 것을 다루게 된다. 이러한 활동의 대부분은 원위부에 안정성과 자세를 유지함으로써 사지의 근위부에 도움을 준다. 그러므로 현실적으로 원위부 쪽으로 갈수록 더 큰 주의가 요구되고 체지의 모든 부분들은 서로간의 움직임을 기초로 분석할 수 있다.

비록 하지와 척주가 움직일지라도, 상지는 처음 여러 가지 분석의 초점이 된다. 다음 장은 하지와 허리의 사용에 대해 초점을 맞추고 있다. 그러므로 독자들은 하나하나씩 신체의 이러한 부위에 초점을 맞춰야 한다. 제5부에서는 독자들이 신체를 전반적으로 분석할 수 있도록 상지와 하지를 분석, 통합하는데 초점이 맞추어져 있고 이러한 것은 제6부에서도 다루어진다.

이러한 접근방식은 신체의 전반적인 분석을 하는 동안 독자들이 수집할 수 있는 많은 양의 데이터를 피하고자 할 때 사용된다. 그렇게 함으로서 독자는 신체 표시를 위한 마크나 근육 동작분석과 각도기를 이용한 각도를 알아보고 선택하는데 도움을 줄 수 있다. 독자들이 해부학적 혹은 운동역학적 지식을 관절의 동작과 근육의 활동을 증가 시킬 수 있도록 함으로써 독자들은 전반적인 신체 분석을 할 수 있게 된다.

임상적 토론과 질문
Clinical Application and Discussion Questions

이 부분은 다른 활동의 분석을 다른 방법으로 표시한 것이다. 관찰, 사진, 비디오나 전산화된 시스템이 동작 분석에 사용된다면, 근육 분석을 하기 위해 공통적으로 연결되는 시점에서 중요한 해부학적 지침을 제공한다.

머리 위의 선반에 책이 닿는 동안의 상지의 동작을 분석해 보자

1) 이 활동을 위한 시작 자세를 정의하라.
2) 스스로 동작을 해 보고, 동작을 분석하는 중요 단계에서 동작을 어떻게 끊을 것인지를 결정해라.
3) 당신이 상지관절의 움직임의 범위를 계산할 수 있게 해부학적 위치를 결정해라.
4) 위의 동작을 분석하기 위한 각도를 적절하게 결정해라.
5) 분석하기 위한 힌트가 되는 해부학적 표시에 스티커를 적절하게 붙인다.
6) 예를 들면, 분석하고자 하는 환자의 사진과 같은 분석을 기록하는 방법을 결정해라.

7) 해부학적 지점에 사진을 사용하고 주요 관절 부위의 관절가동 범위를 계산하고 사진 우위에 해부학적 표시를 해라. 그리고 이러한 자료를 기록해라.

8) 주요한 각 관절에서 주동근을 결정해라.
   a) 스스로 동작을 해보고, 각 관절에서 근육의 움직임을 느껴보아라.
   b) 이젠 환자가 움직일 때 근육활동을 관찰해라. 환자 근육의 움직임을 느껴보기 위해 촉진해 볼 수 있다.
   c) 관절의 근육활동을 기록해라.

9) 자료를 수집해라. 여러분이 모은 자료를 취합하기 위해 챠트나 표를 이용할 수도 있다. 표 1-1과 1-2가 여러분의 자료가 들어있는 챠트의 예이다.

참고문헌

1. Lamport NK, Coffey MS, Hersch GI. *Activity Analysis and Application: Building Blocks of Treatment*. 3rd ed. Thorofare, NJ: SLACK Inc; 1996.
2. Max W, Rice DP, MacKenzie EJ. The lifetime cost of injury. *Inquiry*. 1990;27:332-343.
3. Brody JE. For artists and musicians creativity can mean illness and injury. *New York Times*, October 17, 1989.
4. Viano DC, King AI, Melvin JW, Weber K. Injury biomechanics research: an essential element in the prevention of trauma. *J Biomech*. 1989;22:403-417.
5. Huss J. From kinesiology to adaptation. *Am J Occup Ther*. 1981;35:574-580.
6. Licht S. Kinetic analysis of crafts and occupations. *Occup Ther and Rehabil*. 1947;26:75-78.
7. Drury C. Task analysis methods in industry. *Appl Ergonomics*. 1983;14:19-28.
8. Wei SH, McQuade KJ, Smidt GL. Three-dimensional joint range of motion measurements from skeletal coordinate data. *J Ortho Sports Phys Ther*. 1993;18:687-691.
9. Pedersen E, Klemar B. Recording of physiological measurements based on video technique. *Scand J Rehabil Med*. 1974;3(suppl):45-50.
10. Bruegger W, Milner M. Computer-aided tracking of body motions using a CCD-image sensor. *Med Biol Eng Comput*. 1978;16:207-210.
11. Klein PJ, Dehaven JJ. Accuracy of three dimensional linear and angular estimates obtained with Ariel Performance Analysis System.™ *Arch Phys Med Rehabil*. 1995;76:183-189.
12. Scholz JP. Reliability and validity of the WATSMART™ three-dimensional

optoelectric motion analysis system. *Phys Ther*. 1989;69:679-689.

13. Scholz JP, Millford JP. Accuracy and precision of the Peak™ performance technologies motion measurement system. *J Motor Behav*. 1993;25:2-7.
14. VanderLinden DW, Carlson SJ, Hubbard RL. Reproducibility and accuracy of angle measurements obtained under static conditions with the Motion Analysis™ video system. *Phys Ther*. 1992;72:300-305.
15. Wilson DJ, Smith BK, Gibson JK. Accuracy of reconstructed angular estimates obtained with the Ariel Performance Analysis System.™ *Phys Ther.* 1997;77:1741-1746.
16. Hubbard M. Computer simulation in sport and industry. *J Biomech.* 1993;26(suppl 1):53-61.
17. An KN, Chao EYS. Kinematic analysis of human movement. *Ann Biomed Eng*. 1984;12:585-597.
18. Kinzel GL, Hall AS, Hillberty BM. Measurement of the total motion between two body segments - 1. Analytical development. *J Biomech.* 1972;5:93-105.
19. Simon SR, Nuzzo RM, Koskinen MM. A comprehensive clinical system for four dimensional motion analysis. *Bull Hosp Jt Dis*. 1977;38:41-44.
20. Spoor CW, Veldpaus FE. Rigid body motion calculated from spatial coordinates of markers. *J Biomech*. 1980;13:391-393.
21. Söderkvist I, Wedin PA. Determining the movements of the skeleton using well-conditioned markers. *J Biomech*. 1993;58:426-432.
22. Soechting JF, Flanders M. Moving in three-dimensional space: frames of reference, vectors, and coordinate systems. *Annu Rev Neurosci*. 1992;15:167-191.
23. Sommer JH, Miller NR. A technique for kinematic modeling of anatomical joints. *J Biomech Eng*. 1980;102;311-317.
24. Norkin CC, White DJ. *Measurement of Joint Motion—A Guide to Goniometry.* 2nd ed. Philadelphia, Pa: FA Davis Co; 1995.
25. Boone DC, Azen SP, Lin CM, Spence C, Bacon C, Lee L. Reliability of goniometric measurements. *Phys Ther.* 1978;58:1355-1390.
26. Bigland B, Lippold OCJ. The relation between force, velocity, and integrated electrical activity in human muscles. *J Physiol*. 1954;123:214-224.
27. Zajac FE, Gordon ME. Determining muscle force and action in multiarticular movement. *Exerc Sport Sci Rev*. 1989;17:187-230.
28. Knapik JJ, Wright JE, Mawdsley RH, Braum J. Isometric, isotonic, and isokinetic torque variations in four muscle groups through a range of joint motion. *Phys Ther.* 1983;63:938-947.
29. Stauber WT. Eccentric action muscles: physiology, injury, and adaptation. *Exerc Sport Sci Rev*. 1989;17:157-185.
30. Soderberg GL, Cook TM. Electromyography in biomechanics. *Phys Ther.* 1984;12:1813-1820.
31. Soderberg GL. *Kinesiology—Application to Pathological Motion*. Baltimore, Md: Williams & Wilkins; 1986.
32. Robinson AJ, Snyder-Mackler L. *Clinical Electrophysiology—Electrotherapy*

and Electrophysiological Testing. 2nd ed. Baltimore, Md: Williams & Wilkins; 1995.

33. Nelson RM, Currier DP. *Clinical Electrotherapy*. 2nd ed. Norwalk, Conn: Appleton & Lange; 1991.

추천도서

Adams MAP, Dolan CM, Hutton WC. An electronic inclinometer technique for measuring lumbar curvature. *Clin Biomech*. 1986;1:130-134.

Altman DG, Bland JM. Measurement in medicine: the analysis of method comparison studies. *Statistician*. 1983;32:307-317.

Aptekar RG, Ford F, Bleck EE. Light patterns as a means of assessing and recording gait. I. Methods and results in normal children. *Dev Med Child Neurol*. 1976;18:31-36.

Ayoub MM. Human movement recording for biomechanical analysis. *International Journal of Product Research*. 1972;10:35-51.

Baolgun JA, Abereoje OK, Olaogun MO, Obajuluwa VA. Inter- and intratester reliability of measuring neck motions with tape measure and Myrin gravity reference goniometer. *J Orthop Sports Phys Ther*. 1989;10:248-253.

Chaffin DB. A computerized biomechanical model development of and use in studying gross body actions. *J Biomech*. 1969;2:429-441.

Chao EYE. Justification of triaxial goniometer for the measurement of joint rotation. *J Biomech*. 1980;13:989-1006.

Edelman S, Flash T. A model of handwriting. *Biol Cybern*. 1987;57:25-36.

Foley CD, Quanbury AO, Steinke T. Kinematics of normal child locomotion—a statistical study based on TV data. *J Biomech*. 1979;12:1-16.

Gauvin MC, Riddle DL, Rothstein JM. Reliability of clinical measurements of forward bending using the modified fingertip-to-floor method. *Phys Ther*. 1990;70:443-447.

Haggard P, Wing AM. Assessing and reporting the accuracy of position measurement made with optical tracking systems. *J Motor Behav*. 1990;22:315-321.

Holt KS, Jones RB, Wilson R. Gait analysis by means of a multiple sequential exposure camera. *Dev Med Child Neurol*. 1974;16:742-745.

Madson TJ, Youdas JW, Suman VJ. Reproducibility of lumbar spine range of motion measurements using the back range of motion device. *J Orthop Sports Phys Ther*. 1999;29:470-477.

Mayer TG, Kondraske G, Beals SB, Gatchel RJ. Spinal range of motion. Accuracy and sources of error with inclinometric measurement. *Spine*. 1997;22:1976-1984.

Merritt JL, McLean TJ, Erichson RP, Offord KP. Measurement of trunk flexibility in normal subjects: reproducibility of three clinical methods. *Mayo Clin Proc*. 1986;61:192-197.

Morris JRW. Accelerometry—a technique for the measurement of human body movements. *J Biomech*. 1973;6:729-736.

Nawoczenski DA, Baumhauer JF, Umberger BR. Relationship between clinical measurements and motion of the first metatarsophalangeal joint during gait. *J Bone Joint Surg Am*. 1999;81:370-376.

Pearcy MJ, Gill JM, Whittle MW, Johnson GR. Dynamic back movement measured using a three-dimensional television system. *J Biomech*. 1987;20:943-949.

Pearcy MJ, Hindle RJ. New method for the non-invasive three-dimensional measurement of human back movement. *Clin Biomech*. 1989;4:73-79.

Pearcy M, Portek I, Shepherd J. Three-dimensional X-ray analysis of normal movement in the lumbar spine. *Spine*. 1984;9:294-297.

Persson T, Lanshammar H, Medved V. A marker-free method to estimate joint center of rotation by video image processing. *Comput Meth Programs Biomed*. 1995;46:217-224.

Rheault W, Ferris S, Foley JA, Schaffauser D, Smith R. Intertester reliability of the flexible ruler for the cervical spine. *J Orthop Sports Phys Ther*. 1989;10:254-256.

Smidt GL, Day JW, Gerleman DG. Iowa anatomical position system. A method of assessing posture. *Eur J Appl Physiol*. 1984;52:407-413.

Taylor CL, Blaschke AC. A method of kinematic analysis of the shoulder, arm, and hand complex. *Ann N Y Acad Sci*. 1951;51:1251-1265.

Van Zuylen EJ, Gielen AM, Van Der Gon JJD. Coordination and inhomogenous activation of human arm muscles during isometric torques. *J Neurophys*. 1988;60:1523-1548.

Woltring HJ. Representation and calculation of 3-D joint movement. *Human Movement Science*. 1991;10:603-616.

Woltring HJ. 3-D attitude representation of human joints: a standardization proposal. *J Biomech*. 1994;27:1399-1414.

Youdas JW, Carey JR, Garrett TR. Reliability of measurements of cervical spine range of motion—comparison of three methods. *Phys Ther*. 1991;71:98-104.

Youdas JW, Suman VJ, Garrett TR. Reliability of measurements of lumbar spine sagittal mobility obtained with the flexible curve. *J Orthop Sports Phys Ther*. 1995;21:13-20.

제 II 부

상지 분석

UPPER EXTREMITY ANALYSES

제 2 장

면도하기
Shaving the Face

소개와 설정 Introduction and Set-Up

상지는 수동 면도기로 얼굴을 면도하는데 매우 중요하다. 이 활동(면도하는 것)을 다음의 원근법으로 분석해보면 면도 거품을 얼굴에 바르고 면도날을 준비한다. 피검자(환자)는 거울이 있는 세면대 위에 면도칼을 놓아두고 해부학적 자세로 선다. 5인치 길이의 면도기를 30인치 높이의 세면대 끝부분으로부터 4인치 정도 떨어진 곳에 놓는다(그림 2-1). 얼굴을 면도하기 위하여 피검자는 다음과 같은 연속적인 세 동작을 해야 한다. 우선, 피검자는 면도기를 쥐고, 피검자의 얼굴에 면도기를 댄다. 마지막으로, 피검자는 실제 면도할 때에 필요한 움직임을 시행해야 한다.

위에서와 같은 연속적인 동작이 전부는 아니지만 거의 대부분 상지의 관절과 관련이 있다. 얼굴 면도와 관련하여 신체의 가장 중요한 부분 중 하나가 어깨관절 복합체(shoulder complex)이다. 어깨관절 복합체는 움직일 때, 상지의 안정적인 자세를 도와준다.[1] 어깨관절 복합체는 흉쇄관절, 견쇄관절, 견갑흉부관절과 상완관절로 이루어진다.[2-9] 어깨관절 복합체가 전체 상지 무게의 25~50%를 이룬다. 주관절 복합체는 상완척골, 상완요골 그리고 상, 하 요척관절로 이루어지며, 그것은 공간에서 손목 원위부와 손의 자세를 도와주는 기능을 제공한다.[10-13] 손목 복합체는 요골수근관절과 수근중부관절로 구성되어 손의 움직임을 조절하는 근육에 있어서 유용한 장력을 발생시키고 공간에서 자세를 유지하는데 도움을 준다.[14-22] 마지막으로 손으로 면도칼을 움직이는데 있어 중수지절간관절, 중수지절간관절, 지절간관절이 관련되어 면도하는 것을

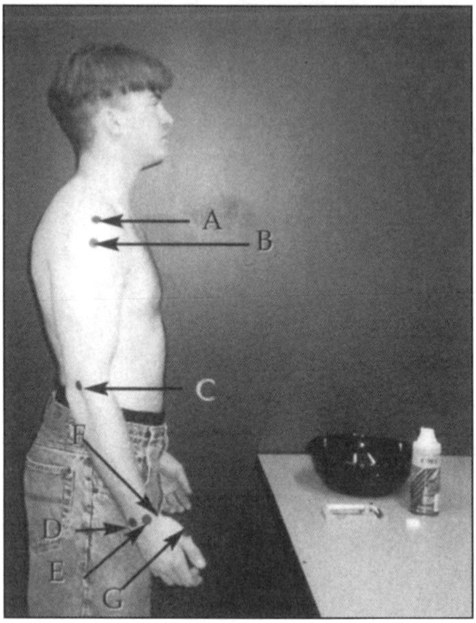

그림 2-1. 시작자세: 사람과 면도기의 위치. 검은 점이 가리키는 것은: A=견봉돌기(등 쪽); B=상완골의 큰 결절; C=상완골의 외측상과; D=척골두(등 쪽); F=요골경상돌기(요골 쪽); G=첫 번째 중수지절간관절선(요골 쪽).

가능하게 한다.[23-27] 일상생활에서 면도하는 것을 분석하기 위해서 상지의 각 관절을 하나하나씩 분석해야 한다.

면도하는 전 과정에 관여하는 어깨관절 복합체는 상지를 가장 부드럽게 큰 범위 내에서 움직일 수 있도록 한다. 위팔관절(상완관절) 단독으로는 완전 가동범위 내, 어깨의 외전 또는 굴곡을 할 수 없다. 완전 가동범위 내 어깨의 외전 또는 굴곡은 견갑흉부관절, 견갑쇄골관절, 견봉쇄골 관절에 의해 이루어진다. 이러한 관절들에 의해 만들어지는 특별한 움직임은 견갑상완 리듬을 참고해야 한다.[4,28-31]

어깨위팔뼈(견갑상완) 리듬은 어깨를 180°까지 최대 범위로 굴곡(거상)할 때, 상완 움직임과 견갑흉부관절 움직임의 비가 2:1이다. 이러한 최대범위의 움직임은 중요하다. 훨씬 더 적절한 면도는 위팔뼈머리(상완골두)를 받아들이기 위한 최상의 자세에서 관절오목(관절와)의 리듬을 유지하는 것이고, 어깨 복합체에서 근육의 움직임을 위한 길이-장력을 유지하는 것이다.[32-39]

견갑쇄골관절과 견봉쇄골 관절은 견갑골을 상방 회전하는데 필요한 전거근과 승모근의 상승작용에 의해 견갑상완 리듬에 기여한다. 견갑흉부관절 움직임의 첫 30°는 견갑쇄골관절에서 쇄골을 거상한다. 앞의 쇄골의 거상은 어깨관절 복합체에서 나타나는 인대의 제한을 피하기 위한 움직임을 통해 견갑골을 회전시킨다. 견갑흉부관절 움직임의 마지막 30° 중에서 쇄골 내측단의 거상은 더 이상 계속 할 수 없다. 따라서 견봉쇄골관절은 다시 인대의 제한을 피하기 위해 견봉 끝에 있는 쇄골을 거상하게 된다.[4,5,30,37,40-44]

다가가서 면도날 쥐기 Reaching for and Grasping the Razor

얼굴 면도하기를 시작할 때 피검자는 세면대 앞에서 해부학적 자세로 서있어야 한다. 피검자가 면도칼을 쥐었을 때(그림 2-2), 어깨관절은 삼각근 전부, 오훼완근, 대흉근과 같은 주요 근육과 함께 10~20° 굴곡한다.[37,42] 삼각근은 상완골이 상방으로 움직이도록 집중적으로 작용한다. 대흉근이 집중적으로 수축할 때의 전부근위면이 늑골 공간 쪽으로 가까이 끌려가거나, 상완골의 내전과 내측 회전이 일어난다.[29] 이러한 근육의 요소들은 굴곡 요소들의 간섭없이 삼각근의 외전을 막기 위해 중요하다. 오훼완근의 구심성 수축은 순수한 어깨관절 굴곡을 만들기 위해 오훼돌기 가까이로 위팔뼈(상완골) 근위부를 당긴다.[7,9]

아래팔(주) 복합체의 굴곡은 면도하는 동작에서 면도기를 쥐는 움직임에 필요하다. 주 복합체는 거의 20~30°의 굴곡을 통해 움직인다. 상완이두근, 상완근, 완요근은 손목 복합체를 어깨관절 복합체로 이끄는 것처럼 노뼈(요골)와 자뼈(척골)를 어깨 복합체 가까이로 이끈다. 그러나 위팔뼈 단독으로는 이 움직임을 만들 수 없다.[45-48]

주 복합체를 굴곡함과 동시에 전완을 회내하면(그림 2-2), 요척관절의 위아랫면에 나타난다.[49] 회내원근과 회내방형근의 구심성 수축은 요척 관절을 거의 60~70° 회내를 가져오고, 요골의 외측면이 위팔뼈의 내측면 가까이 이끌며 척골 위로 요골이 회전하여 척골 위로 간다.

위와 같은 움직임이 일어나는 동안 거의 10° 정도 손목의 척측 편위가 척골수근굴근과 척골수근신근, 장요골수근과 단요골수근의 구심성 움직임에 의해 일어난다. 20~30°의 손목 신전은 요골측 장/단수근신근과 척측 수근신근의 구심성 수축을 일으키게 된다.[50-52]

개인적으로 면도칼을 쥐기 시작할 때, 면도기 고무 손잡이를 맞잡고, 세 손가락으로 쥐는 것은 면도기를 편리하고 정확하게 다룰 수 있다(그림 2-3). 두 번째 지절관절이 40° 굴곡하고 세 번째 지절간관절이 55° 굴곡하는 동안, 두 번째 손가락의 중수지절간관절은 40° 굴곡, 세 번째 손가락의 중수지절간관절

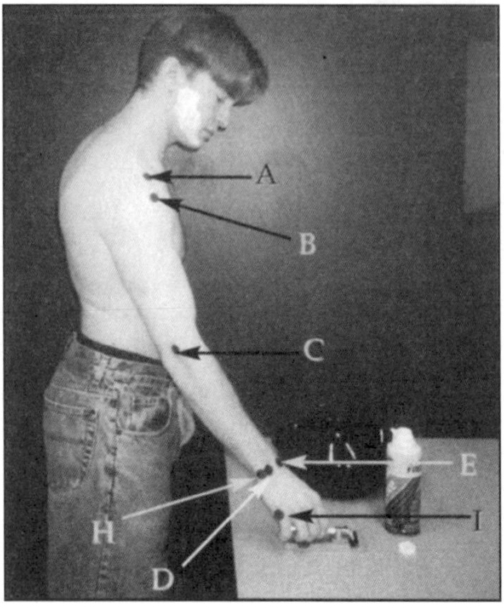

그림 2-2. 면도기를 쥐기 위한 팔 뻗기 자세: 어깨관절은 굴곡하고 전완은 회내시킨다. 검은 점이 가리키는 것은: A=견봉돌기(등쪽); B=상완골의 큰결절; C=상완골의 외측상과; D=척골두(등쪽); E=요골경상돌기(등쪽); H=척골경상돌기(척골 쪽); I=다섯 번째 중수지절간관절선(척골 쪽)

은 30° 굴곡하게 된다. 게다가 두 개의 지절의 원위부의 지절간관절이 각각 20° 정도 굴곡한다. 엄지손가락의 중수지절관절은 30~35° 정도로 굴곡한다. 새끼손가락 또는 굴곡이 없는 엄지손가락의 지절간관절의 도움이 필요하다.[53-54]

충양근, 배측 장측의 골간근의 구심성 수축은 두, 세 번째 손가락의 중수지절간관절의 주요움직임으로 발생한다.[55-57] 근위지절간관절과 원위지절간관절의 주요 움직임은 천지굴근과 심수지굴근의 구심성 수축으로 이뤄진다. 장측골간근의 움직임은 세 손가락으로 쥐는 동작을 구성하는 내전을 일으키는 원인이 된다.

장무지굴근의 구심성 수축은 엄지의 장측을 끌어당겨 요골의 앞쪽 면으로 가깝게 하고, 단무지굴근의 구심성 수축은 엄지의 장측을 끌어당겨 손목관절의 앞쪽 면에 가깝게 한다. 완벽하게 세 손가락으로 쥐게 되면, 무지대립근의 구심성 수축은 두 번째, 세 번째 손가락이 엄지로 대립된다.[58]

얼굴로 면도기를 가져오기 Bringing the Razor to the Face

지금까지 개인적으로 면도기를 잡기 위해 손을 뻗치고, 면도기를 얼굴에 갖다 대었다. 첫 번째로 상하 요골척골 관절은 자연스럽게 회전 자세를 취한다(그림 2-4). 이런 행동은 상완이두근과 회외 운동근육의 구심성 수축으로부터

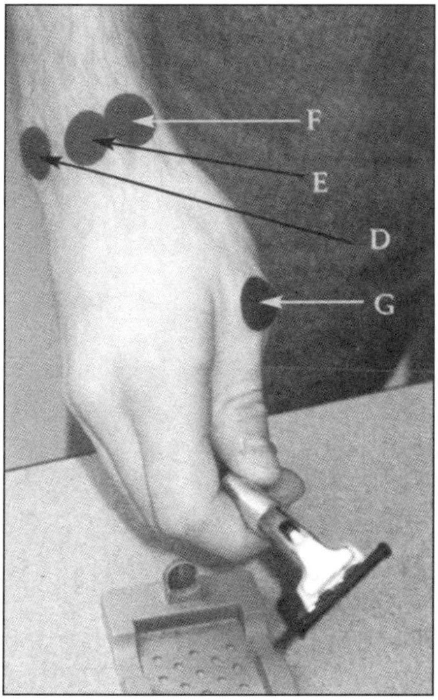

그림 2-3. 면도기 쥐기: 손잡이를 잡고 세 손가락으로 면도기 잡기. 중요한 표시는 검은 점으로 표시 하였다. D=척골두(등쪽); E=요골경상돌기(등쪽); G=첫 번째 중수지절간관절선(요골 쪽)

나타난다. 이런 근육들의 수축은 요골은 척골의 과도한 후진을 가져오고, 원위 상완골의 외측 요골 가깝게 한다.

동시에 팔꿉관절(주관절)은 20~30° 자세에서 130~140°까지 굴곡이 생기고, 반면 어깨관절은 10~20° 자세에서 40~50°까지, 그리고 30~40°의 외전으로부터 굴곡이 생긴다(그림 2-4). 이러한 전체적인 활동을 하는 동안, 손은 세 손가락으로 잡은 상태가 유지가 된다.[59] 상완이두근의 수축 활동은 이 자세의 주관절 안쪽에서 가져오고 또한 전완이 앙와위를 취할 때 근육에 힘을 준다.[48]

어깨관절의 근육은 관절의 굴곡을 더욱 일으키기 위해 지속적으로 움직이는 활동의 한 부분으로 설명할 수 있다. 삼각근 중부 섬유의 구심성 수축에 의해 외전이 부가 되어 나타난다.[28,60-62] 세 손가락으로 쥐는 것은 앞에서 설명한 손의 근육들이 등척성 운동을 함으로써 유지된다.

면도질의 수행 Performing the Stroking Motions

면도의 완전한 작업은 개인적으로 3단계 활동을 수행하는 것으로 시작된다.

그림 2-4. 얼굴에 면도기 가져가기: 어깨관절과 주관절은 굴곡하고 전완은 회외시킨다. 검은 점이 가리키는 것은: A=견봉돌기(등쪽); B=상완골의 큰결절; C=상완골의 외측상과; D=척골두(등쪽); E=요골경상돌기(등쪽); H=척골경상돌기(척골 쪽)

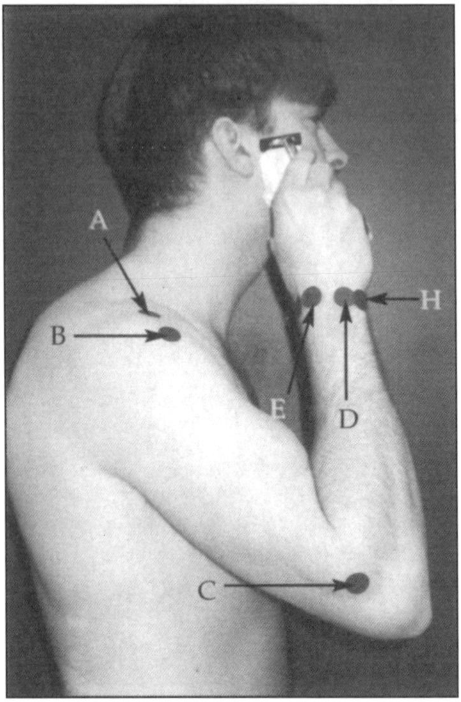

얼굴에서의 면도질은 위쪽과 아래쪽으로 시행된다(그림 2-5, 2-6). 면도질은 어깨의 굴곡, 신전, 외전과 내전을 포함한다. 주관절은 140° 굴곡 상태를 유지하고, 세 손가락으로 떠받치고(그림 2-7) 있으면서 아래팔(전완)은 자연스런 상태(그림 2-6)를 유지하고 있어야 한다.

광배근, 대원근 그리고 후삼각근은 어깨의 신전 조절에 필요하고 아래쪽으로 완전한 면도질을 하는데도 도움을 준다.[63] 이 근육의 강한 구심성 활동으로부터 조절이 필요할 때는 앞에서 설명한 것과 같이 어깨관절 굴근의 원심성 수축이 같이 나타난다. 마찬가지로 면도를 할 때 너무 심하게 아랫방향으로 가면 실제 필요한 동작을 수행하기 위해 필요한 것보다 더 큰 근육활동과 관절 범위를 필요하게 된다. 어깨 내전을 위한 예는 같다고 할 수 있는데 이 시기에 같이 나타난다. 앞에서 설명한 어깨관절 내전근의 원심성 수축은 이 동작을 조절한다.

한번, 아래쪽으로 면도질을 하고 있었다가 위쪽으로 면도질을 시작되어지려면 진행은 반대로 해야 한다. 위쪽 면도질은 앞에서 설명한 것과 같이 어깨관절의 외전을 필요로 한다. 이 과정의 세 번째 단계에서 기억할 것은 얼굴의

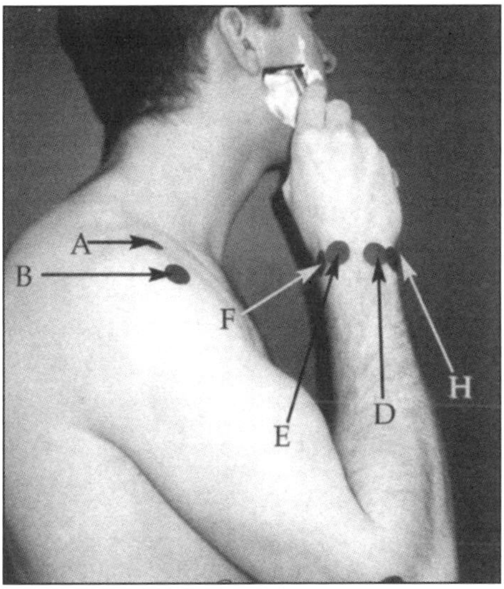

그림 2-5. 아래로 면도질하기: 어깨 관절은 신전, 외전, 내전된다. 중요한 표시는 검은 점으로 표시 하였다. D=척골두(등쪽); E=요골경상돌기(등쪽); F=요골경상돌기(요골 쪽); H=척골경상돌기(척골 쪽)

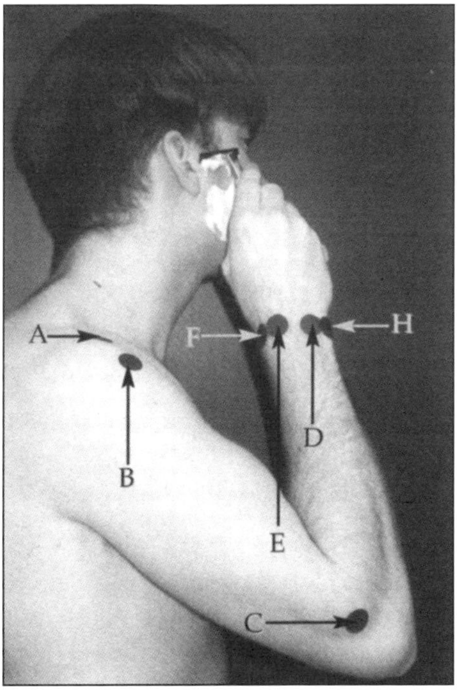

그림 2-6. 위로 면도질하기: 어깨관절은 굴곡, 외전된다. 검은 점이 가리키는 것은: A=견봉돌기(등쪽); B=상완골의 큰결절; C=상완골의 외측상과; D=척골두(등쪽); E=요골경상돌기(등쪽); F=요골경상돌기(요골 쪽); H=척골경상돌기(척골 쪽)

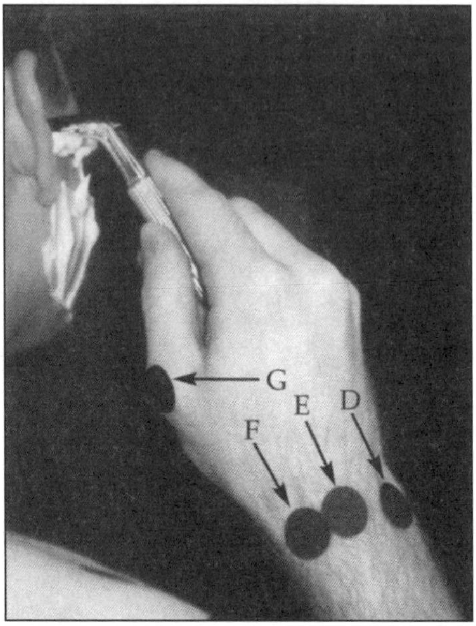

그림 2-7. 위로 면도질 할 때의 손의 자세: 세 손가락으로 잡는 자세가 유지된다. 검은 점이 가리키는 것은: D=척골두(등쪽); E=요골경상돌기(등쪽); F=요골경상돌기(요골 쪽); G=첫번째 중수지절간관절선(요골 쪽)

면도를 완벽하게 하려면 위아래 방향으로 면도를 반복해야 한다는 것이다.[64,65]

다른 쪽 즉, 얼굴의 동측과 반대쪽 면의 면도질이 필요하다. 주요한 차이점은 완전한 면도를 위해서는 내측과 외측의 어깨관절 회전이 많이 필요하다.[66-67] 개별적으로 얼굴의 반대쪽에서 움직일 때 어깨관절의 많은 내회전에 주의해야 한다. 개별적으로 완전히 얼굴을 면도하려 할 때와 씻는 곳으로 면도칼을 갖다 놓을 때 어깨관절의 외회전에 더욱 더 주의해야 한다. 비록 이것의 차이점이 작아보일지라도 중요하고, 이것은 생소하지 않으며 개인적인 능력에 따라 어깨관절이 회전을 할 때 위의 말단의 근위 부분의 손상이 뒤에 일어날 수 있다.[68]

요약 Summary

면도 동작의 분석을 위한 주요한 해부학적 표시
(Key anatomical landmarks for shaving analysis)

어깨관절의 복합체:	상완의 큰결절
	견봉돌기(등쪽 방향)

팔꿈치와 아래팔의 복합체:	상완의 외측상과 요골경상돌기(등쪽 방향) 요골경상돌기(요골 방향) 척골두(등쪽 방향) 척골경상돌기(척골 방향)
손목과 손의 복합체:	첫 번째 중수지절간관절의 바닥(요골과 손바닥 방향) 두 번째 중수지절간관절의 바닥(등쪽 방향) 다섯 번째 중수지절간관절의 바닥(등쪽 방향) 첫 번째 중수지절간관절선(손바닥 방향) 두 번째 중수지절간관절선(요골 방향) 다섯 번째 중수지절간관절선(척골 방향) 첫 번째 지절간관절선(손바닥 방향) 두 번째 근위지절간관절선(요골 방향) 다섯 번째 근위지절간관절선(척골 방향) 두 번째 원위지절간관절선(요골 방향) 다섯 번째 원위지절간관절선(척골 방향)

면도 동작 분석을 위한 주요한 단계
(Major phases for shaving analysis)

시작 자세 (Starting position)

- 물체의 위치
- 선반의 높이
- 면도기의 위치
- 면도기의 종류

***면도기를 잡으려고 손을 내밀기** (Reaching for and grasping the razor)*

***얼굴에 면도기를 가져다 대기** (Bringing the razor to the face)*

***면도질 동작 수행** (Performing the stroking motions)*

- 얼굴의 동측 면

- 얼굴의 반대쪽 면

상지 관절 동작과 근육 활동: 얼굴 면도하기
(Upper extremity joint motions and muscular activity: shaving the face)

소개와 준비 (Introduction and set-up)

- 모든 관절은 해부학적 자세에서 시작

면도기를 잡으려고 손을 내밀기(Reaching for and grasping the razor)

- 근위와 원위 관절의 첫 번째 굴곡
- 노뼈와 자뼈(요척골)에 관한 관절의 회내
- 척골 편위와 손목관절의 신전
- 굴곡, 회내, 그리고 손목 신전의 구심성 수축

얼굴에 면도기를 가져오기 (Bringing the razor to the face)

- 근위 관절의 첫 번째 굴곡
- 요척관절의 회내
- 원위 관절 자세 유지
- 굴곡과 회내의 구심성 수축
- 원위근의 등척성 수축

면도질 행동의 수행 – 아래쪽 면도질
(Performing the stroking motions – downward stroke)

- 어깨관절의 첫 번째 굴곡과 외전은 어깨관절의 신전과 내전함으로써 뒤에 일어날 수 있다
- 원위 관절 자세 유지
- 원심성 수축으로 후에 구심성 수축이 어깨관절 굴곡과 외전이 뒤따라 나타난다.
- 원위부 근육의 등척성 수축

면도질 행동의 수행 — 위쪽 면도질
(Performing the stroking motions — upward stroke)

- 어깨관절은 얼굴에 면도기를 가져오기 위하여 동시에 쓰인다.
- 이것은 아래쪽의 면도질과 반대이다.
- 모든 다른 관절들은 근육의 등척성 수축을 거쳐 자세를 유지한다.

질문에 대한 토론과 임상적용
Clinical Application and Discussion Questions

대부분의 남자 환자/고객들은 면도를 한다. 그런 활동을 할 수 있는 능력은 여러 손상이나 장애들로 인해 제한 받을 수 있는데, 예컨대, 회선근개 열상, 외측상과염, 요골신경마비, 손목터널증후군과(또는) 상지마비, 2차적인 뇌혈관 사고를 들 수 있다. 특정한 근육들은 이런 손상들에 포함이 되고 이런 근육들의 동작은 개인의 능력에 영향을 준다.

예를 들면, 다른 근육이 필요한 근육에 대신 사용될 수도 있다. 그러므로 보조 근육들의 도움 없이도 일을 완벽히 수행할 수 있게 된다. 이 움직임을 대신 수행할 수 있는 근육들을 정리 작성해 보아라. 부록 A의 챠트 1과 여러분이 만든 리스트를 비교해 보아라.

다른 예로는 보조 장비를 사용하거나 손을 바꿔 사용하는 것이 기능을 가능하도록 할 수 있다. 이러한 변화들은 동작을 수행하는데 다양한 방법들이 있을 수 있다. 예를 들면, 보통 면도기 대신 전기면도기를 사용하여 분석하고 비교해 보아라. 어깨관절과 주관절의 움직임에서 중요한 차이점이 있는가? 손으로 잡는 것이 다른가?

다음으로, 동작을 하는데 유용한 보조 도구들을 리스트로 작성해보아라. 사람이 이러한 도구를 이용하여 동작을 할 때 얼마나 도움이 되는지 각각 토론해 보아라.

어깨관절, 팔꿉관절, 아래팔(전완), 손목, 손 복합체들의 손상들은 이러한 동작을 완벽하게 수행하는데 어떤 영향을 미치는가? 완벽한 동작을 하는데 다른 어떤 근육들이 대신 이용되어 사용되는가?

다리의 털을 깎기 위한 동작에서 이러한 근육분석이 어떻게 다른지 비교해 보아라. 동작을 수행하는데 중요한 차이점이 있는가?

마지막으로, 이 근육분석을 생활에 이용되는 이 닦기, 머리 빗기, 메이크업하기 등의 상부체간과 머리 부분을 포함한 다른 움직임과 비교해 보아라. 기능적 결과는 들리는 임상적 문제-해결과 증명에 기초를 두어야 한다. 기본적인 운동학과 생물역학을 알고 있으면 임상적 문제-해결과 증명을 보다 효과적이며 능률적으로 할 수 있다는 것을 기억하라.

참고문헌

1. Bechtol C. Biomechanics of the shoulder. *Clin Orthop*. 1980;146:37-41.
2. Carmichael SW, Hart DL. Anatomy of the shoulder joint. *J Orthop Sports Phys Ther*. 1985;6:225-228.
3. Perry T. Normal upper extremity kinesiology. *Phys Ther*. 1978;58:165-178.
4. Dvir Z, Berme N. The shoulder complex in elevation of the arm: a mechanism approach. *J Biomech*. 1978;11:219-225.
5. Högfors C, Sigholm G, Herberts P. Biomechanical model of the human shoulder. I .Elements. *J Biomech*. 1987;20:157-166.
6. Culham E, Peat M. Functional anatomy of the shoulder complex. *J Orthop Sports Phys Ther*. 1993;18:342-350.
7. Quiring DP, Boroush EL. Functional anatomy of the shoulder girdle. *Arch Phys Med Rehabil*. 1946;27:90-96.
8. Rothman RH, Marvel JP, Heppenstall RB. Anatomic considerations in the glenohumeral joint. *Orthop Clin North Am*. 1975;6:341-352.
9. Schenkman M, DeCartaya VR. Kinesiology of the shoulder complex. *J Orthop Sports Phys Ther*. 1987;8:438-450.
10. Ishizuki M. Functional anatomy of the elbow joint and three-dimensional quantitative analysis of the elbow joint. *Journal of the Japanese Orthopedic Association*. 1979;53:986-989.
11. London JT. Kinematics of the elbow. *J Bone Joint Surg Am*. 1981;63:529-535.
12. Morrey BF, Askew LJ, An KN, Chao EY. A biomechanical study of normal and functional elbow motion. *J Bone Joint Surg Am*. 1981;63:872-877.
13. Stroyan M, Wilk KE. The functional anatomy of the elbow complex. *J Orthop Sports Phys Ther*. 1993;17:279-288.
14. Andrews JG, Youm Y. A biomechanical investigation of wrist kinematics. *J Biomech*. 1979;12:83-93.
15. Brumfield RH, Champoux JA. A biomechanical study of normal functional wrist motion. *Clin Orthop*. 1979;187:23-25.
16. Erdman AG, Mayfield JK, Dorman F, Wallrich M, Dahlof W. Kinematic and kinetic analysis of the human wrist by stereoscopic instrumentation. *J Biomech Eng*. 1979;101:124-133.
17. Kauer JMG. Functional anatomy of the wrist. *Clin Orthop*. 1980;149:9-20.
18. Linscheid RL. Kinematic considerations of the wrist. *Clin Orthop*.

1986;202:27-39.
19. Radonjic D, Long CL. Kinesiology of the wrist. *Am J Phys Med Rehabil.* 1971;50:57-71.
20. Ryu J, Cooney WP, Askew LJ, An KN, Chao EYS. Functional ranges of motion of the wrist joint. *J Hand Surg [Am].* 1991;16:409-419.
21. Volz RG, Lieb M, Benjamin J. Biomechanics of the wrist. *Clin Orthop.* 1980;149:112-117.
22. Wadsworth CT. Clinical anatomy and mechanics of the wrist and hand. *J Orthop Sports Phys Ther.* 1983;4:206-216.
23. An KN, Chao EY, Conney WP, Linscheid RI. Normative model of human hand for biomechanical analysis. *J Biomech.* 1979;12:775-788.
24. Buchholz B, Armstrong TJ. A kinematic model of the human hand to evaluate its prehensile abilities. *J Biomech.* 1992;25:149-162.
25. Craig SM. Anatomy of the joints of the fingers. *Hand Clin.* 1992;8:693-700.
26. Landsmeer JMF. Power grip and precision handling. *Ann Rheum Dis.* 1962;21:164-170.
27. Taylor CL, Schwarz RJ. The anatomy and mechanics of the human hand. *Artificial Limbs.* 1955;2:22-34.
28. Bagg SD, Forrest WJ. A biomechanical analysis of scapular rotation during arm abduction in the scapular plane. *Am J Phys Med Rehabil.* 1988;67:238-245.
29. Blakely RL, Palmer ML. Analysis of rotation accompanying shoulder flexion. *Phys Ther.* 1984;64:1214-1216.
30. Högfors C, Peterson B, Sigholm G, Herberts P. Biomechanical model of the human shoulder joint. II. The shoulder rhythm. *J Biomech.* 1991;24:699-709.
31. Poppen NK, Walker PS. Normal and abnormal motion of the shoulder. *J Bone Joint Surg Am.* 1976;58:195-201.
32. Atkeson CG. Learning arm kinematics and dynamics. *Annu Rev Neurosci.* 1989;12:157-183.
33. Atkeson CG, Hollerbach JM. Kinematic features of unrestrained vertical arm movements. *J Neurosci.* 1985;5:2318-2330.
34. Basset RW, Browne AO, Morrey BF, An KN. Glenohumeral muscle force and moment mechanics in a position of shoulder instability. *J Biomech.* 1990;23:405-412.
35. Engin AE. On the biomechanics of the shoulder complex. *J Biomech.* 1980;13:575-590.
36. Kent BE. Functional anatomy of the shoulder complex: a review. *Phys Ther.* 1971;51:867-888.
37. Kronberg M, Nemeth G, Brostrom L. Muscle activity and coordination in the normal shoulder. *Clin Orthop.* 1990;257:76-85.
38. Peat M. Functional anatomy of the shoulder complex. *Phys Ther.* 1986;66:1855-1865.
39. Saha AK. Dynamic stability of the glenohumeral joint. *Acta Orthop Scand.*

1971;42:491-505.

40. Conway AM. Movements at the sternoclavicular and acromioclavicular joints. *Phys Ther.* 1961;11:421-432.
41. Hart DL, Carmichael SW. Biomechanics of the shoulder. *J Orthop Sports Phys Ther.* 1985;16:229-278.
42. Inman VT, Saunders JB. Observations on the functions of the clavicle. *California Medicine.* 1946;65:158-166.
43. Pearl ML, Perry J, Torburn L, Gordon LH. An electromyographic analysis of the shoulder during cones and planes of arm motion. *Clin Orthop.* 1992;284:116-127.
44. Browne AL, An KN, Tanaka S, Morrey BF. Glenohumeral elevation studied in three dimensions. *J Bone Joint Surg Br.* 1990;72:843-845.
45. An KN, Hui FC, Morrey BF, Linscheid RL, Chao EY. Muscles across the elbow joint: a biomechanical analysis. *J Biomech.* 1981;14:659-669.
46. Basmajian JV, Latif A. Integrated actions and functions of the chief flexors of the elbow: a detailed electromyographic analysis. *J Bone Joint Surg Am.* 1957;39:1106-1118.
47. Pauly JE, Rushing JL, Scheving LE. An electromyographic study of some muscles crossing the elbow joint. *Anat Rec.* 1967;159:47-53.
48. Van Zuylen EJ, Van Velzen A. A biomechanical model for flexion torque of human arm muscles as a function of elbow angle. *J Biomech.* 1988;21:183-189.
49. Ray RD, Johnson RJ, Jameson RM. Rotation of the forearm: an experimental study of pronation and supination. *J Bone Joint Surg Am.* 1951;33:993-996.
50. Sarrafian SK, Melamed JL, Goshgarian GM. Study of wrist motion in flexion and extension. *Clin Orthop.* 1977;126:153-159.
51. Youm Y, McMurty RY, Flatt AE, Gillespie TE. Kinematics of the wrist. I. An experimental study of radial-ulnar deviation and flexion-extension. *J Bone Joint Surg Am.* 1978;60:423-432.
52. Youm Y, Yoon YS. Analytical development in investigation of wrist kinematics. *J Biomech.* 1979;12:613-621.
53. Barmakian JT. Anatomy of the joints of the thumb. *Hand Clin.* 1992;8:683-691.
54. Iameda T, An K, Cooney WP. Functional anatomy and biomechanics of the thumb. *Hand Clin.* 1992;8:9-15.
55. Backhouse KM, Catton WT. An experimental study of the function of the lumbrical muscles in the human hand. *J Anat.* 1954;88:133-137.
56. Leijnse JNAL, Kalker IJ. A two dimensional kinematic model of the lumbrical in the human finger. *J Biomech.* 1995;28:237-249.
57. Youm Y, Gillespie TE, Flatt AE, Sprague BL. Kinematic investigation of normal MCP joint. *J Biomech.* 1978;11:109-118.

58. Long C, Conrad PW, Hall EA, Furler SL. Intrinsic-extrinsic muscle control of the hand in power grip and precision handling: an electromyographic study. J Bone Joint Surg Br. 1970;52:853-867.
59. Chao EY, Opgrande JD, Axmear FE. Three-dimensional force analysis of finger joints in selected isometric hand functions. *J Biomech.* 1976;9:387-396.
60. Doody SG, Freedman L, Waterland JC. Shoulder movement during abduction in the scapular plane. *Arch Phys Med Rehabil.* 1970;51:595-604.
61. Freedman L, Munro RR. Abduction of the arm in the scapular plane: scapular and glenohumeral movements. *J Bone Joint Surg Am.* 1966;48:1503-1510.
62. Walker PS, Poppen NK. Biomechanics of the shoulder joint during abduction in the plane of the scapula. *Bull Hosp Jt Dis.* 1977;38:107-111.
63. Broome HL, Basmajian JV. The function of the teres major muscle: an electromyographic study. *Anat Rec.* 1970;170:309-310.
64. Hagberg M. Workload and fatigue in repetitive arm elevations. *Ergonomics.* 1981;24:543-555.
65. Herberts P, Kadefors R, Broman H. Arm positioning in manual tasks—an electromyographic study of localized muscle fatigue. *Ergonomics.* 1980;23:655-665.
66. Soderberg GJ, Blaschak MJ. Shoulder internal and external rotation peak torque production. *J Orthop Sports Phys Ther.* 1987;8:518-524.
67. Walmsley RP, Szybbo C. A comparative study of the torque generated by the shoulder internal and external rotator muscles in different positions and at varying speeds. *J Orthop Sports Phys Ther.* 1987;9:217-222.
68. Howell SM, Galinat BJ, Renzi AJ. Normal and abnormal mechanics of the glenohumeral joint in the horizontal plane. *J Bone Joint Surg Am.* 1988;70:227-232.

추천도서

Ayoub MM, LoPresti P. The determination of an optimum size cylindrical handle by use of electromyography. *Ergonomics.* 1971;4:503-518.

Buchholz B, Armstrong TJ, Goldstein SA. Anthropometric data for describing the kinematics of the human hand. *Ergonomics.* 1992;35:261-273.

Cobb T. Aetiology of work-related carpal tunnel syndrome: the role of lumbrical muscles and tool size on carpal tunnel. *Ergonomics.* 1996;39:103-15.

Cooney WP, Chao EYS. Biomechanical analysis of static forces of the thumb during hand function. *J Bone Joint Surg Am.* 1977;59:27-36.

DeLuca CJ, Forrest WJ. Force analysis of individual muscles acting simultaneously on the shoulder joint during isometric abduction. *J Biomech.* 1973;6:385-393.

Engen TJ, Spencer WA. Method of kinematic study of normal upper extremity movements. *Arch Phys Med Rehabil.* 1968;49:9-11.

Gerdle B, Elert J, Henriksson-Larsen K. Muscular fatigue during repeated isokinetic shoulder forward flexions in young females. *Eur J Appl Physiol.* 1988;57:415-419.

Gerdle B, Eriksson NE, Hagberg C. Changes in the surface electromyogram during increasing isometric shoulder forward flexion. *Eur J Appl Physiol.* 1988;57:404-408.

Hagberg C, Hagberg M. Surface EMG amplitude and frequency dependence on exerted force for the upper trapezius muscle: a comparison between right and left sides. *Eur J Appl Physiol.* 1989;58:641-645.

Howell SM, Imoberseg AM, Seger DH, Marone PJ. Clarification of the role of the supraspinatus muscle in shoulder function. *J Bone Joint Surg Am.* 1985;68:398-404.

Hsia PT, Drury CG. A simple method of evaluating handle design. *Appl Ergonomics.* 1986;17:209-213.

Inman VT, Saunders JB, Abbott LC. Observations on the function of the shoulder joint. *J Bone Joint Surg Am.* 1944;26:1-30.

Jarp Y. Activation of the rotator cuff in generating isometric shoulder rotation torque. *Am J Sports Med.* 1996;24:477-485.

Kuhlman JR, Iannotti JP, Kelly MJ, Riegler FX, Gevaert ML, Ergin TM. Isokinetic and isometric measurement of strength of external rotation and abduction of the shoulder. *J Bone Joint Surg Am.* 1992;74:1320-1333.

Lange A, Kauer JMG, Huiskes R. Kinematic behavior of the human wrist joint: a roentgen-stereophotogrammateric analysis. *J Orthop Res.* 1985;3:56-64.

Nemeth G, Kronberg M, Brostrom L. Electromyograph (EMG) recordings from the subscapularis muscle: description of a technique. *J Orthop Res.* 1990;8:151-153.

Otis JC, Warren RF, Backus SI, Santner TJ, Mahey JD. The interaction of function, dominance, joint angle, and angular velocity. Torque production in the shoulder of the normal young adult male. *Am J Sports Med.* 1990;18:119-123.

Tarbet JA, Wolin PM. Rotator cuff. *Phys Sports Med J.* 1997;25:54-74.

Van Woensel W, Arwert H. Effects of external load and abduction angle on EMG level of shoulder muscles during isometric action. *Electromyo Clin Neurophysiol.* 1993;33:185-191.

Veeger HE, Van der Helm FC, Vand der Woude LH, Pronk GM, Rozendal RH. Inertia and muscle contraction parameters for musculoskeletal modeling of the shoulder mechanism. *J Biomech.* 1991;24:615-629.

Yoon YS. Analytical development in investigation of wrist kinematics. *J Biomech.* 1979;12:613-621.

제 3 장

머리 빗기
Brushing the Hair

소개와 준비 Introduction and Set-Up

머리 빗기는 매우 다양한 방법과 다른 위치에서 할 수 있다. 이 분석을 위해 환자는 장식장에 붙어있는 거울 앞에 선다. 롤빗은 테이블 위의 가장자리에서 6인치 전방에 놓는다. 테이블은 $2^1/_2$피트 높이이다. 그 빗은 가느다랗고 원통모양의 손잡이로 되어있다. 환자의 머리카락의 길이는 목 정도이다(그림 3-1).

비록 개인이 머리 빗는 방법은 여러 가지이지만, 상지로 빗을 잡고 움직이는 기술에 중점을 둔다. 일상생활동작에서 각 관절의 움직임을 분석한다. 위에 언급했었던 환자는 변형된 해부학적 자세로 거울 앞에 선다. 그러므로 환자의 어깨관절은 중립 상태로, 주관절은 40° 굴곡한 자세이다. 손은 중립 "휴식 자세"로 둔다.[1-2] 즉, 상지는 환자의 옆쪽에서 아래로 매달려 있는 것이다.

팔을 뻗어 빗을 잡기 Reaching for and Grasping the Brush

환자가 빗을 잡을 때, 어깨관절은 대략 45°로 굽힘(굴곡)된다(그림 3-2). 삼각근의 전부섬유와 대흉근의 쇄골부섬유와 오훼완근의 근육들은 주동근으로 작용하여 구심성 수축을 한다.[3] 게다가, 상완이두근의 단두와 견갑하근의 근육들은 주동근을 도와 구심성 수축을 한다.[4] 이러한 시간동안 견갑하근은 안정성 역할을 하게 된다.[5-7] 주관절은 이때 요척관절이 대략 23°로 회내를 시작하는 동안 40°로 신전된다. 주관절은 자세를 유지하기 위하여 상완삼두근을 구심성 수축시킨다. 회내원근과 회내방형근의 구심성 수축은 손목의 움직임을 일으키

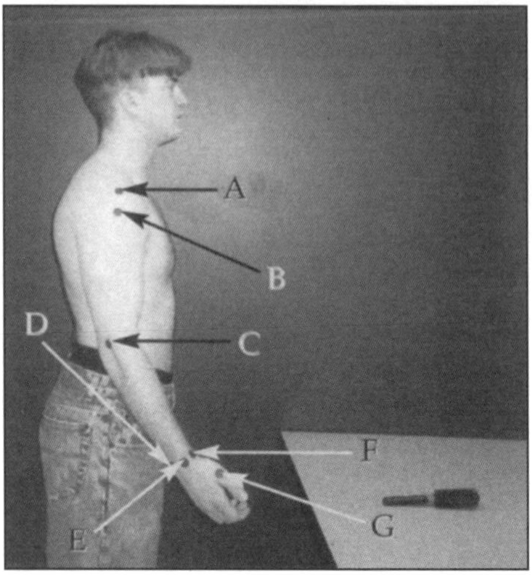

그림 3-1. 시작자세: 관찰대상자는 테이블 모서리에서 6인치 떨어진 장소에 위치한 빗 앞서 선다. 검은 점이 가리키는 것은: A=견봉돌기(등쪽); B=상완골의 큰결절; C=외측상과; D=척골두(등쪽); E=요골경상돌기(등쪽); F=요골경상돌기(요골 쪽); G=첫 번째 중수지절간관절선(요골 쪽)

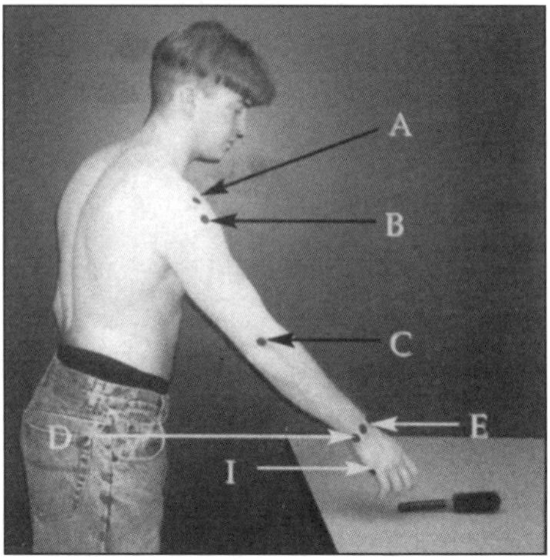

그림 3-2. 빗을 잡기 위해 팔 뻗기: 팔꿉관절은 굴곡시킨다; 팔꿉관절, 신전; 그리고 아래팔(전완), 회외. 검은 점이 가리키는 것은: A=견봉돌기(등쪽); B=상완골의 큰결절; C=외측상과; D=척골두(등쪽); E=요골경상돌기(등쪽); I=다섯 번째 중수지절간관절선(척골 쪽).

는 것을 허락한다.[8] 동시에, 빗을 잡기 위한 준비로 환자의 손목관절은 5° 로 신전되고 척측으로 5° 편위된다.[9-10] 장/단요측수근신근과 척측수근신근은 이 동작을 위해 구심성 수축을 한다. 그러나 거기서 척측편위에 필요한 척측수근신근이 더 큰 움직임을 필요로 한다.[11] 가능한 빨리 손목이 자세를 잡으면 손목을 신전상태로 유지하기 위하여 근육활동은 등척성 수축으로 바뀌게 된다.

마지막으로 손은 빗을 잡는다(그림 3-3). 중수지절간관절은 충양근, 천수지굴근, 단소지굴근, 소지대립근, 장/단무지굴근 근육들의 구심성 수축을 통해

45° 굴곡된다.[12-15] 심지굴근과 배측과 장측골간근들은 이러한 동작을 도와준다. 근위지절간관절은 지굴근의 표면근육의 구심성 수축을 통하여 약 30° 굴곡한다. 원위지절간관절은 심지굴근의 구심성 수축을 통하여 1~3° 굴곡한다. 엄지는 장/단무지외전근의 구심성 수축으로 1~3° 외전된다.[16] 이 움직임의 모든 것은 손이 잡을 수 있는 기능적 자세를 만들어 준다.[17-19] 중수지절간관절과 원위지절관절의 최소 굴곡으로 빗을 잡기 위해 손은 손잡이를 잡는다. 엄지의 둔덕은 한쪽 빗 손잡이에 두고, 나머지 2~5번째 손가락의 둔덕은 손잡이의 다른 쪽에 놓는다. 쥐는 것을 유지하기 위해서는 충양근과 천지굴근이 구심성 수축을 해야 한다. 무지대립근의 구심성 수축을 통해 엄지가 대립운동(opposition)을 할 수 있다.[20]

빗을 쥐는 것을 어떻게 설명하였는가? 처음엔 아마 예전에 사용했던 방법이 나타날 것이다. 그러나 이전에 빗을 쥐고 있었다면, 쥐기는 동작을 멈추기 위해 강하게 쥐게 된다(그림 3-4).

대부분의 환자는 이 동작을 일상생활에서는 원통모양으로 강하게 쥐게 된다.[18] 이것은 어깨관절 복합체, 아래팔(주)관절과 원위관절 복합체가 협조하여 머리를 빗는 힘을 만드는 것을 의미한다. 머리카락의 구성과 보다 더 딱딱함은 머리를 빗기 위해 더 많은 힘을 필요로 한다.

빗을 머리 위로 가져오기
Bringing the Brush to the Top of the Head

다음으로, 환자는 빗을 머리 위로 옮긴다(그림 3-5). 이 동작을 위해 환자의 어깨관절이 45°에서 90°까지 굴곡된다. 게다가 어깨 근육이 이미 준비된 상태이고, 전거근과 승모근 상부섬유의 구심성 수축이 이러한 동작을 구성하는데 작용한다. 이들 두 근육은 흉곽을 따라 견갑골의 상방회전을 일으키는데 공동적으로 작용한다. 견갑거근과 능형근 또한 견갑골의 상방회전 작용을 하는데 협조근으로 작용한다. 견갑거근과 능형근은 견갑골을 들어 올리는데 작용한다.[3,4,21-26]

이때 아래팔(주)관절은 95° 굴곡한다. 주관절 굴곡에 요구되는 근육의 활동은 환자의 굴곡에 대한 타이밍에 따라 달라진다. 주관절이 어깨관절 굴곡의 두 번째 단계(45°~90°)보다 먼저 굴곡이 되었다면, 상완이두근의 구심성 수축이

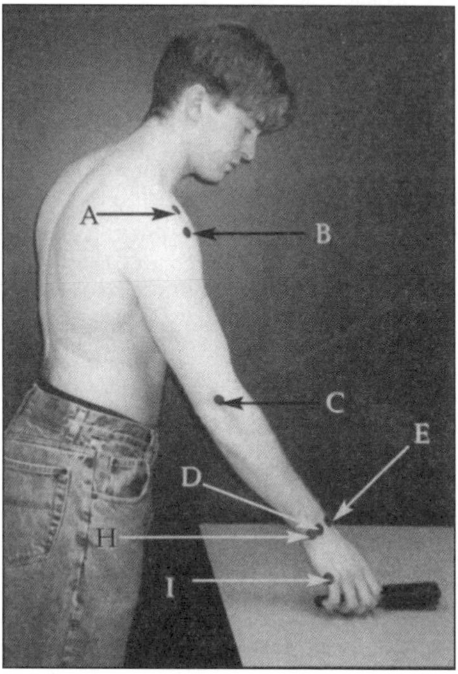

그림 3-3. 빗 잡기: 손가락은 빗을 잡기 위해 굴곡된다. 검은 점이 가리키는 것은: A=견봉돌기(등쪽); B=상완골의 큰결절; C=외측상과; D=척골두(등쪽); E=요골경상돌기(등쪽); H=척골경상돌기(척골 쪽); I=다섯 번째 중수지절간관절선(척골 쪽).

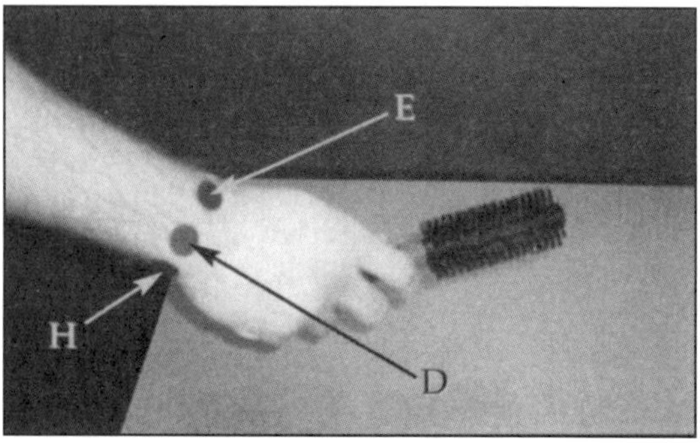

그림 3-4. 빗 잡기: 빗 손잡이 잡는 것을 유지하기 위해 동그랗게 말아 강하게 쥔다. 검은 점이 가리키는 것은: D=척골두(등쪽); E=요골경상돌기(등쪽); H= 척골경상돌기(척골 쪽).

굴곡을 일으킨다. 그러나 환자의 어깨관절 두 번째 단계 굴곡이 일어난 후에 주관절이 굴곡된다면, 상완삼두근의 원심성 수축이 일어날 것이다. 왜 그럴까? 그것은 전자의 움직임은 일어나는데 중력이 필요하고, 이에 반하여 후자의 움직임은 사지 말단에 아래쪽 당김이 나타날 때 조절되기 위해 중력이 필요했기 때문이다.[27-32]

이 전체 시간동안 손목과 손의 관절은 빗을 잡은 이후 같은 모습으로 유지

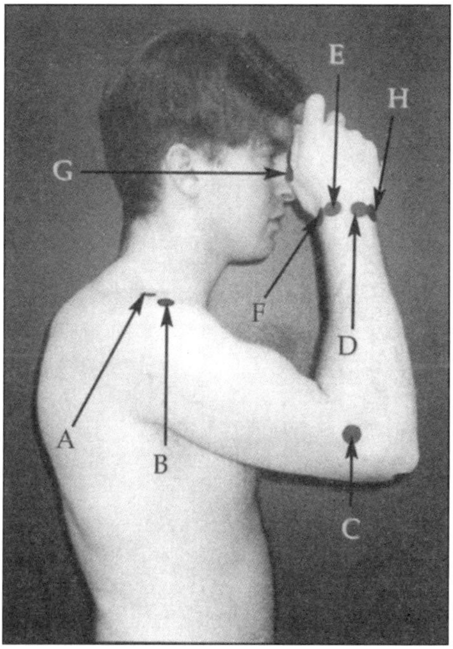

그림 3-5. 머리 위쪽으로 빗 이동하기: 어깨관절과 팔꿉관절은 굴곡된다. 검은 점이 가리키는 것은: A=견봉돌기(등쪽); B=상완골의 큰결절; C=외측상과; D=척골두(등쪽); E=요골경상돌기(등쪽); F=요골경상돌기(요골 쪽); G=첫 번째 중수지절간관절선(요골쪽); 그리고 H=척골경상돌기(척골 쪽).

된다. 이때 이후로 좀 더 근위 관절은 손목과 손을 환자의 동측면의 머리카락을 솔을 이용하여 아래쪽으로 내리는 동작을 시작하기 위한 자세로 움직이게 된다.

빗질 중 아래로 빗기 동작 Stroking Motions During Brushing

아래로 머리를 빗는 동안 어깨관절 복합체는 압박을 받게 된다(그림 3-6). 어깨관절은 대략 10° 정도 신전된다. 머릿결이 부가적인 저항으로 제공되는 동안 중력은 환자의 상지에 작용하는 주요한 힘이다. 승모근 하부섬유는 견갑골이 아래쪽과 안쪽으로 끌어당기는데 보조적으로 작용하는 구심성 수축을 하게 된다. 능형근은 이 동작을 수행하기 위해 승모근 하부 섬유와 협력근으로 작용한다.[33]

팔꿉관절은 95°에서 115° 움직이면서 추가로 20° 굴곡한다. 이러한 움직임이 일어나는 동안에 특히, 상완이두근과 같은 주관절 굴곡근은 구심성 수축을 한다. 요척골관절은 중립자세를 유지한다(그러나, 이것이 하나의 개인적인 움직임에서부터 다른 움직임까지 다양하다는 것을 주의하라. 어떤 사람은 이때 25° 만큼 많이 회내할 것이다).

손목관절은 아래로 빗질을 하는 동안 20° 요측 편위를 한다. 요측수근굴근/신근이 이 동작을 수행하기 위해 구심성 수축을 한다. 손은 똑같이 잡는 동작을 유지한다.

머리의 동측면에 빗질을 수행하기 위해서 관찰대상자의 상지를 머리 위로 다시 올리고, 아래로 내리는 것이 완벽히 수행된다. 이것은 대상자의 상지가 앞에 설명되었던 어깨관절의 굴곡 즉, 시작 자세로 돌아오는 것을 의미한다(그림 3-7). 주관절은 상완삼두근의 구심성 수축으로 95° 뒤쪽으로 신전되어 있고,[27-34] 손목관절은 머리 위에서 시작 자세로 돌아와 있다.

관찰대상자가 머리 뒤쪽으로 계속해서 움직일 때 상지의 움직임과 그 동작을 수행하기 위한 근육활동에는 차이가 있다. 머리 뒤쪽에 닿기 위해서 관찰대상자는 앞서 언급되었던 근육의 등장성 수축을 통해 굴곡을 유지한다.[3] 관찰대상자는 또한 삼각근 후부 섬유의 구심성 수축을 사용함으로써 어깨관절이 수평 외전된다(그림 3-8). 삼각근의 중부섬유가 수평자세를 유지하는 것을 도와준다.[4,7,35] 아래쪽으로 빗질하기에서 어깨관절은 대략 80° 정도 외회전되어 있다. 이것은 극하근과 소원근의 구심성구축으로 인해서 수행된다.[36-39] 다른 관절(주관절, 요척관절, 손목관절)은 앞서 머리의 동측 면에서 묘사했던 것과 같은 패턴을 따른다.

머리의 뒤로 즉, 시작 자세로 돌아가기 위해서 어깨관절은 앞에서 묘사한 것과 같이 앞쪽으로 움직인다. 그러나 대략 80° 정도의 내측회전이 일어난다. 중력에 대항해 일어난 어깨관절의 내회전근의 구심성 수축이 운동을 수행하게 된다. 견갑하근, 대흉근, 광배근과 대원근이 이 동작에 도움을 준다.[38-39]

머리 반대편에서의 빗질

Brushing the Contralateral Side of the Head

머리 전체의 동측과 뒤쪽을 빗고 나면, 피검자는 머리 반대편으로 바꿔 빗는다. 이 동작의 단계는 복잡하게 일어나는데 어깨관절의 수평 내전, 요척관절의 회외 그리고 머리 빗는 동안 반대 수근관절의 요측과 척측 편위이다(그림 3-9).

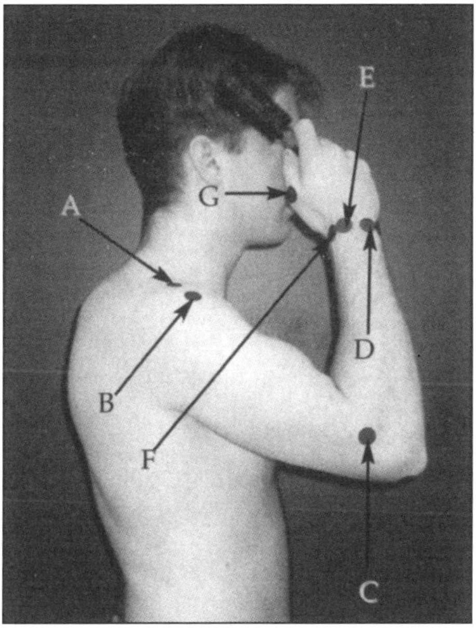

그림 3-6. 머리 아래쪽으로 빗질하기: 어깨관절은 하강된다; 주관절, 굴곡; 손목관절은 요측편위된다. 검은 점이 가리키는 것은: A=견봉돌기(등쪽); B=상완골의 큰결절; C=외측상과; D=척골두(등쪽); E=요골경상돌기(등쪽); F=요골경상돌기(요골 쪽); G=첫 번째 중수지절간관절선(요골 쪽).

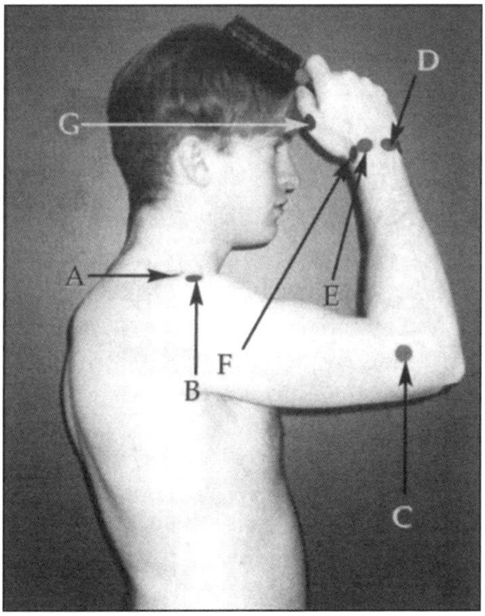

그림 3-7. 양쪽 머리를 빗기 위해 머리 위쪽으로 빗질하기: 검은 점이 가리키는 것은: A=견봉돌기(등쪽); B=상완골의 큰결절; C=외측상과; D=척골두(등쪽); E=요골경상돌기(등쪽); F=요골경상돌기(요골 쪽); G=첫 번째 중수지절간관절선(요골 쪽).

그림 3-8. 머리 뒤쪽 빗질하기: 어깨관절은 수평위 외전되고, 외회전된다. 검은 점이 가리키는 것은: C=외측상과; D=척골두(등쪽); E=요골경상돌기(등쪽); H=척골경상돌기(척골 쪽); I=다섯 번째 중수지절간관절선(척골 쪽); 그리고 J=주두돌기

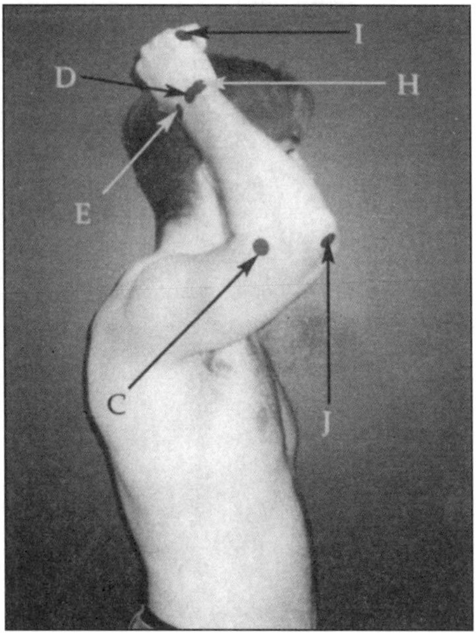

어깨관절은 약 45～50° 수평 내전한다. 대흉근은 어깨관절 수평 내전의 초기 움직임을 나타낸다. 근육의 구심성 수축은 피검자의 머리 반대 측 상지의 자세를 취할 수 있다. 이 때, 삼각근 전부와 중부 섬유는 안정시키는 역할을 한다.[4,26,33,40] 게다가 어깨관절 내회전은 약 35～45°이다. 이 시간 동안, 중력의 영향이 나타나고, 내회전은 어깨관절 외회전의 원심성 운동을 통해 완전하게 된다. 요척관절은 이두박근과 회외근의 구심성 수축 동안 약 30～40° 회외한다.[8] 수근관절의 척측 편위는 척측수근신근과 척측굴근신근의 구심성 수축을 통해 완전 신전이 되고, 신근 성분은 굴근성분이 수근 관절 중력의 아래 방향으로 밀어야 하는 것보다 큰 영향을 미친다.[9-11]

아래로 빗는 동안, 머리의 동측에서는 팔꿉관절과 어깨관절에서 반복되는 거의 같은 활동이다. 수근관절의 요측 편위는 10° 정도지만, 머리 꼭대기에서는 빗질의 위치가 바뀐다. 피검자가 머리 반대쪽 뒤쪽으로 움직일 때, 활동은 기본적으로 같다. 주요한 차이점은 어깨관절의 수평 내전의 움직임인데 이것은 머리 반대쪽 뒤쪽에 다다를 때 가장 크게 늘어난다.

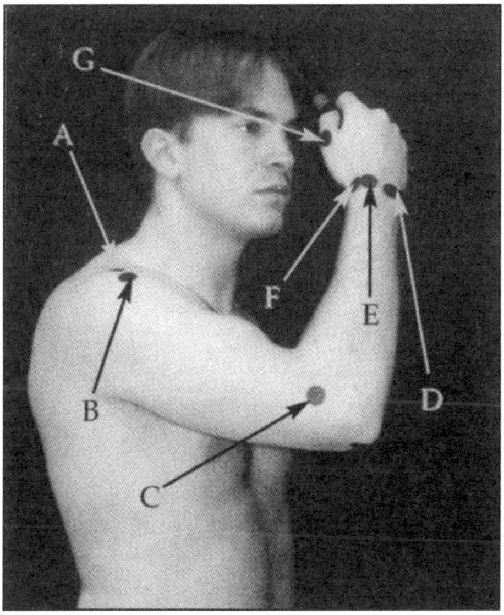

그림 3-9. 머리 반대쪽 빗질하기: 어깨관절은 머리 위쪽으로 팔을 올리기 위해 수평위 내전되고, 내회전된다. 검은 점이 가리키는 것은: A=견봉돌기(등쪽); B=상완골의 큰결절; C=외측상과; D=척골두(등쪽); E=요골경상돌기(등쪽); F=요골경상돌기(요골쪽); G=첫 번째 중수지절간관절선(요골 쪽).

요약 Summary

빗질 분석을 위한 핵심 해부학적 경계표
(Key anatomical landmarks for brushing analysis)

어깨관절의 복합체:	상완골의 큰결절 견봉(등쪽)
팔꿈치와 아래팔의 복합체:	상완골의 외측상과 주두 요측 검상돌기(등쪽) 요측 검상돌기(요골 쪽) 척측 머리(등쪽) 척측 검상돌기(척골 쪽)
손목과 손의 복합체:	첫 번째 중수지절간관절의 바닥(요측과 장측) 두 번째 중수지절간관절의 바닥(등쪽) 다섯 번째 중수지절간관절의 바닥(등쪽) 첫 번째 중수지절간관절선(장측)

두 번째 중수지절간관절선(요측)
다섯 번째 중수지절간관절선(척측)
첫 번째 지절간관절선(장측)
두 번째 원위지절관절선(요측)
다섯 번째 원위지절관절선(척측)
두 번째 근위지절관절선(요측)
다섯 번째 근위지절관절선(척측)

빗질 분석에서 주요 면
(Major phases for brushing analysis)

시작 자세 (Starting position)

- 피검자의 자세
- 신장
- 빗질의 자세
- 빗질의 형식

손을 뻗고 빗을 쥐기 (Reaching for and grasping the brush)

머리 위로 빗 가져오기 (Bringing the brush to the top of the head)

빗질 중 아래로 빗는 동작 (Stroking motions during brushing)

- 머리의 동측
- 머리의 뒤

머리의 반대쪽 빗기 (Brushing the contralateral side of the head)

상지 관절의 움직임과 근육 활동: 머리 빗기
(Upper extremity joint motions and muscular activity: brushing the hair)

소개와 준비 (Introduction and set-up)

- 어깨관절, 요척관절 그리고 손목(수근)관절은 해부학적 자세에서 시작한다.

- 엄지손가락과 2~5번 손가락들은 편한 자세에서 시작한다.

손을 뻗어 빗 쥐기 (Reaching for and grasping the brush)

- 원위와 근위 관절의 초기 굴곡
- 주관절과 수근관절의 신전
- 요척관절의 회내
- 수근관절의 척측 편위
- 엄지의 중수지절관절의 외전과 대립
- 모든 근육의 구심성 수축
- 무지대립근의 등척성 수축

머리 위로 빗 가져오기 (Bringing the brush to the top of the head)

- 구심성 근수축을 통한 어깨관절과 주관절의 굴곡
- 등척성 근수축을 통한 모든 다른 관절의 자세 유지

빗질하는 동안 쓰다듬는 동작 – 아랫 방향 – 머리 동측
(Stroking motions during brushing – downward stroke – ipsilateral side of head)

- 수근관절의 요측 편위와 주관절의 굴곡을 동반한 어깨관절의 신전
- 초기의 구심성 근수축
- 등척성 근수축을 통한 다른 모든 관절의 자세 유지

빗질하는 동안 쓰다듬는 동작 – 윗 방향 – 머리 동측
(Stroking motions during brushing – upward stroke – ipsilateral side of head)

- 어깨관절, 팔꿉관절, 손목관절(수근관절)의 활동은 브러쉬를 머리 꼭대기로 가져가는 것과 같이 묘사된다.
- 모든 다른 관절은 등척성 근육 활동을 통해서 그들의 이전자세를 유지한다.

빗질하는 동안 쓰다듬는 동작 – 아랫 방향 – 머리 뒤
(Stroking motions during brushing – upward stroke – back of head)

- 신전, 수평 외전, 그리고 어깨관절의 외회전
- 수평 외전과 외회전의 구심성 근육 활동
- 모든 다른 관절은 머리 동측에 이전에 묘사되는 활동과 같은 패턴을 따른다.

빗질하는 동안 쓰다듬는 동작 – 아랫 방향 – 머리 뒤
(Stroking motions during brushing – downward stroke – back of head)

- 어깨관절의 신전, 수평 외전 그리고 외회전
- 외회전과 수평 외전의 구심성 근육 활동
- 이전에 머리 동측에서 묘사했듯 다른 모든 관절은 같은 활동의 패턴을 따른다.

머리 반대 측 빗질 – 윗 방향으로 빗기
(Brushing the contralateral side of the head – upward stroke)

- 어깨관절의 수평 내전과 내회전
- 요척 관절의 회외
- 수근 관절의 척측 편위
- 복잡한 근육의 초기 구심성 수축

머리 반대 측 빗질 – 아랫 방향
(Brushing the contralateral side of the head – downward stroke)

- 어깨관절, 주관절, 손목관절(수근관절)의 활동은 머리의 동측과 같이 묘사된다.
- 모든 다른 관절은 등척성 근육 활동을 통해서 이전 자세를 유지한다.

질문에 대한 토론과 임상적용
Clinical Application and Discussion Questions

머리 양 쪽을 빗기 위해서 한 손에서 다른 손으로 번갈아서 빗질할 때 주의를 해야 한다. 빗을 사용할 때, 빗을 쥔 손을 바꾸는 활동을 분석하는 것에 항상 주의해야 한다.[17-18,41-42] 독자는 이 분석에서 날씬한 원통모양을 한 손잡이를 사용하는 것 대신에 큰 손잡이를 가진 빗을 사용할 때, 어떻게 쥔 손을 바꿀 것인지 고려해봐야 한다. 어떻게 사용하고 있는 빗을 바꿔쥘 것인가?

상지의 근위부에서 발생하는 이런 개별적인 문제를 위해서, 피로도라는 것은 아마도 이러한 동작활동의 행동에 포함되는 요소일 것이다.[43-46] 다른 부분에서는 건염[47]이나 수근간증후군은[48] 이러한 동작을 수행할 때 나타나는 요소일 것이다. 관절가동범위의 제한은 연관된 관절에서 근육의 길이와 근 긴장도와의 관계나 건의 이탈로 인해 영향을 줄 수 있다.[20,49-50] 질병이나 상해의 경운 다른 근육은 아마 주된 움직임을 위한 대리역할을 할 것이다.

이 활동에서 사용된 주동근의 목록을 만들어라. 그리고 주된 움직임을 대신할 수 있는 근육의 목록을 만들어라. 그리고 만든 목록을 부록 A의 챠트 1과 비교하라.

이런 것처럼 동작활동에서 손 기능을 문제를 대체할 수 있는 다른 보조 장비는 무엇인가? 상지의 손상을 대신하여 인체에서 사용할 수 있는 또 다른 대상 동작이 있는가?

참고문헌

1. Engen TJ, Spencer WA. Method of kinematic study of normal upper extremity movements. *Arch Phys Med Rehabil*. 1968;49:9-11.
2. Perry T. Normal upper extremity kinesiology. *Phys Ther*. 1978;58:165-178.
3. Gerdle B, Eriksson NE, Hagberg C. Changes in the surface electromyogram during increasing isometric shoulder forward flexion. *Eur J Appl Physiol*. 1988;57:404-408.
4. Kronberg M, Nemeth G, Brostrom L. Muscle activity and coordination in the normal shoulder. *Clin Orthop*. 1990;257:76-85.
5. Basset RW, Browne AO, Morrey BF, An KN. Glenohumeral muscle force and moment mechanics in a position of shoulder instability. *J Biomech*. 1990;23:405-412.
6. Nemeth G, Kronberg M, Brostrom L. Electromyogram (EMG) recordings from the subscapularis muscle: description of a technique. *J Orthop Res*. 1990;8:151-153.
7. Saha AK. Dynamic stability of the glenohumeral joint. *Acta Orthop Scand*. 1971;42:491-505.
8. Ray RD, Johnson RJ, Jameson RM. Rotation of the forearm: an experimen-

tal study of pronation and supination. *J Bone Joint Surg Am*. 1951;33:993-996.

9. Ryu J, Cooney WP, Askew LJ, An KN, Chao EYS. Functional ranges of motion of the wrist joint. *J Hand Surg [Am]*. 1991;16:409-419.
10. Youm Y, McMurty RY, Flatt AE, Gillespie TE. Kinematics of the wrist. I. An experimental study of radial-ulnar deviation and flexion-extension. *J Bone Joint Surg Am*. 1978;60:423-432.
11. Kauer JMG. Functional anatomy of the wrist. *Clin Orthop*. 1980;149:9-20.
12. Backhouse KM, Catton WT. An experimental study of the function of the lumbrical muscles in the human hand. *J Anat*. 1954;88:133-137.
13. Brand PW, Cranor KC, Ellis JC. Tendon and pulleys at the metacarpophalangeal joint of a finger. *J Bone Joint Surg Am*. 1975;57:779-784.
14. Leijnse JNAL, Kalker IJ. A two-dimensional kinematic model of the lumbrical in the human finger. *J Biomech*. 1995;28:237-249.
15. Long C, Conrad PW, Hall EA, Furler SL. Intrinsic-extrinsic muscle control of the hand in power grip and precision handling: an electromyographic study. *J Bone Joint Surg Br*. 1970;52:853-867.
16. Iameda T, An K, Cooney WP. Functional anatomy and biomechanics of the thumb. *Hand Clin*. 1992;8:9-15.
17. Buchholz B, Armstrong TJ. A kinematic model of the human hand to evaluate its prehensile abilities. *J Biomech*. 1992;25:149-162.
18. Landsmeer JMF. Power grip and precision handling. *Ann Rheum Dis*. 1962;21:164-170.
19. Taylor CL, Schwarz RJ. The anatomy and mechanics of the human hand. *Artificial Limbs*. 1955;2:22-34.
20. Jones LA. The assessment of hand function: a critical review of techniques. *J Hand Surg Am*. 1989;14:221-228.
21. An KN, Browne AO, Tanaka S, Morrey BF. Three-dimensional kinematics of glenohumeral elevation. *J Orthop Res*. 1991;9:143-149.
22. Atkeson CG, Hollerbach JM. Kinematic features of unrestrained vertical arm movements. *J Neurosci*. 1985;5:2318-2330.
23. Bechtol C. Biomechanics of the shoulder. *Clin Orthop*. 1980;146:37-41.
24. Browne AO, An KN, Tanaka S, Morrey BF. Glenohumeral elevation studied in three dimensions. *J Bone Joint Surg Br*. 1990;72:843-845.
25. Hagberg C, Hagberg M. Surface EMG amplitude and frequency dependence on exerted force for the upper trapezius muscle: a comparison between right and left sides. *Eur J Appl Physiol*. 1989;58:641-645.
26. Quiring DP, Boroush EL. Functional anatomy of the shoulder girdle. *Arch Phys Med Rehabil*. 1946;27:90-96.
27. An KN, Hui FC, Morrey BF, Linscheid RL, Chao EY. Muscles across the elbow joint: a biomechanical analysis. *J Biomech*. 1981;14:659-669.
28. Basmajian JV, Latif A. Integrated actions and functions of the chief flexors of the elbow: a detailed electromyographic analysis. *J Bone Joint Surg Am*.

1957;39:1106-1118.

29. Shizuki M. Functional anatomy of the elbow joint and three-dimensional quantitative analysis of the elbow joint. *Journal of the Japanese Orthopedic Association*. 1979;53:986-989.
30. Ober AG. An electromyographic analysis of elbow flexors during submaximal concentric contractions. *Res Q Exerc Sport*. 1988;59:139-143.
31. Pauly JE, Rushing JL, Scheving LE. An electromyographic study of some muscles crossing the elbow joint. *Anat Rec*. 1967;159:47-53.
32. Van Zuylen EJ, Van Velzen A. A biomechanical model for flexion torque of human arm muscles as a function of elbow angle. *J Biomech*. 1988;21:183-189.
33. Kent BE. Functional anatomy of the shoulder complex: a review. *Phys Ther*. 1971;51:867-888.
34. Little AD, Lehmkuhl D. Elbow extension force measured in three positions. *Phys Ther*. 1966;46:7-17.
35. Howell SM, Galinat BJ, Renzi AJ. Normal and abnormal mechanics of the glenohumeral joint in the horizontal plane. *J Bone Joint Surg Am*. 1988;70:227-232.
36. Jarp Y. Activation of the rotator cuff in generating isometric shoulder rotation torque. *Am J Sports Med*. 1996;24:477-485.
37. Kuhlman JR, Iannotti JP, Kelly MJ, Riegler FX, Gevaert ML, Ergin TM. Isokinetic and isometric measurement of strength of external rotation and abduction of the shoulder. *J Bone Joint Surg Am*. 1992;74:1320-1333.
38. Soderberg GJ, Blaschak MJ. Shoulder internal and external rotation peak torque production. *J Orthop Sports Phys Ther*. 1987;8:518-524.
39. Walmsley RP, Szybbo C. A comparative study of the torque generated by the shoulder internal and external rotator muscles in different positions and at varying speeds. *J Orthop Sports Phys Ther*. 1987;9:217-222.
40. Högfors C, Sigholm G, Herberts P. Biomechanical model of the human shoulder. I. Elements. *J Biomech*. 1987;20:157-166.
41. Ayoub MM, LoPresti P. The determination of an optimum size cylindrical handle by use of electromyography. *Ergonomics*. 1971;4:503-518.
42. Hsia PT, Drury CG. A simple method of evaluating handle design. *Appl Ergonomics*. 1986;17:209-213.
43. Gerdle B, Elert J, Henriksson-Larsen K. Muscular fatigue during repeated isokinetic shoulder forward flexions in young females. *Eur J Appl Physiol*. 1988;57:415-419.
44. Hagberg M. Workload and fatigue in repetitive arm elevations. *Ergonomics*. 1981;24:543-555.
45. Hagberg M. Electromyographic signs of shoulder muscular fatigue in two elevated arm positions. *Am J Phys Med Rehabil*. 1981;60:111-121.
46. Herberts P, Kadefors R, Broman H. Arm positioning in manual tasks—an electromyographic study of localized muscle fatigue. *Ergonomics*. 1980;23:655-665.

47. Salzman KL. Upper extremity bursitis. *Am Fam Physician*. 1997;56:1797-1812.
48. Cobb T. Aetiology of work-related carpal tunnel syndrome: the role of lumbrical muscles and tool size on carpal tunnel. *Ergonomics*. 1996;39:103-105.
49. An KN, Chao EY, Cooney WP, Linscheid RI. Tendon excursion and moment arm of index finger muscles. *J Biomech*. 1983;16:419-426.
50. Minamikawa Y, Horii E, Amadio PC, Cooney WP, Linscheid RL, An KN. Stability and constraint of the proximal interphalangeal joint. *J Hand Surg Am*. 1993;18:198-204.

추천 도서

An KN, Chao EY, Cooney WP, Linscheid RI. Normative model of human hand for biomechanical analysis. *J Biomech*. 1979;12:775-788.

Brumfield RH, Champoux JA. A biomechanical study of normal functional wrist motion. *Clin Orthop*. 1979;187:23-25.

Carmichael SW, Hart DL. Anatomy of the shoulder joint. *J Orthop Sports Phys Ther*. 1985;6:225-228.

Culham E, Peat M. Functional anatomy of the shoulder complex. *J Orthop Sports Phys Ther*. 1993;18:342-350.

Currier DP. Maximal isometric tension of the elbow extensors at varied positions. *Phys Ther*. 1972;52:1043-1049.

Dvir Z, Berme N. The shoulder complex in elevation of the arm: a mechanism approach. *J Biomech*. 1978;11:219-225.

Engin AE. On the biomechanics of the shoulder complex. *J Biomech*. 1980;13:575 590.

Hart DL, Carmicheal SW. Biomechanics of the shoulder. *J Orthop Sports Phys Ther*. 1985;16:229-278.

London JT. Kinematics of the elbow. *J Bone Joint Surg Am*. 1981;63:529-535.

Morrey BF, Askew LJ, An KN, Chao EY. A biomechanical study of normal and functional elbow motion. *J Bone Joint Surg Am*. 1981;63:872-877.

Peat M. Functional anatomy of the shoulder complex. *Phys Ther*. 1986;66:1855-1865.

Poppen NK, Walker PS. Normal and abnormal motion of the shoulder. *J Bone Joint Surg Am*. 1976;58:195-201.

Radonjic D, Long CL. Kinesiology of the wrist. *Am J Phys Med Rehabil*. 1971;50:57-71.

Schenkman M, DeCartaya VR. Kinesiology of the shoulder complex. *J Orthop Sports Phys Ther*. 1987;8:438-450.

Stroyan M, Wilk KE. The functional anatomy of the elbow complex. *J Orthop Sports Phys Ther*. 1993;17:279-288.

Van Woensel W, Arwert H. Effects of external load and abduction angle on EMG level of shoulder muscles during isometric action. *Electromyogr Clin*

Neurophysiol. 1993;33:185-191.

Volz RG, Lieb M, Benjamin J. Biomechanics of the wrist. *Clin Orthop.* 1980;149:112-117.

Wadsworth CT. Clinical anatomy and mechanics of the wrist and hand. *J Orthop Sports Phys Ther.* 1983;4:206-216.

제 4 장

셔츠 입고 버튼 채우기
Donning and Buttoning a Shirt

소개와 준비 Introduction and Set-Up

어떤 사람이 셔츠를 입고 버튼을 채우려 할 때 손의 민첩함이 필요하다. 여기에 남성과 여성의 칼라가 있는 셔츠가 있다. 이 분석은 칼라가 있는 남성의 것에만 제한된다. 예를 들면, 오른쪽에 버튼들이 있고, 왼쪽에 수직으로 모두 5개의 버튼구멍이 있는 셔츠이다. 여기에 있는 분석은 맨 위의 버튼부터 마지막 버튼 중에 맨 위의 버튼부터 시작한다.

행거로 부터 셔츠의 이동 Removing the Shirt From a Hanger

분석을 시작하기 위해서 피실험자는 가로 72인치의 행거로 부터 거의 30인치 거리(그림 4-1)에 있는 버튼이 채워지지 않은 셔츠를 옮겼다. 오른쪽 어깨와 주관절이 이 동작을 수행하기 위해 굴곡된다. 동시에 셔츠를 잡기 위해 손목의 신전과 척골 편위 그리고 굴곡작용, 신전, 그리고 손의 복합적인 외전이 일어난다. 어깨관절이 중립에서 또는 94° 정도의 굴곡지점에서 움직이고 나서 처음의 지점으로 돌아간다. 주와 전박 복합체가 또한 중립에서 시작한다. 주관절이 10° 정도로 굽혀진다. 전박이 전체시간동안 중립지점에 남아있을 동안. 손목관절은 중립에서 11° 정도의 굴곡 작용과 21° 정도의 자뼈(척골)가 탈로 이동된다.

분석이 진행되면서 손가락의 운동이 엄지에서 마지막 손가락으로 진행된다. 엄지의 중수지절간관절은 중립에서 18° 정도의 외전하고, 이 일을 마치기

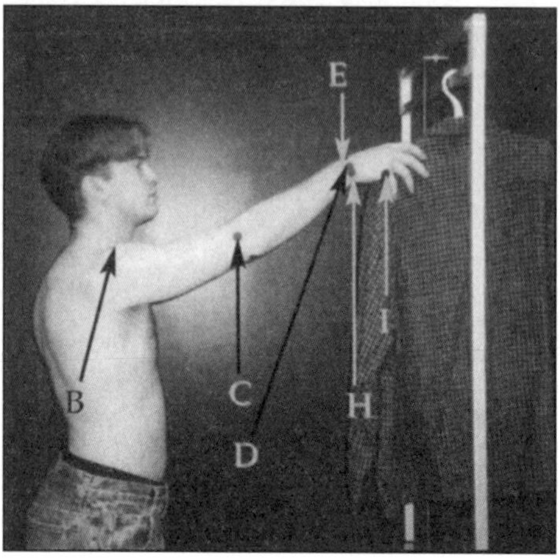

그림 4-1. 시작자세: 셔츠로 팔을 뻗는다. 검은 점이 가리키는 것은: A=견봉돌기(등쪽); B=상완골의 큰결절; C=상완골의 외측상과; D=척골두(등쪽); E=요골경상돌기(등쪽); H=척골경상돌기(척골 쪽); I=다섯 번째 중수지절간관절선(척골 쪽).

위해서 같이 남아 있다. 셔츠를 잡으면서 엄지 중수지절간관절은 중립에서 33°의 굴곡으로 움직인다. 엄지의 지절간관절은 중립에서 30° 정도 굴곡한다. 둘째 손가락 중수지절간관절, 근위지절간관절, 원위지절간관절은 중립에서 시작한다. 중수지절간관절은 3° 정도 과도하게 신전되고 다시 60° 정도의 굴곡으로 되돌아가고, 근위지절간관절은 79° 정도로 굴곡하며 원위지절간관절은 60° 정도로 굴곡한다(그림 4-2).

세 번째 손가락에서 다섯 번째 손가락의 모든 관절들은 역시 중립에서 시작한다. 셋째 손가락의 중수지절간관절은 2° 정도 신전되었다가 74° 정도로 굴곡된 후, 6° 정도로 외전된다. 근위지절간관절은 78° 정도로 굴곡되고, 원위지절간관절은 58° 정도로 굴곡된다. 넷째 손가락 중수지절간관절은 79° 정도로 굴곡되고, 3° 정도로 외전됐다가 다시 3° 정도로 내전된다. 근위지절간관절은 32° 정도, 원위지절간관절은 53° 정도로 굴곡 상태로 움직인다. 처음에는 다섯째 손가락 중수지절간관절이 89° 정도 굴곡되고 17° 정도 외전된다. 결국 이 마지막 동작에서 다섯째 손가락의 중수지절간관절은 17° 정도 외전된다. 근위지절간관절은 72° 정도, 원위지절간관절은 74° 정도 이 작업에서 움직이게 된다.

이 동작(어깨에서 굴곡으로의 이동)의 첫 번째 동작을 완성하기 위해 어깨관절은 앞의 어깨 삼각근(주로) — 승모근, 전거근, 오훼완근, 흉근의 주요 근육들 — 이 동심성 수축운동을 한다. 앞의 뒤쪽에 있는 4개의 근육들은 복합적인 이동을 조절하는 안정장치 역할을 한다. 어깨 근육들이 중립으로 되돌아가면서

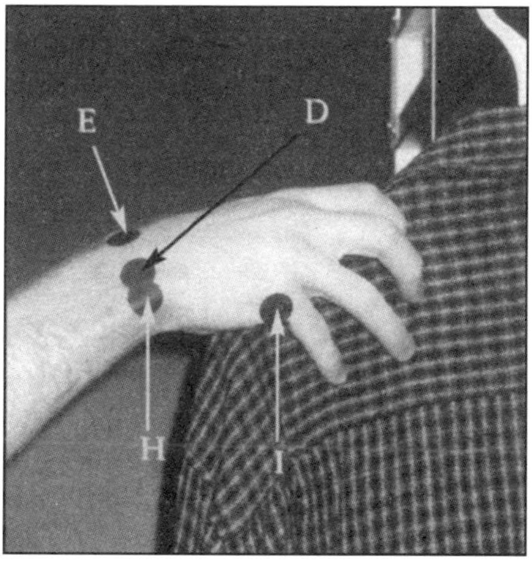

그림 4-2. 셔츠와 행거로 팔 뻗기: 셔츠와 행거 위를 잡는 초기단계에서 손의 위치 확대 사진. 검은 점이 가리키는 것은: D=척골두(등쪽); E=요골경상돌기(등쪽); H=척골경상돌기(척골쪽); I=다섯 번째 중수지절간관절선(척골 쪽).

같은 근육들의 이상한 수축이 완성된다. 즉, 근육들이 반대로 일하면서 이 활동을 완만하고 순차적으로 완성한다.

주관절의 굴곡은 이두근, 상완근, 상완요골근, 이두근 근육의 구심성 수축에 의해서 이루어진다.[1-3] 이러한 네 개의 근육들은 어깨관절 복합체의 움직임을 조절하기 위해 움직이게 된다. 어깨관절 복합체가 중립상태로 되돌아오는 것은 같은 근육들의 원심성 수축에 의해서 이루어진다. 즉, 근육은 부드럽고 조화로운 동작을 수행하기 위해서 반대로 작동하게 된다.[4-5]

주관절 굴곡은 상완이두근, 상완근, 상완요골근의 구심성 수축에 의해서 이루어진다.[6-8] 아래팔(전완)의 중립 자세는 회외근과 회내근의 상호보완적 동작에 의해 유지된다.[9] 첫 손목 동작은 장/단요측 수근신근과 척측수근신근의 구심성 수축으로 나타나게 된다. 거기에 척측수근신근이 많은 도움을 주게 되며, 앞의 이러한 동작을 요구하는 척골편위와 이 동작의 마지막에서 보이는 굴곡을 허용하기 위한 원심성 수축이 뒤따라 나타나게 된다.[10-13]

손가락의 동작은 신전 동작을 위한 시지신근, 소지근, 장/단 무지근의 구심성 수축과 굴곡 동작을 수행하기 위한 앞의 4개의 같은 근육들의 원심성 수축에 의해 나타나게 된다.[14-15] 장무지 외전근, 배측 골간근과 소지외전근의 구심성 수축은 외전 동작을 일으키고, 이들 근육의 원심성 수축은 내전 동작을 일으키게 된다. 골간근의 외전체와 소지근 외전체의 동심성 수축이 외전 활동을 하게 하고, 같은 근육들의 중심을 벗어난 수축이 내전활동을 하게 한다.[16] 어깨관절 복합체에서는 원심성 수축 활동이 동작을 조절하기 위해 필요하고, 위쪽으로 향하려는 셔츠의 무게와 같이 아래쪽으로 끌어당기는 중력 효과를 극복하기 위해 작용하게 된다.[17]

셔츠 입기 Donning the Shirt

손에 셔츠를 가지고 셔츠를 입기를 한다. 이번 동작은 두 단계로 세분된다. 첫 번째 단계는 왼쪽 상지와 오른쪽 상지를 입은 후 두 번째 단계를 시작하기 위해 신체의 한쪽으로 후인(retraction)하는 동작을 포함한다. 두 번째 단계는 왼쪽 상지를 완전히 입기 위해 오른쪽 상지로 열려진 셔츠 끝을 안정화시킨다.

오른쪽 상지 입기 Dressing the Right Upper Extremity

첫 번째 단계(그림 4-3) 중에 왼쪽 어깨관절은 38° 정도 굴곡되고, 76° 정도 내전하며, 중립까지 확장되고, 24° 정도로 외전한다. 오른쪽 어깨관절은 19° 정도로 굴곡되고, 62° 정도로 내전한다. 왼쪽 주관절은 77° ~130° 정도로 굴곡된 후, 39° 정도 신장한다. 오른쪽 주관절은 130° 정도로 굴곡된다. 오른쪽 주관절이 24° 굴곡, 요골 편위 19° 되었다가, 다시 굴곡 10°, 요골 편위 4°로 되돌아오는 동안에 왼쪽 손목은 중립으로 되돌아간다.

주로 손가락들은 굴곡되고 외전한다. 왼쪽 엄지가 척골 쪽으로 움직이는 것을 시작으로, 왼쪽 엄지 중수관절관절은 18° 정도에서 20°로 외전하고 나서, 처음의 18° 정도로 외전하여 되돌아간다. 엄지 중수지절간관절은 33° 정도에서 22° 정도로 굴곡되고 계속 신장되어 결국에는 10° 정도로 굴곡된다. 엄지 지절간관절은 30° 정도의 굴곡을 시작으로 중간 정도에는 6° 정도로 신장되었다가 이번 단계를 거쳐 2° 정도의 굴곡으로 마친다. 남아있는 손가락들은 비슷한 패턴을 따른다. 즉, 아래에 활동이 계속 진행되어지는 동안 굴곡의 양이 줄어든다. 둘째 중수지절간관절은 60° 정도의 굴곡을 시작으로 44° 정도로 줄었다가 19° 정도의 굴곡으로 마친다. 둘째 근위지절간관절은 70° 정도에서 시작하여 28° 정도로 줄어들었다가 12° 정도의 굴곡으로 마친다. 둘째 원위지절간관절은 60° 정도로 굴곡하여 14° 정도로 줄었다가 7° 정도의 굴곡으로 마친다. 셋째 중수지절간관절도 이런 패턴을 계속하여 74° 정도의 굴곡, 60° 정도

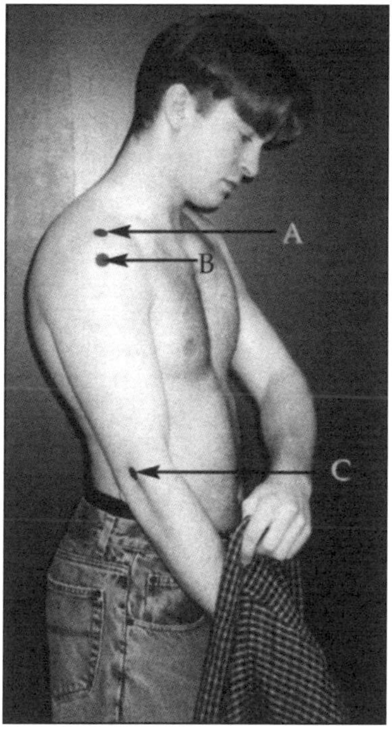

그림 4-3. 오른쪽 상지 옷 입기: 오른쪽 손과 손목을 셔츠로 덮어 당기기. 검은 점이 가리키는 것은: A=견봉돌기(등쪽); B=상완골의 큰 결절; C=상완골의 외측상과.

로 줄었다가, 22°로 굴곡을 마친다. 셋째 근위지절간관절은 78° 정도에서 굴곡을 시작하여, 52° 정도로 줄었다가,15° 정도의 굴곡으로 마친다. 셋째 원위지절간관절관절은 58° 정도에서 굴곡을 시작하여, 10° 정도로 줄었다가, 6° 정도의 굴곡으로 마친다.

넷째 중수지절간관절도 비슷한 패턴을 따른다. 79° 정도에서 굴곡을 시작하여, 중간 단계에서는 58° 정도로 줄었다가, 23°로 굴곡을 마친다. 게다가 중수지절간관절은 중간에는 4° 정도로 외전한다. 넷째 근위지절간관절은 2°~71° 정도로 굴곡했다가 마지막에서 24°로 굴곡된다. 넷째 원위지절간관절은 53°~32° 정도로 굴곡했다가 마지막에서 4°로 굴곡된다. 다섯째 중수지절간관절은 이 단계를 89° 굴곡을 시작으로 굴곡을 62°로 줄었다가 끝에는 14°로 굴곡을 마친다. 게다가 중수지절간관절은 중간 단계에 7° 정도로 외전한다. 다섯째 근위지절간관절은 이 단계에서 74°~8° 정도로 굴곡 동작을 한다.

전체적으로 왼손과 비교해볼 때 오른쪽 손은 반대의 패턴을 따른다.(예를 들면, 아래의 단계에서 굴곡의 양이 증가한다). 오른쪽 엄지 중수관절은 중립

지점에서 시작하여 중간 지점에서는 6° 정도로 신장되고 다시 중립으로 돌아간다. 게다가 중수관절은 16°~21° 정도로 외전된 후 다시 처음의 16° 외전 지점으로 되돌아간다. 엄지의 중수지절간관절은 이 단계 동안 16°~12° 혹은 16°~20°로 굴곡된다. 엄지 지절간관절은 3° 정도로 굴곡되어 끝까지 그 지점을 유지하다가 21° 정도로 굴곡된다.[16,21]

둘째 중수지절간관절은 22° 정도로 굴곡되고, 중간 단계에서 32° 마지막 단계에서는 62°까지 증가한다. 둘째 근위지절간관절과 원위지절간관절은 비슷한 패턴을 보여주며, 18°에서 시작하여 32°로 증가 그리고 88° 굴곡되고, 9°에서 시작하여 14°로 증가 그리고 52°로 굴곡된다. 셋째 중수지절간관절, 근위지절간관절, 원위지절간관절 역시 비슷한 패턴을 따르며, 그들의 굴곡이 다음의 단계(중수지절간관절의 37°~81°까지 굴곡, 근위지절간관절의 18°~88°까지 굴곡, 원위지절간관절의 2°~44°까지 굴곡)를 거치면서 증가한다. 게다가 중수지절간관절관절은 중간에 5° 정도로 외전됐다가 마지막에는 중립지점으로 되돌아간다.

넷째 다섯째 손가락 관절도 역시 활동이 진행되어가면서 동작의 굴곡범위가 증가하면서 이 패턴을 따라간다. 넷째 손가락은 다음(중수지절간관절이 30°~81°까지 굴곡, 근위지절간관절이 24°~72°까지 굴곡, 원위지절간관절이 3°~36°까지 굴곡)의 범위를 나타낸다. 게다가 넷째 중수지절간관절은 중간에 4° 정도의 외전에 이르고 마지막에는 중립으로 되돌아간다. 다섯째 손가락의 굴곡양은 다음(중수지절간관절은 21°~83°까지 굴곡, 근위지절간관절은 12°~68°까지 굴곡, 원위지절간관절은 4°~45°까지 굴곡)과 같다. 게다가 다섯째 중수지절간관절은 중간에 15° 외전하고 마지막에는 중립으로 되돌아간다.[22-23]

견갑하근, 소원근, 광배근, 대흉근, 오훼완근 그리고 삼각근과 같은 근육들은 첫째 단계와 연관이 있다. 이 근육들은 왼쪽 어깨관절의 굴곡과 내회전을 일으키기 위해 구심성 수축을 하고,[5,24-25] 전 삼각근과 대흉근이 어깨관절 아래에서 원심성 수축을 한다. 그리고 중간 삼각근과 극상근은 어깨관절을 내전시키기 위해 구심성 수축을 하게 된다. 게다가 상완관절을 고정시키기 위해 회전근개(rotator cuff) 근육은 원심성 수축을 하게 된다.[5,26]

전 삼각근은 오른쪽 상지가 정확하게 셔츠를 상지에 입을 수 있도록 하기 위해 구심성 수축을 하게 된다. 이 동작을 수행하기 위해 견갑하근, 대원근, 광배근, 대흉근, 오훼완근, 그리고 전 삼각근은 오른쪽 어깨가 굴곡하고 내전하도록 구심성 수축을 하게 된다.[5,24-25] 극하근, 소원근, 그리고 극상근의 근육들은 이 동작을 고정시키기 위해 원심성 수축을 하게 된다.[5,26]

왼쪽 주관절 굴곡근은 이 동작을 수행하기 위해서 처음에는 구심성 수축을 하다가 서서히 원심성 수축을 하게 된다. 오른쪽 주관절 굴곡근은 주관절을 굴곡시키기 위해 구심성 수축을 한다.[6-7,27]

이러한 동작의 세부 단계를 수행하는 대부분의 동작들은 어깨와 주관절 복합체의 활동에 의해 이루어진다. 처음에는 어깨 위로 셔츠칼라를 가져오기 위해서 손목관절이 굴곡하고, 요골 측으로 편위되는 동안에 손은 셔츠를 계속 잡고 있다. 셔츠를 잡는데 사용된 근육들은 이 모든 활동들의 첫째 단계에서 인용했던 것과 같은 근육이다. 지금 이러한 세부과정의 첫째 부분을 통해서 이들 근육들이 등척성 수축에 의해 쥐는 동작이 유지된다.[17,28] 왼쪽 손목 근육들이 굴곡되고 요측 편위되는 것은 척측 수근굴근과 요측 수근굴근의 영향 때문이다.

이 세부단계의 끝부분에서는 셔츠칼라를 잡는 것이 헐거워지고, 왼쪽 손가락과 손목관절이 열린 위치로 되돌아온다. 여기에는 넷째 배측 골간근, 소지외전근과 장/단무지외전근의 원심성 수축뿐만 아니라, 손가락의 총지신근, 시지근, 소지근, 장/단무지신근들의 구심성 수축이 같이 나타나게 된다.[17] 손목관절이 중립지점으로 되돌아가기 위해 장/단요측수지신근과 장/단척측수지신근들이 원심성 수축을 한다.

오른손의 동작은 왼손의 잡는 동작과 비슷하다. 처음에는 천지굴근과 심지굴근, 장/단 소장/단 무지굴근들이 지절 쪽으로 구심성 수축을 한다.[17] 요측, 척측수근굴근은 이 세부단계의 첫 번재 단계동안 주관절을 움직이기 위해서 구심성 수축을 한다. 이러한 세부 단계를 수행하기 위해 이런 근육들이 구심성 수축을 계속한다. 게다가, 두 번째, 세 번째, 장측골간근과 두 번째 배측골간근은 셔츠를 완전히 잡는데 필요한 손가락의 내전과 외전을 가능하게 하기 위해 구심성 수축을 한다.[29]

왼쪽 상지 입기 Dressing the Left Upper Extremity

다음 단계는 몸의 앞쪽에 셔츠의 버튼을 채우기 위해 몸 뒤에 있는 셔츠의 소매의 터진 부분을 찾고 왼쪽 상지를 가져오는 왼손과 관련이 있다(그림 4-4, 4-5). 동작의 이 부분을 완성하기 위해서는 왼쪽 어깨관절은 신전, 내전되고 안

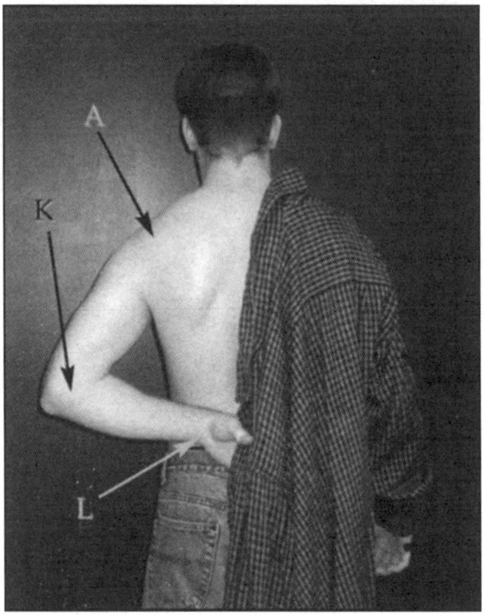

그림 4-4. 왼쪽 상지 옷 입기: 왼쪽 손은 팔소매를 찾는다. 검은 점이 가리키는 것은: A=견봉돌기(등쪽); K=상완골의 내측상과; L=척골두(배쪽).

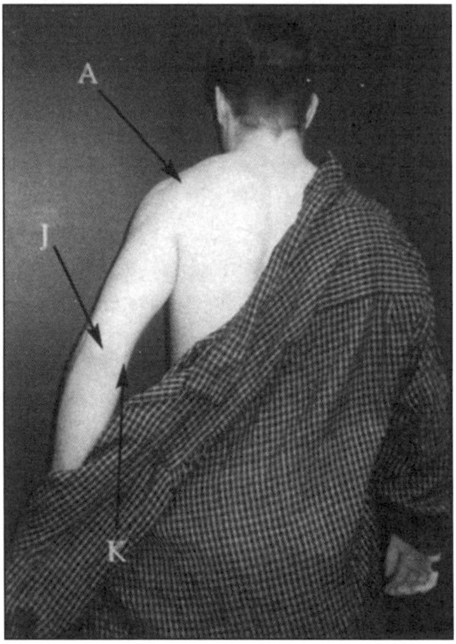

그림 4-5. 왼쪽 상지 옷 입기: 왼쪽 손을 팔소매에 미끄러지게 밀어 넣는다. 검은 점이 가리키는 것은: A=견봉돌기(등쪽); J=주두돌기; K=상완골의 내측상과.

쪽으로 돌면서 왼쪽 상지를 몸 뒤로 가져온다. 왼쪽 어깨관절은 중립지점에서 시작해서 중간에 26° 정도로 많이 신전하였다가, 셔츠와 함께 30° 정도로 굴곡되어 되돌아온다. 76° 정도로 내전했던 왼쪽 어깨관절은 중간 지점에서 12° 정도로 내전했다가 마지막에 62° 정도로 줄어든다.[30] 게다가, 왼쪽어깨는 24° 정도로 외전했다가 중립으로 내전되고, 71° 정도로 외전되다가 다시 중립 지점으로 내전된다. 오른쪽 어깨관절은 이때 더이상 동작 없이 같은 지점에 위치한다.

왼쪽 주관절은 39° 정도로 굴곡되었다가 중간에 90° 정도로 계속 굴곡되다가 마지막에는 완전히 신장되기 위해 되돌아간다. 같은 시간동안 오른쪽 주관절은 완전히 신전되었다가 130° 정도로 굴곡된다(그림 4-5 참조).

왼쪽 손목관절은 61° 정도로 굴곡되었다가 중간에는 23° 정도로 척골 편위되었다가 마지막에는 29° 정도로 신전되었다가 중립으로 되돌아가기 위해 요골 편위 된다. 왼쪽 엄지 중수관절은 18° 정도로 외전 중수지절간관절이 10°로 굴곡, 지절간관절은 2°로 굴곡된다. 왼쪽 둘째 손가락의 중수지절간관절, 근위지절간관절, 원위지절간관절관절은 19°, 12° 그리고 17°로 각각 굴곡된다. 셋째 손가락의 중수지절간관절, 근위지절간관절, 원위지절간관절은 22°, 15° 그리고 6°로 각각 굴곡된다. 넷째 손가락의 중수지절간관절, 근위지절간관절, 원위지절간관절은 23°, 24°, 그리고 4°로 각각 굴곡되고, 다섯 번째 손가락의 중수지절간관절, 근위지절간관절, 원위지절간관절은 14°, 14° 그리고 8°로 각각 굴곡된다. 다섯 손가락의 모든 관절들은 이 단계 동안 이런 위치들을 유지한다.

오른쪽 손목관절은 10°로 굴곡되었다가 4°로 요골 편위된다.[13] 오른쪽 손가락 또한 모든 관절에서 굴곡되며, 굴곡되는 각도는 다음과 같다: 엄지 중수지절간관절은 20°; 엄지 지절간관절은 21°; 시지 중수지절간관절은 62°; 시지근위지절간관절은 88°; 시지 원위지절간관절은 44°; 넷째 중수지절간관절은 81°; 넷째 근위지절간관절은 72°; 넷째 원위지절간관절은 36°; 다섯째 중수지절간관절은 82°; 다섯째 근위지절간관절은 68°; 다섯째 원위지절간관절은 45°이다. 게다가, 엄지 중수관절은 굴곡과 신전, 16°의 외전에도 불구하고 중립을 유지한다. 이 단계 동안 이런 위치들을 유지한다.

왼쪽 어깨의 셔츠입기 이번 단계의 활동을 시작하면서 후 삼각근, 광배근, 대원근, 견갑하근들은 필요한 신전, 내전 그리고 내회전을 만들어내기 위해서 구심성 수축을 한다.[24-25] 게다가, 견갑하근은 운동이 일어나는 동안 어깨관절 복합체들이 안정화시키는 것을 돕는다. 대능형근과 소능형근은 척주의 극돌기 쪽으로 견갑골이 미끄러지도록 하기 위해서 구심성 수축을 한다. 소흉근은 어깨를 하강시키기 위해 구심성 수축을 한다. 승모근의 하부섬유는 견갑골을 아래쪽으로 회전시키기 위해 구심성 수축을 한다. 극상근, 극하근, 소원근은 이 동작이 일어나는 것을 조절하고 안정성을 부여하기 위해 원심성 수축을 한다.[25]

이 단계를 수행하기 위해서 팔은 굴곡되고, 외회전하고, 외전된 다음 중립으로 내전된다. 이것은 전 삼각근, 승모근(상부섬유), 대흉근, 극하근, 중삼각근, 광배근, 대원근들의 구심성 수축운동으로 이루어진다.[31] 어깨관절 복합체의 고정시키기 위해 소흉근, 견갑하근, 대능형근과 소능형근이 원심성 수축을 한다.[26] 오른쪽 어깨관절의 근육활동은 나타나지 않는다.

왼쪽 주관절은 굴곡의 양을 증가시키면서 몸의 한쪽에서 몸의 뒤쪽으로 이동한다. 이 동작은 상완이두근, 상완근, 상완요골근의 구심성 수축에 의해 나타난다. 이 단계의 마지막에서 왼쪽 주관절은 상완삼두근과 주근의 구심성 수축에 의해서 조절되며, 원심성으로 수축하는 상완이두근과 상완근은 완전한 신전의 위치로 되돌아간다.[32] 이 시간에 오른쪽 주관절의 근육활동은 나타나지 않는다.

이 단계의 시작에서부터 중간 지점까지, 왼쪽 손목관절과 손은 셔츠소매를 찾아 몸의 뒤쪽까지 더듬게 된다. 모든 동작이 일어나는 동안 손가락들의 움직임은 없게 된다. 손목관절은 척측 편위의 각도를 이루는 요측수근굴근과 척측수근굴근의 구심성 수축에 의해 굴곡되고, 척골쪽으로 편위된다. 소매에서는 요골 편위시키는 장/단요측수근신근의 영향으로 척측수근굴근과 척측 굴근들의 구심성 수축으로 손목은 신전되고, 요골측으로 편위된다.[13] 이때에도 손가락들의 근육활동은 나타나지 않는다.

오른손이 셔츠를 잡고 있기 때문에 근육 활동은 등척성 수축으로 유지되고 있다. 전완의 근육들은 이 지점에서 손과 손목관절을 안정화시키는 일을 수행하게 된다.[17,33]

셔츠 버튼 채우기 Buttoning the Shirt

이러한 전체 동작의 마지막 단계는 셔츠의 버튼 채우기이다. 이번 동작의 목적은 위에서부터 아래까지 있는 버튼을 첫 번째 버튼부터 아래로 채워 나가

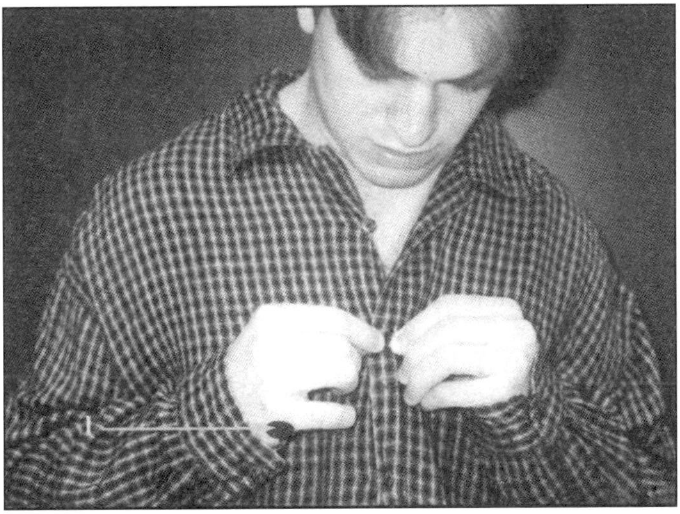

그림 4-6. 셔츠 버튼 채우기: 양쪽 손을 이용하여 버튼을 채운다. 검은 점이 가리키는 것은: 1=다섯 번째 중수지절간관절선(척골 쪽).

는 것이다(그림 4-6). 어깨, 팔꿈치, 전완 복합체들은 정확한 위치의 손목과 손 복합체들이 이 임무를 수행하도록 도와준다. 이 동작은 양쪽의 균형이 요구된다. 주로, 손목과 손의 필요한 운동을 하기 위해 주관절이 신전하는 동안 상완은 고정되어 있다.

왼쪽 어깨관절은 19°로 굴곡되고, 62°로 내회전했다가, 첫째버튼을 채우기 위해 17°로 외전 한다. 동작이 아래의 다른 버튼으로 진행되어 가면서 왼쪽 어깨관절의 굴곡은 14°, 10°, 4° 그리고 중립 위치의 각도로 각각 줄어든다. 버튼을 채우는 동안 내회전과 외전은 계속 유지된다. 오른쪽 어깨관절은 비슷한 패턴을 나타낸다. 오른쪽 어깨는 64°로 내회전되었다가, 15°로 외전되고, 이 마지막 단계가 끝날 때까지 이위치를 유지한다. 오른쪽 어깨관절은 버튼을 채워가며 각각 21°, 15°, 10°, 5°로 굴곡된다.

왼쪽과 오른쪽 주관절은 128° 굴곡을 시작으로 각각 120°, 109°, 93°, 73°, 54°로 점차 신전된다.

왼쪽 손목관절은 중립으로 시작해서 20°로 신전되었다가 버튼을 채우는 단계의 끝에 가서는 점차적으로 29°로 증가한다. 여기에 버튼에서 버튼으로 움직이면서 편위가 다양하게 나타나는데 이 단계에서는 작은 양의 요골 편위가 나타난다. 오른쪽 손목관절은 중립을 시작으로 28°로 신전되었다가 점차적으로 단계의 마지막에는 18°로 신전이 줄어든다. 여기서도 또한 버튼에서 버튼으로 움직이면서 편위가 다양하게 나타나는데 이 단계에서는 작은 양의 요골편위가 나타난다.

양쪽 손가락은 첫째 둘째 셋째 손가락이 연결된 세 손가락 쥐기(three-jaw chuck)를 사용한다. 그러나 각 버튼의 채우기가 끝나는 데에서 두 손가락 쥐기(two-jaw chuck)를 사용하고, 다음버튼의 시작하기 위해 세 손가락 쥐기(three-jaw chuck)로 되돌아간다. 넷째 다섯째 손가락은 주로 버튼 채우기가 진행되어가는 과정에 제외된다. 왼쪽과 오른쪽 사이의 주된 차이점은 오른쪽이 버튼을 잡고 있는 동안 왼쪽은 버튼구멍을 잡고 있는 것이다.

왼쪽 손가락의 주된 동작은 굴곡이다. 엄지 중수관절은 처음에 14°로 외전됐다가 활동의 끝에는 12°로 줄어든다. 중수지절간관절은 버튼 채우는 동안 12°로 굴곡됐다가 10°로 됐을 때 지절간관절은 단계의 마지막까지 중립을 유지한다. 둘째 중수지절간관절은 처음에 58°로 굴곡됐다가 중간에 44°로 줄었다가, 단계의 마지막에는 75°로 늘어난다. 근위지절간관절은 단계의 마지막에 완전히 신전되기 전에 59°로 굴곡된다. 원위지절간관절 또한 단계의 끝에 완전히 확장되기 전에 46°로 굴곡된다.

셋째 중수지절간관절은 56°~70°로 굴곡한다. 근위지절간관절은 끝에 완전히 확장되기 전에 42°~64°로 굴곡한다. 원위지절간관절은 끝에 완전히 확장되기 전까지 26°~44°로 굴곡한다. 넷째 중수지절간관절은 12°로 굴곡했다가 단계 끝까지 같은 지점을 유지한다. 근위지절간관절과 원위지절간관절은 각각 73°와 52°로 굴곡했다가 단계 끝까지 같은 지점을 유지한다. 게다가 중수지절간관절은 4°로 외전했다가 같은 지점을 유지한다. 다섯째 중수지절간관절, 근위지절간관절, 원위지절간관절은 각각 2°, 68°, 64°로 굴곡한다. 게다가 중수지절간관절은 전 단계를 통하여 16°로 외전한다.

또한 오른손은 버튼 채우는 단계 동안 굴곡의 우세를 나타낸다. 엄지 중수관절은 처음에는 15° 외전하고, 3°로 굴곡되었다가, 단계의 마지막에 가서는 12°로 외전된다. 중수지절간관절은 16°로 굴곡된다. 지절간관절은 30°로 굴곡되고, 중간에는 중립으로 되돌아갔다가 마지막에는 25°로 굴곡된다.

둘째 중수지절간관절은 처음에는 64°로 굴곡됐다가 중간에는 68°로 늘어났다가 마지막에는 62°로 줄어든다. 근위지절간관절과 원위지절간관절은 굴곡했다가 중립했다가 다시 굴곡하는 활동을 한다. 즉, 근위지절간관절은 28°, 중립 그리고 28°의 굴곡 원위지절간관절은 18°, 중립, 24°로 굴곡된다.

셋째 손가락도 비슷한 패턴을 따른다: 중수지절간관절은 각각 56°, 70° 그리고 66°로 굴곡하고 근위지절간관절은 각각 30°, 중립 그리고 36°로 굴곡한다. 원위지절간관절은 18°, 중립 그리고 24°로 굴곡한다.

넷째 중수지절간관절은 16°로 굴곡하고, 5°로 외전한다. 근위지절간관절은 42°로 굴곡하고, 원위지절간관절은 26°로 굴곡한다. 다섯째 중수지절간관절은 16°로 굴곡하고, 18° 정도로 외전한다. 근위지절간관절은 40°로 원위지절간관절은 26° 정도로 굴곡한다.

전 삼각근, 극상근, 견갑하근, 광배근, 대원근, 대흉근, 극하근과 소원근과 같은 근육들은 양쪽 어깨관절 복합체들을 고정시키는 역할을 한다. 전 삼각근과 극상근들은 손이 셔츠 아래로 이동함에 따라 천천히 아래로 그리고 중심을 벗어난 수축운동을 한다. 그 외 근육들은 규칙적으로 어깨 복합체들을 고정시키는 기능을 한다.[5,26]

상완이두근, 상완근 그리고 상완요골근들은 손이 셔츠 아래로 이동함에 따라 전완을 낮추기 위해 원심성 수축을 한다. 이런 근육들은 버튼 구멍으로부터 버튼이 채워짐에 따라 일시적으로 규칙적인 활동들로 전환된다.[6-7]

양쪽 손목관절은 신전되고 손목의 요골 편위를 일으키는 장/단요골수근굴근과 장/단척골수근굴근의 원심성 수축 운동으로 조절된다. 장/단요골수근굴근은 동시에 일어나는 요골 편위를 일으키는 원인이 된다.[13,36] 이 활동이 단계의 마지막에 일어나는 유일한 변화다. 그때에 버튼으로부터 물체를 확실히 고정하기 위해 오른쪽 손목관절이 굴곡된다. 이것이 요골, 척골수근굴근 근육의 구심성 수축에 의해서 이루어지게 된다.

왼쪽 손가락은 다음 근육들에 의해 조절된다: 둘째, 셋째 손가락을 고정 및 조절하기 위해서 그리고 넷째, 다섯째 손가락의 방향을 조절하기 위해 지신근의 원심성 수축이 일어난다. 다섯째 손가락이 방향을 조절하기 위해 소지신근의 등척성 수축이 일어난다. 다섯째 손가락의 위치를 잡아주기 위해 소지외전근들은 구심성, 등척성 수축을 한다. 두 번째 손가락을 고정하고 조절하기 위해 시지신근이 원심성 수축을 한다. 엄지손가락을 유지하기 위해 장/단무지굴근과 신근들의 등척성 수축이 일어난다. 두 번째 손가락에서 다섯 번째 손가락으로 이동하기 위해서 천지굴근과 심지굴근의 구심성 수축이 일어난다. 무지

내전근과 무지대립근은 두 번째와 세 번째 손가락을 구심성으로 모으고 고정하기 위해서 작용한다. 두 번째, 세 번째, 네 번째 배측 골간근과 첫 번째 장측 골간근은 물체를 잡기 위한 움직임이 일어난다.[17,29,37-38]

마지막 단계로 진행할수록 첫째, 둘째 충양근은 각 손가락의 중수지절간관절을 굴곡시키고, 근위지절간관절과 원위지절간관절을 신전하기 위해 구심성 수축을 한다.[29] 둘째 배측 골간근과 첫 번째 장측 골간근들은 둘째, 셋째 손가락을 서로에게 접근시키기 위해 구심성 수축을 한다. 무지대립근의 활동은 둘째 손가락으로 잡는 것을 유지하기 위해 등척성 수축운동으로 바뀐다. 장무지대립근은 버튼구멍을 통해 버튼을 누르는 것을 돕기 위해 구심성 수축으로 바뀐다.

이 단계의 처음에서 오른손의 근육 활동은 왼손의 근육활동과 비슷했다. 중간에서는 오른쪽 장무지신근과 지신근들이 엄지지절간관절과 둘째, 셋째 손가락의 근위지절간관절, 원위지절간관절을 신전하기 위해 구심성 수축을 한다.

마지막에서 첫째, 둘째 충양근은 각 손가락의 중수지절간관절을 굴곡하고, 근위지절간관절, 원위지절간관절을 신전하기 위해 구심성 수축을 한다. 둘째 배측골간근과 첫째 장측골간근들은 둘째와 셋째 손가락을 서로에게 접근시키기 위해 구심성 수축을 한다. 무지내전근과 장무지굴근들은 손가락을 고정하고 엄지의 지절간관절을 굴곡하기 위해 구심성 수축을 한다. 무지대립근은 잡는 일을 유지하기 위해 등척성 수축을 한다.[16]

요약 Summary

셔츠 입기 분석을 위한 해부학적 표시
(Key anatomical landmarks for shirt analysis)

어깨관절의	상완골의 큰결절
복합체:	견봉돌기(등쪽)
팔꿈치와	상완골의 외측상과
아래팔의	상완골의 내측상과
복합체:	주두 돌기
	요골의 경상돌기(등쪽)

요골의 경상돌기(요골 쪽)
척골 두(등쪽)
척골 경상돌기(척골 쪽)

손목과 손의 복합체: 첫 번째 중수지절간관절의 바닥(요골과 손바닥 쪽)
두 번째 중수지절간관절의 바닥(등쪽)
다섯 번째 중수지절간관절의 바닥(등쪽)
첫 번째 중수지절간관절선(손바닥 쪽)
두 번째 중수지절간관절선(요골 쪽)
다섯 번째 중수지절간관절선(척골 쪽)
첫 번째 지절간관절선(손바닥 쪽)
두 번째 지절간관절선(요골 쪽)
다섯 번째 지절간관절선(척골 쪽)
두 번째 원위지절간관절선(요골 쪽)
다섯 번째 원위지절간관절선(척골 쪽)

셔츠 입기 분석을 위한 중요한 동작 단계
(Major phases for shirt analysis)

***시작 자세** (Starting position)*

- 셔츠의 위치
- 옷걸이의 높이
- 옷걸이와 셔츠와의 거리
- 셔츠의 종류

***옷걸이에서 셔츠를 빼기** (Removing the shirt from a hanger)*

***셔츠 입기** (Donning the shirt)*

- 오른쪽 상지 입기
- 왼쪽 상지 입기

***셔츠 버튼 채우기** (Buttoning the shirt)*

상지관절동작과 근육활동: 옷 입고 버튼 채우기
(Upper extremity motions and muscular activity: Donning and Buttoning a shirt)

소개와 준비 (Introduction and set-up)

- 모든 관절은 회외와 회내의 중간 단계에 있는 요척관절을 제외하고는 동작의 시작 단계에는 해부학적 자세로 있다.

옷걸이에서 셔츠를 빼기 (Removing the shirt from a hanger)

- 모든 관절은 대부분 굴곡된다.
- 두 번째와 세 번째 중수지절관절은 신전된다.
- 무지 지절간관절은 외전된다.
- 근위부 근육들은 구심성 수축이 일어난다.
- 원위부 근육들은 원심성 수축된다.

오른쪽 상지 셔츠 입기 (Dressing the right upper extremity)

- 어깨관절은 굴곡, 내회전된다.
- 오른쪽 손목관절과 주관절은 굴곡된다.
- 왼쪽 손목관절과 왼쪽 손가락들은 신전된다.
- 오른쪽 손가락들은 굴곡된다.
- 모든 근육은 구심성 수축이 일어난다.

왼쪽 상지 셔츠 입기 (Dressing the left upper extremity)

- 손가락 관절의 굴곡과 함께 왼쪽 어깨관절이 신전된다.
- 모든 근육이 구심성 수축이 된다.
- 오른쪽 어깨관절과 주관절은 근육의 등척성 수축으로 자세가 유지된다.

셔츠 버튼 채우기 (Buttoning the shirt)

- 어깨관절의 굴곡과 내회전이 일어난다.

- 주관절의 굴곡과 신전이 일어난다.
- 지절관절의 굴곡이 일어난다.
- 근육들은 구심성 수축이 일어난다.
- 네 번째와 다섯 번째 손가락의 근위, 원위지절간관절의 등척성 수축이 일어난다.

질문에 대한 토론과 임상적용
Clinical Application and Discussion Questions

여기에서는 셔츠를 입기와 버튼을 채우는 방법이 설명되어져 있다. 인체역학은 셔츠의 형태에 따라 달라질 수 있다. 여성용 테일러 셔츠 혹은 여성용 지퍼 셔츠 그리고 목까지 올라오는 셔츠를 가지고 동작 분석에 대한 토론을 해보아라. 만일 버튼을 채우고 머리와 가슴까지 셔츠를 당긴다면 셔츠를 입는 것이 어떻게 달라지는가? 이 동작을 수행하는데 셔츠의 종류에 따라 무슨 영향이 있는가?

이동작에서 사용되는 주요한 근육들을 대신 사용할 수 있는 근육들의 목록을 만들어라. 당신이 만든 리스트와 부록 A의 챠트 1과 비교해 보아라.

셔츠의 버튼을 채우기 위한 다른 보조도구에 대해서 토론해 보아라.

Perry에 의하면, 어깨관절, 주관절과 손목관절 복합체에서 가능한 움직임의 많은 결합들이 손 위치를 위한 서로 다른 가능성이 대략 2백만 가지가 있다고 하였다.[1] 반복적인 동작을 수행하여 나타나는 손상을 예방하고 이러한 손상을 줄이기 위해 기본적으로 일상생활동작을 수행하는 다양한 종류가 사람마다 서로 다른 경향이 있다. 당신이 시도할 수 있는 셔츠 입는 또 다른 방법이 있는가?

참고문헌

1. Perry T. Normal upper extremity kinesiology. *Phys Ther*. 1978;58:165-178.
2. Culham E, Peat M. Functional anatomy of the shoulder complex. *J Orthop Sports Phys Ther*. 1993;18:342-350.
3. Dvir Z, Berme N. The shoulder complex in elevation of the arm: a mechanism approach. *J Biomech*. 1978;11:219-225.
4. Kent BE. Functional anatomy of the shoulder complex: a review. *Phys Ther*. 1971;51:867-888.

5. Kronberg M, Nemeth G, Brostrom L. Muscle activity and coordination in the normal shoulder. *Clin Orthop.* 1990;257:76-85.
6. An KN, Hui FC, Morrey BF, Linscheid RL, Chao EY. Muscles across the elbow joint: a biomechanical analysis. *J Biomech.* 1981;14:659-669.
7. Basmajian JV, Letif A. Integrated actions and functions of the chief flexors of the elbow: a detailed electromyographic analysis. *J Bone Joint Surg Am.* 1957;39:1106-1118.
8. Morrey BF, Askew LJ, An KN, Chao EY. A biomechanical study of normal and functional elbow motion. *J Bone Joint Surg Am.* 1981;63:872-877.
9. Ray RD, Johnson RJ, Jameson RM. Rotation of the forearm: an experimental study of pronation and supination. *J Bone Joint Surg Am.* 1951;33:993-996.
10. Brumfield RH, Champoux JA. A biomechanical study of normal functional wrist motion. *Clin Orthop.* 1979;187:23-25.
11. Backdahl M, Carlsöö S. Distribution of activity in muscles acting on the wrist. *Acta Morphologica Neerlando-Scandinavica.* 1961;4:136-141.
12. Sarrafian SK, Melamed JL, Goshgarian GM. Study of wrist motion in flexion and extension. *Clin Orthop.* 1977;126:153-159.
13. Youm Y, McMurty RY, Flatt AE, Gillespie TE. Kinematics of the wrist. I. An experimental study of radial-ulnar deviation and flexion-extension. *J Bone Joint Surg Am.* 1978;60:423-432.
14. An KN, Chao EY, Cooney WP, Linscheid RI. Normative model of human hand for biomechanical analysis. *J Biomech.* 1979;12:775-788.
15. Brand PW, Cranor KC, Ellis JC. Tendon and pulleys at the metacarpophalangeal joint of a finger. *J Bone Joint Surg Am.* 1975;57:779-784.
16. Iameda T, An K, Cooney WP. Functional anatomy and biomechanics of the thumb. *Hand Clin.* 1992;8:9-15.
17. Long C, Conrad PW, Hall EA, Furler SL. Intrinsic-extrinsic muscle control of the hand in power grip and precision handling: an electromyographic study. *J Bone Joint Surg Br.* 1970;52:853-867.
18. Blakely RL, Palmer ML. Analysis of rotation accompanying shoulder flexion. *Phys Ther.* 1984;64:1214-1216.
19. Browne AO, An KN, Tanaka S, Morrey BF. Glenohumeral elevation studied in three dimensions. *J Bone Joint Surg Br.* 1990;72:843-845.
20. Quiring DP, Boroush EL. Functional anatomy of the shoulder girdle. *Arch Phys Med Rehabil.* 1946;27:90-96.
21. Barmakian JT. Anatomy of the joints of the thumb. *Hand Clin.* 1992;683-691.
22. Craig SM. Anatomy of the joints of the fingers. *Hand Clin.* 1992;8:693-700.
23. Youm Y, Gillespie TE, Flatt AE, Sprague BL. Kinematic investigation of normal MCP joint. *J Biomech.* 1978;11:109-118.
24. Broome HL, Basmajian JV. The function of the teres major muscle: an electromyographic study. *Anat Rec.* 1970;170:309-310.
25. Nemeth G, Kronberg M, Brostrom L. Electromyogram (EMG) recordings

from the subscapularis muscle: description of a technique. *J Orthop Res.* 1990;8:151-153.

26. Saha AK. Dynamic stability of the glenohumeral joint. *Acta Orthop Scand.* 1971;42:491-505.
27. Ober AG. An electromyographic analysis of elbow flexors during submaximal concentric contractions. *Res Q Exerc Sport*. 1988;59:139-143.
28. Chao EY, Opgrande JD, Axmear FE. Three-dimensional force analysis of finger joints in selected isometric hand functions. *J Biomech*. 1976;9:387-396.
29. Sunderland S. Actions of the extensor digitorum communis, interosseous, and lumbrical muscles. *Am J Anat*. 1945;77:189-194.
30. Howell SM, Galinat BJ, Renzi AJ. Normal and abnormal biomechanics of the glenohumeral joint in the horizontal plane. *J Bone Joint Surg Am.* 1988;70:227-232.
31. Walmsley RP, Szybbo C. A comparative study of the torque generated by the shoulder internal and external rotator muscles in different positions and at varying speeds. *J Orthop Sports Phys Ther*. 1987;9:217-222.
32. Basmajian JV, Griffin WR. Function of anconeus muscle: an electromyographic study. *J Bone Joint Surg Am*. 1972;54:1712-1714.
33. Jones LA. The assessment of hand function: a critical review of techniques. *J Hand Surg Am*. 1989;14:221-228.
34. Buchholz B, Armstrong TJ. A kinematic model of the human hand to evaluate its prehensile abilities. *J Biomech*. 1992;25:149-162.
35. Landsmeer JMF. Power grip and precision handling. *Ann Rheum Dis.* 1962;21:164-170.
36. Radonjic D, Long CL. Kinesiology of the wrist. *Am J Phys Med Rehabil.* 1971;50:57-71.
37. An KN, Chao EY, Cooney WP, Linscheid RI. Tendon excursion and moment arm of index finger muscles. *J Biomech*. 1983;16:419-426.
38. Long C, Brown ME. Electromyographic kinesiology of the hand: muscles moving the long finger. *J Bone Joint Surg Am*. 1964;46:1683-1686.

추천도서

An KN, Browne AO, Tanaka S, Morrey BF. Three-dimensional kinematics of glenohumeral elevation. *J Orthop Res*. 1991;9:143-149.

Basset RW, Browne AO, Morrey BF, An KN. Glenohumeral muscle force and moment mechanics in a position of shoulder instability. *J Biomech.* 1990;23:405-412.

Gerdle B, Elert J, Henriksson-Larsen K. Muscular fatigue during repeated isokinetic shoulder forward flexions in young females. *Eur J Appl Physiol.* 1988;57:415-419.

Hagberg M. Workload and fatigue in repetitive arm elevations. *Ergonomics.* 1981;24:543-555.

Hagberg M. Electromyographic signs of shoulder muscular fatigue in two elevated arm positions. *Am J Phys Med Rehabil*. 1981;60:111-121.

Herberts P, Kadefors R, Broman H. Arm positioning in manual tasks—an electromyographic study of localized muscle fatigue. *Ergonomics*. 1980;23:655-665.

Kauer JMG. Functional anatomy of the wrist. *Clin Orthop*. 1980;149:9-20.

Provins KA, Salter N. Maximum torque exerted about the elbow joint. *J Appl Physiol*. 1955;7:393-398.

Ryu J, Cooney WP, Askew LJ, An KN, Chao EYS. Functional ranges of motion of the wrist joint. *J Hand Surg Am*. 1991;16:409-419.

Shiffman LM. Effects of aging on adult hand function. *Am J Occup Ther*. 1992;46:785-791.

Stroyan M, Wilk KE. The functional anatomy of the elbow complex. *J Orthop Sports Phys Ther*. 1993;17:279-288.

Tarbert JA, Wolin PM. Rotator cuff. *Phys and Sports Med J*. 1997;25:54-74.

Wadsworth CT. Clinical anatomy and mechanics of the wrist and hand. *J Orthop Sports Phys Ther*. 1983;4:206-216.

제 5 장

빗자루로 바닥 쓸기
Sweeping With a Broom

소개와 준비 Introduction and Set-Up

바닥을 쓸어내는 빗자루는 여러 가지 형태가 있다. 예를 들면, 나무 손잡이로 되어있고 밀면서 쓸어내는 빗자루, 나무 손잡이로 되어 있고 가장 일반적인 형태의 빗자루, 손잡이가 짧은 형태의 빗자루, 손잡이가 길고 쓰레받기가 부착된 빗자루(몸을 구부리지 않고 먼지나 찌꺼기를 쓰레받기에 담을 수 있는 형태), 그리고 짧은 나무 손잡이로 되어있는 총채(먼지 털이)의 형태도 있다. 여기에서의 분석은 나무 손잡이로 되어있고 가장 일반적인 형태의 빗자루를 이용할 때, 상지의 움직임을 분석하는 것이다. 나무 손잡이는 길이가 $52\frac{1}{2}$인치이고, 두께직경이 $2\frac{3}{4}$인치이고, 가장 끝부분(바닥을 쓸기 위한 부분)에는 두꺼운 솔이 부착되어 있다. 빗자루로 바닥을 쓸어내는 움직임은 다음과 같은 5가지 부분으로 구분할 수 있다: 1) 빗자루로 팔을 내뻗기; 2) 빗자루 잡기; 3) 바닥을 쓸기 위한 자세로 빗자루를 가져오기; 4) 바닥을 쓸기 위해 먼지나 찌꺼기 쪽으로 빗자루를 내뻗기; 그리고 마지막으로 5) 바닥 쓸기

빗자루로 팔을 내뻗기 Reaching for the Broom

분석은 빗자루를 마주본 해부학적 자세로 선 상태에서 시작한다. 빗자루를 잡기 위해서 오른쪽 상지를 앞으로 뻗는다(그림 5-1). 상완관절(glenohumeral joint)을 전방으로 25° 굴곡함으로써 어깨뼈(견갑골)는 외전과 상방회전을 한다. 주관절은 10° 굴곡하고 전완은 45° 회내시킨다. 견갑골의 움직임은 전거

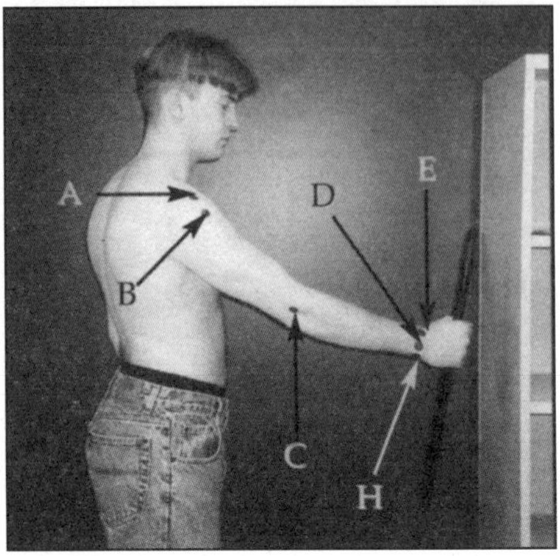

그림 5-1. 빗자루로 팔을 내뻗기: 대상자는 빗자루를 잡는다. 검은 점이 가리키는 것은: A=견봉, B=상완골의 큰결절, C=상완골의 외측상과, D=척골두(등쪽), E=요골 경상돌기(등쪽), H=척골 경상돌기(척골 쪽).

근의 구심성 수축(concentric contraction)을 통하여 수행된다. 삼각근의 전부 섬유와 오훼완근은 어깨관절의 전방굴곡을 함으로써 수행된다.[1-3] 주관절의 움직임은 상완근의 구심성 수축(concentric contraction)을 통하여 수행된다.[4-5] 원회내근과 방형회내근은 회내 상태에서 전완을 수축시킴으로서 작동된다.[6]

빗자루 잡기 Grasping the Broom

오른쪽 손목과 손복합체는 빗자루를 잡음으로서 수행된다(그림 5-2). 오른쪽 손목관절은 요골쪽으로 굴곡과 신전 사이의 중간 정도 자세를 유지한 상태에서 5~10° 정도 편위되어 있다.[7]

첫 번째 수근중수는 75° 굴곡되고, 지절간관절이 55° 굴곡된 상태에서 85° 굴곡되고, 40° 외전된다. 빗자루 손잡이에서의 자세를 보면, 엄지손가락(무지)은 빗자루 손잡이를 기준으로 5° 내전되어 있다. 두 번째 수근중수관절은 80°; 원위지절간관절은 90°; 근위지절관절은 60° 굴곡된다. 세 번째 수근중수관절은 95°; 원위지절간관절은 100°; 근위지절관절은 60° 굴곡된다. 네 번째 수근중수관절은 95°; 원위지절간관절은 100°; 근위지절관은 60° 굴곡된다. 다섯 번째 수근중수관절은 100°; 원위지절간관절은 85°; 근위지절관은 50° 굴곡된다.[8-9]

요골측 수근굴근과 장요측 수근신근과 단요측 수근신근들은 빗자루를 잡은 상태에서 손목을 움직임으로써 수행된다.[10] 소지근의 움직임은 자연스럽게 수

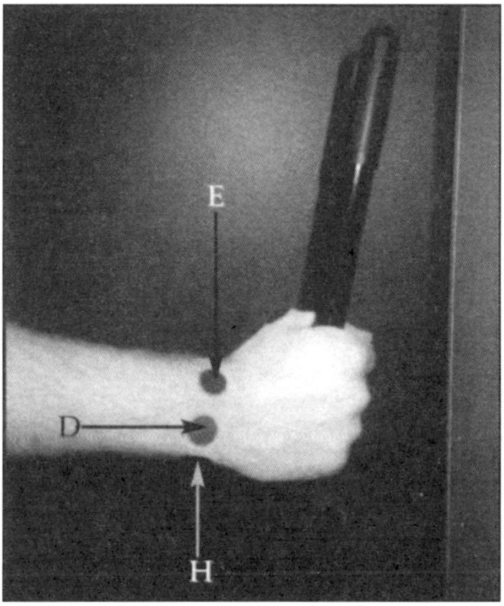

그림 5-2. 빗자루 잡기: 원통형의 강한 잡기의 근접 촬영 사진: 검은 점이 가리키는 것은: D=척골 머리(등쪽), E=요골 경상돌기(등쪽), H=척골 경상돌기(척골 쪽).

축되며 다음과 같이 수행된다. 장무지굴근과 단무지굴근, 장무지외전근과 단무지외전근은 첫 번째 소지에 위치하게 된다. 이것은 무지외전근의 수축에 의해 수행되는 것이다. 충양근과 골간근과 협력하여, 천지굴근과 심지굴근이, 다섯 번째 소지를 통하여 두 번째 굴곡 구성요소로서 조절된다.[11-12]

바닥을 쓸기 위한 자세로 빗자루를 가져오기
Bringing the Broom Into Position for Sweeping

빗자루를 잡을 때 표적은 바닥 쓸기를 위한 자세로 빗자루를 위치하게 한다. 이 단계에서는 두 개의 작은 단계로 구분된다. 작은 단계 A는 몸의 앞쪽으로 빗자루를 잡아당기는 것이고, 작은 단계 B는 빗자루의 맞은편 상지로 손잡이를 잡는 동작이다.

구분동작 A : 몸의 앞쪽으로 상지를 이용하여 빗자루를 잡아당기기
(Subphase A: Drawing the broom in toward the body – right upper extremity)

상지를 이용하여 몸의 앞쪽으로 빗자루를 잡아당기는(그림 5-3), 작은 단계 A는 1단계의 굴곡자세로부터 상완관절(glenohumeral joint)을 25° 신전시킨

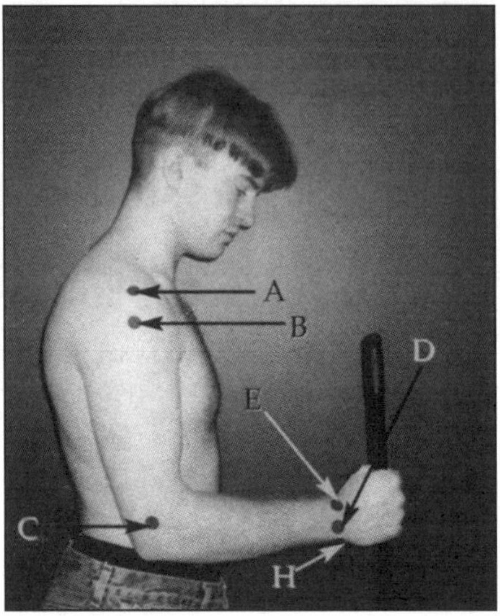

그림 5-3. 몸의 앞쪽으로 빗자루 잡아당기기: 오른쪽 상지로 빗자루를 잡고 몸의 앞에 가까워지게 움직인다. 검은 점이 가리키는 것은: A=견봉, B=상완골의 큰결절, C=상완골의 외측상과, D=척골두(등쪽), E=요골 경상돌기(등쪽), H=척골 경상돌기(척골쪽).

상태에서 견갑골을 내전하면서 시작한다(이것은 시작 자세에서 팔을 뒤로 가져가는 자세이다). 이와 더불어 상완관절(glenohumeral joint)은 29° 내회전된다. 주관절은 79°에서 89°가 될 때까지 이 단계의 끝에서 계속 굴곡된다. 전완은 같은 자세로 유지한다.

1. 소지는 빗자루 손잡이를 잡은 상태를 유지한다.

대능형근과 소능형근은 견갑골을 내전시키기 위해 수축하면서 작동한다. 후 삼각근과 광배근은 상완관절을 신전시키기 위해 수축하면서 작동한다. 내측 회전은 광배근, 대원근, 견갑하근의 수축성 활동에 의하여 수행된다.[13-16] 주관절 굴곡은 요골근의 구심성 수축(concentric contraction)에 의해 수행된다. 전완과 손의 근육들은 손목관절과 이전 단계의 소지 자세를 유지하면서 등척성 기능을 하게 된다.

구분동작 B: 빗자루의 맞은 편 상지로 손잡이를 잡기
(Subphase B: Grasping of the broom handle – opposite extremity)

맞은 편의 상지(이 분석에서는 왼쪽)로 바닥 쓸기를 시작하기 위해 빗자루 손잡이로 손을 뻗친다(그림 5-4). 해부학적 자세에서 시작하고, 이전 단계에서 보여진 것처럼 오른쪽의 움직임과 비슷하게 하면서 왼쪽 어깨관절은 25° 굴곡하고 내측회전 29° 굴곡한다.

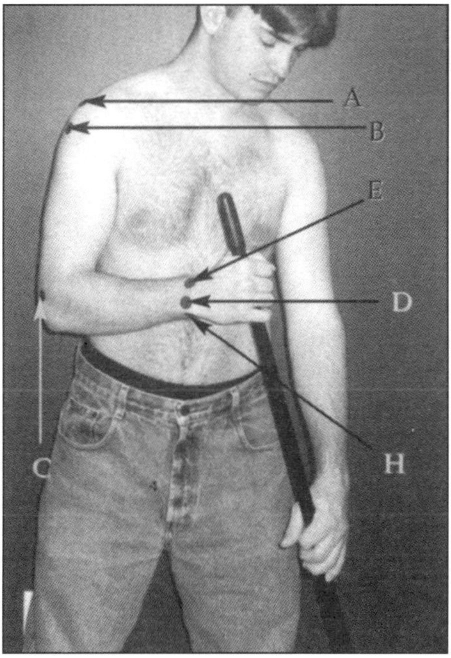

그림 5-4. 빗자루의 맞은 편 상지로 손잡이를 잡기: 왼손은 쓸기 시작하기 위한 자세를 잡는다. 검은 점이 가리키는 것은: A=견봉, B=상완골의 큰 결절, C=상완골의 외측상과, D=척골두(등쪽), E=요골 경상돌기(등쪽), H=척골 경상돌기(척골 쪽).

주관절은 10° 굴곡하고 전완은 45° 굴곡한다. 손목관절은 굴곡과 신전 사이의 중간 정도 자세를 유지한 상태에서 17° 정도 요골쪽으로 편위되어 있다. 손의 소지는 앞에서 언급한 바와 같이 오른쪽 소지의 움직임 패턴과 비슷하게 나타난다.

이 작은 단계에서의 근육 움직임은 오른쪽 상지의 움직임과 비슷하다. 주된 차이는 왼쪽 어깨관절의 굴곡과 내측 회전의 구성요소이다. 이 움직임은 대흉근과 견갑하근의 구심성 수축(concentric contraction)에 의해 수행된다.[15] 대흉근이 어깨관절을 전방굴곡시키는 구성요소로서 잡아당기는 역할을 한다. 왼쪽 상지의 삼각근 전부 섬유와 오훼완근의 움직임은 덜 작용한다.

바닥을 쓸기 위해 빗자루를 내뻗기 Reaching to Sweep

이전 단계에서와 마찬가지로 이 단계에서도 두 개의 작은 단계로 구분된다. 작은 단계 A는 실제로 바닥을 쓸기 위한 준비로 왼쪽 상지를 내뻗는 것이고, 작은 단계 B는 왼쪽에서 오른쪽으로 바닥을 쓰는 동작이다.

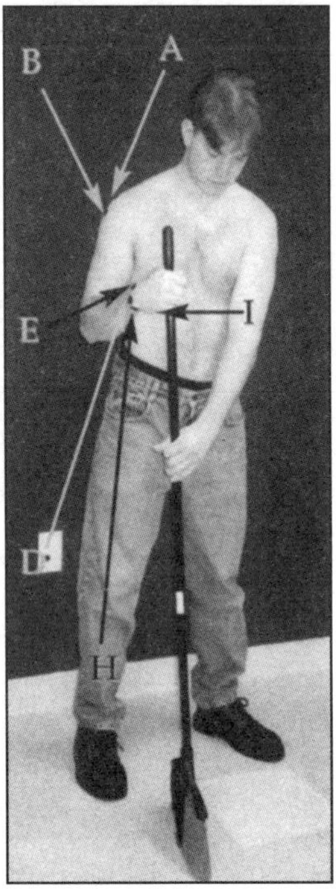

그림 5-5. 왼쪽에서 오른쪽으로 바닥 쓸기. 왼쪽 팔꿉관절이 굽혀있는 동안 왼쪽 어깨관절은 수평으로 내전한다. 검은 점이 가리키는 것은: A=견봉, B=상완골의 큰결절, C=상완골의 외측상과, D=척골두(등쪽), E=요골 경상돌기(등쪽), G=요골 경상돌기(등쪽), H=척골 경상돌기(척골 쪽), I=다섯 번째 손허리손가락관절선(자뼈 측면).

구분동작 A: 바닥을 쓸기 위해 상지 내뻗기
(Subphase A: Reaching with thd left upper extremity)

왼쪽 어깨관절을 5° 외전한다(그림 5-5). 주관절은 빗자루를 잡을 때와 같은 자세를 유지한다. 손목관절은 마지막 단계에서 요골 측으로 편위된 채로 유지된다. 소지는 빗자루 손잡이를 잡은 상태로 유지된다.

삼각근의 중부섬유와 극상근은 어깨관절 외전을 위해 수축하면서 작동된다.[17] 삼완삼두근과 주근 그리고 상완이두근은 팔꿉관절의 자세를 유지하기 위해 협력하면서 작동된다.[18-19] 요측수근신근과 단요측수근신근, 장요측수근신근은 손목의 자세를 유지하기 위해 협력하면서 작동된다. 소지근의 움직임은 마지막 단계에서와 같이 작동된다.

구분동작 B: 왼쪽에서 오른 쪽으로 바닥 쓸기
(Subphase B: Sweeping from the left of side to the right side)

왼쪽 어깨관절은 수평으로 20°에서 25°까지 내전, 견갑골은 17° 정도 외전

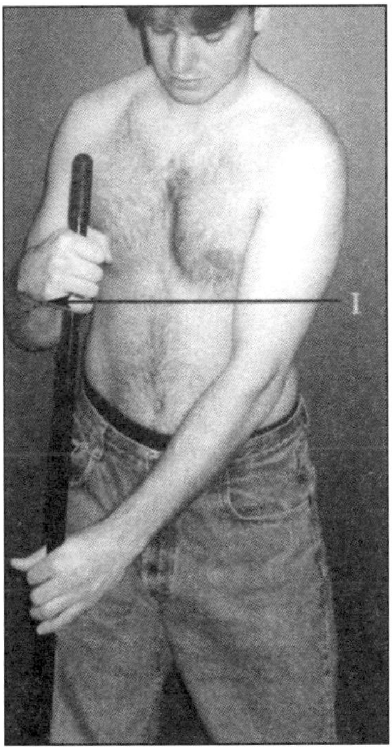

그림 5-6. 오른쪽 팔의 바닥 쓸기. 팔꿉관절이 굽혀지고 손목이 자쪽으로 치우쳐 있는 동안 어깨관절은 모으고 안쪽으로 회전한다. 검은 점이 가리키는 것은: I=다섯 번째 손허리손가락 관절선(자뼈 측면).

된다(그림 5-6). 주관절은 이 구분동작의 마지막에서 주관절 35° 굴곡을 유지하기 위해 25° 정도 굴곡된다. 또한 전완은 약 5° 정도 회외된다. 손목관절은 요골측으로 5° 정도 편위되며, 지절간관절은 빗자루 손잡이를 잡은 상태로 유지된다. 대흉근과 소흉근은 어깨관절을 수평 내전시키기 위해 수축하게 된다. 상완이두근과 상완근은 주관절 굴곡시 수축한다. 또한, 상완이두근은 손목을 굴곡시키기위해 수축한다. 요골수지굴근과 장/단수지신전근은 손목관절의 요골 편위를 위해 수축하게 되며, 지절간관절의 근육들은 빗자루 손잡이를 잡기 위해 지속적으로 등척성 수축된다.[12,21]

바닥쓸기 Sweeping

이러한 활동의 바닥쓸기 동작에서는 동작이 반복된다. 물체를 쓸기 위해 왼쪽에서 오른쪽으로 진행시킨다. 다음으로 쓸기동작을 위한 준비자세로 되돌아간다. 이전의 두 가지 동작에서는 왼쪽 쓸기의 구분동작 A와 오른쪽 팔로 쓸기의 구분동작 B로 구분된다.

구분동작 A: 왼쪽 팔로 쓸기
(Subphase A: The sweep of the left arm)

견갑골이 내전되고 하방회전하는 동안에 왼쪽어깨는 수평으로 110° 외전된다. 전완은 45° 회내되고, 손목관절은 척골 쪽 중립위치로 편위된다. 지절간관절은 빗자루 손잡이를 쥐고 있게 된다. 삼각근의 후부섬유는 어깨관절의 수평 외전방향으로 수축한다. 상완근, 상완이두근, 상완요골근은 팔꿉관절을 굴곡하기 위해 수축한다. 원회내근, 회내방형근이 수축하여 전완이 회내된다.

요골수근굴근과 장/단요골수근신근들은 손목관절을 이전의 요골 측 편위된 자세로부터 중립위로 되돌아가기 위해 수축된다. 지절간관절의 근육들은 빗자루를 잡기 위해 등척성으로 수축하게 된다.

구분동작 B: 오른쪽 팔로 쓸기
(Subphase B: The sweep of the right arm)

오른쪽 어깨는 견갑골이 내전되고 하방회전하는 동안에 60° 내전하면서 어깨관절은 30° 내회전된다. 팔꿉관절은 120° 굴곡되며, 손목은 척골 쪽으로 편위된다. 지절간관절은 쥔 상태로 유지된다(그림 5-6 참조).

대흉근과 소흉근, 광배근, 대원근은 어깨관절에서 동작을 하기 위해 수축된다. 요골수근굴근과 장/단요골수근신근의 원심성 수축은 손목을 척골쪽으로 수축시킨다.[10] 지절간관절의 근육은 등장성 수축활동을 한다. 바닥을 쓸고 일을 수행하기 위해 나머지 두 가지 동작들을 교대로 진행한다. 예를 들면, 물체로 인해 자세를 바꾸게 되고 바닥표면을 따라 바닥을 쓸 때 오른쪽에서 왼쪽으로 진행시킬 수 있다. 이러한 경우 이 동작과 근육활동은 뒤바뀔 수 있다. 왼쪽 상지에서 주의해야 할 활동은 오른쪽 상지의 활동이다.

요약 Summary

바닥쓸기를 위한 해부학적 표시
(Key anatomical landmarks for sweeping analysis)

어깨관절의	상완골의 큰결절
복합체:	견봉돌기(등쪽)

팔꿈치와 아래팔의 복합체:	상완골의 외측상과 요골의 경상돌기(등쪽) 요골의 경상돌기(요골 쪽) 척골두(등쪽) 척골 경상돌기(척골 쪽)
손목과 손의 복합체:	첫 번째 중수지절간관절의 바닥(요골과 손바닥 쪽) 두 번째 중수지절간관절의 바닥(등쪽) 다섯 번째 중수지절간관절의 바닥(등쪽) 첫 번째 중수지절간관절선(손바닥 쪽) 두 번째 중수지절간관절선(요골 쪽) 다섯 번째 중수지절간관절선(척골 쪽) 첫 번째 지절간관절선(손바닥 쪽) 두 번째 지절간관절선(요골 쪽) 다섯 번째 지절간관절선(척골 쪽) 두 번째 원위지절간관절선(요골 쪽) 다섯 번째 원위지절간관절선(척골 쪽)

바닥쓸기를 위한 중요한 동작
(Major phases for sweeping analysis)

***시작 자세** (Starting position)*

- 물체의 위치
- 빗자루의 종류

***빗자루로 팔 뻗기** (Reaching for the broom)*

***빗자루 쥐기** (Grasping the broom)*

바닥을 쓸기 위한 자세로 빗자루를 가져오기
(Bringing the broom into position for sweeping)

- 빗자루를 몸 앞으로 끌어내기 — 오른쪽 상지
- 빗자루 손잡이 잡기 — 반대쪽 상지

바닥을 쓸기 위해 빗자루를 내뻗기 (Reaching to sweep)

- 왼쪽 상지 뻗치기
- 왼쪽에서 오른 쪽으로 바닥쓸기

바닥 쓸기 (Sweeping)

- 왼쪽 팔의 바닥쓸기
- 오른쪽 팔의 바닥쓸기

상지관절동작과 근육활동: 빗자루로 바닥쓸기
(Upper extremity joint motions and muscular activity: sweeping with a broom)

소개와 준비 (Introduction and set-up)

- 물체는 빗자루 앞에 해부학적 자세로 위치해 있다.

빗자루를 잡기 위해 팔 뻗치기 (Reaching for the broom)

- 어깨관절과 팔꿉관절의 굴곡
- 요척관절의 회내
- 모든 근육의 수축활동

빗자루 쥐기 (Grasping the broom)

- 주관절의 요측 편위
- 지절간관절의 굴곡
- 모든 근육의 수축활동

바닥을 쓸기 위한 자세로 빗자루를 가져오기
(Bringing the broom into position for sweeping)

빗자루를 몸쪽으로 끌어 당기기 — 오른쪽 상지

- 어깨관절의 신전과 내회전
- 팔꿉관절의 굴곡

- 어깨관절과 팔꿉관절 근육의 모든 수축활동
- 모든 다른 관절은 등척성 수축을 통해서 관절들의 자세를 유지시킨다.

바닥 쓸기를 위한 자세로 빗자루 가져오기
(Bringing the broom into position for sweeping)

빗자루 손잡이 잡기 — 반대쪽 상지

- 어깨관절과 팔꿉관절의 굴곡
- 요척관절의 회내
- 주관절의 요측 편위
- 모든 근육의 수축성 활동
- 지절간관절은 등척성 수축을 통해서 관절들의 자세를 유지 시킨다.

빗자루를 잡기 위해 팔 뻗치기 — 왼쪽상지로 뻗기
(Reaching to sweep — Reach with the left upper extremity)

- 근육의 수축을 통한 어깨관절의 외전
- 모든 다른 관절은 등척성 수축을 통해서 관절들의 자세를 유지시킨다.

빗자루를 잡기 위해 팔 뻗치기 — 왼쪽에서 오른쪽으로 쓸기
(Reaching to sweep — sweeping from the left side to the right side)

- 어깨관절의 수평위 내전
- 주관절 굴곡, 요척관절 회외 그리고 주관절의 요측 편위
- 모든 근육의 수축성 활동
- 지절간관절은 등척성 수축을 통해서 관절들의 자세를 유지시킨다.

바닥 쓸기 — 왼손으로 쓸기 (Sweeping — The sweep of the left arm)

- 어깨관절의 수평위 외전
- 주관절 굴곡, 요척관절 회외 그리고 주관절의 척골측 편위
- 주요한 근육의 수축성 활동
- 지절간관절은 등척성 수축을 통해서 관절들의 자세를 유지시킨다.

바닥 쓸기 – 오른손으로 쓸기 (Sweeping – The sweep of the right arm)

- 어깨관절의 내전, 내회전
- 주관절 굴곡과 손목관절의 척골측 편위
- 주요한 근육의 수축성 활동
- 지절간관절은 등척성 수축을 통해서 관절들의 자세를 유지시킨다.

질문에 대한 토론과 임상적용
Clinical Application and Discussion Questions

이 동작은 손잡이가 나무로 된 표준형 빗자루의 사용을 토대로 하였다. 이 장(chapter)의 초기에 사용되었던 빗자루를 예를 들면 동작들은 변할 수 있을 것이다. 이 활동에서의 다른 변화는 바닥을 좀 더 쓸고, 더 많은 근육의 활동성을 요구하는 바닥을 쓰는 형태이다.

빗자루를 사용할 때, 상지의 활동이 얼마나 다른지? 혹은 먼지 털이 형태의 빗자루를 사용할 때 근육에서는 어떤 움직임이 나타나는지? 에 대하여 근육의 활동에 관해 토론하라.

갈고리를 이용하여 낙엽을 모으거나 다른 떨어진 먼지를 치울 때와 얼마나 다른지를 비교해 보아라. 손의 잡는 모양이 같은가? 움직이는 동작이 같은가? 갈고리를 움직이기 위해 필요한 힘의 정도는 비슷한가? 갈고리의 형태가 근육의 활동성의 차이를 가지고 오는가? 정원의 괭이를 이용하였을 때 움직임을 분석에 변화가 얼마나 있는가? 비교할 만한 상지의 움직임과 근육의 활동을 이용하는 다른 활동들은 무엇인가?

정상적인 이러한 활동을 수행하는데 있어 연관되는 손상이나 의학적 조건들의 리스트를 만들어라. 이러한 분석적인 부분의 주동근을 대체하는 근육들의 리스트와 부록편의 A에 있는 1장(chapter)의 리스트를 비교하라.

참고문헌

1. Browne AO, An KN, Tanaka S, Morrey BF. Glenohumeral elevation studied in three dimensions. *J Bone Joint Surg Br*. 1990;72:843-845.
2. Culham E, Peat M. Functional anatomy of the shoulder complex. *J Orthop Sports Phys Ther*. 1993;18:342-350.

3. Dvir Z, Berme N. The shoulder complex in elevation of the arm: a mechanism approach. *J Biomech.* 1978;11:219-225.
4. Basmajian JV, Latif A. Integrated actions and functions of the chief flexors of the elbow: a detailed electromyographic analysis. *J Bone Joint Surg Am.* 1957;39:1106-1118.
5. Ober AG. An electromyographic analysis of elbow flexors during submaximal concentric contractions. *Res Q Exerc Sport.* 1988;59:139-143.
6. Ray RD, Johnson RJ, Jameson RM. Rotation of the forearm: an experimental study of pronation and supination. *J Bone Joint Surg Am.* 1951;33:993-996.
7. Brumfield RH, Champoux JA. A biomechanical study of normal functional wrist motion. *Clin Orthop.* 1979;187:23-25.
8. An KN, Chao EY, Cooney WP, Linscheid RL. Normative model of human hand for biomechanical analysis. *J Biomech.* 1979;12:775-788.
9. Buchholz B, Armstrong TJ. A kinematic model of the human hand to evaluate its prehensile abilities. *J Biomech.* 1992;25:149-162.
10. Youm Y, McMurty RY, Flatt AE, Gillespie TE. Kinematics of the wrist. I. An experimental study of radial-ulnar deviation and flexion-extension. *J Bone Joint Surg Am.* 1978;60:423-432.
11. Jones LA. The assessment of hand function: a critical review of techniques. *J Hand Surg Am.* 1989;14:221-228.
12. Long C, Conrad PW, Hall EA, Furler SL. Intrinsic-extrinsic muscle control of the hand in power grip and precision handling: an electromyographic study. *J Bone Joint Surg Br.* 1970;52:853-867.
13. Broome HL, Basmajian JV. The function of the teres major muscle: an electromyographic study. *Anat Rec.* 1970;170:309-310.
14. Kronberg M, Nemeth G, Brostrom L. Muscle activity and coordination in the normal shoulder. *Clin Orthop.* 1990;257:76-85.
15. Nemeth G, Kronberg M, Brostrom L. Electromyogram (EMG) recordings from the subscapularis muscle: description of a technique. *J Orthop Res.* 1990;8:151-153.
16. Walmsley RP, Szybbo C. A comparative study of the torque generated by the shoulder internal and external rotator muscles in different positions and at varying speeds. *J Orthop Sports Phys Ther.* 1987;9:217-222.
17. Howell SM, Imoberseg AM, Seger DH, Marone PJ. Clarification of the role of the supraspinatus muscle in shoulder function. *J Bone Joint Surg Am.* 1985;68:398-404.
18. An KN, Hui FC, Morrey BF, Linscheid RL, Chao EY. Muscles across the elbow joint: a biomechanical analysis. *J Biomech.* 1981;14:659-669.
19. Basmajian JV, Griffin WR. Function of anconeus muscle: an electromyographic study. *J Bone Joint Surg Am.* 1972;54:1712-1714.
20. Howell SM, Galinat BJ, Renzi AJ. Normal and abnormal mechanics of the glenohumeral joint in the horizontal plane. *J Bone Joint Surg Am.* 1988;70:227-232.

21. Chao EY, Opgrande JD, Axmear FE. Three-dimensional force analysis of finger joints in selected isometric hand functions. *J Biomech*. 1976;9:387-396.

추천도서

Atkeson CG. Learning arm kinematics and dynamics. *Annu Rev Neurosci*. 1989;12:157-183.

Ayoub MM, LoPresti P. The determination of an optimum size cylindrical handle by use of electromyography. *Ergonomics*. 1971;4:503-518.

Bechtol C. Biomechanics of the shoulder. *Clin Orthop*. 1980;146:37-41.

Engen TJ, Spencer WA. Method of kinematic study of normal upper extremity movements. *Arch Phys Med Rehabil*. 1968;49:9-11.

Gerdle B, Elert J, Henriksson-Larsen K. Muscular fatigue during repeated isokinetic shoulder forward flexions in young females. *Eur J Appl Physiol*. 1988;57:415-419.

Hagberg M. Electromyographic signs of shoulder muscular fatigue in two elevated arm positions. *Am J Phys Med Rehabil*. 1981;60:111-121.

Hagberg M. Workload and fatigue in repetitive arm elevations. *Ergonomics*. 1981;24:543-555.

Herberts P, Kadefors R, Broman H. Arm positioning in manual tasks— electromyographic study of localized muscle fatigue. *Ergonomics*. 1980;23:655-665.

Hsia PT, Drury CG. A simple method of evaluating handle design. *Appl Ergonomics*. 1986;17:209-213.

Ishizuki M. Functional anatomy of the elbow joint and three-dimensional quantitative analysis of the elbow joint. *Journal of the Japanese Orthopedic Association*. 1979;53:986-989.

Kauer JMG. Functional anatomy of the wrist. *Clin Orthop*. 1980;149:9-20.

Landsmeer JMF. Power grip and precision handling. *Ann Rheum Dis*. 1962;21:164-170.

Morrey BF, Askew LJ, An KN, Chao EY. A biomechanical study of normal and functional elbow motion. *J Bone Joint Surg Am*. 1981;63:872-877.

Peat M. Functional anatomy of the shoulder complex. *Phys Ther*. 1986;66:1855-1865.

Perry T. Normal upper extremity kinesiology. *Phys Ther*. 1978;58:165-178.

Saha AK. Dynamic stability of the glenohumeral joint. *Acta Orthop Scand*. 1971;42:491-505.

Stern EB. Wrist extensor orthoses: dexterity and grip strength across four styles. *Am J Occup Ther*. 1991;45:42-48.

Stroyan M, Wilk KE. The functional anatomy of the elbow complex. *J Orthop Sports Phys Ther*. 1993;17:279-288.

Taylor CL, Schwarz RJ. The anatomy and mechanics of the human hand.

Artificial Limbs. 1955;2:22-34.

Volz RG, Lieb M, Benjamin J. Biomechanics of the wrist. *Clin Orthop*. 1980;149:112-117.

Wadsworth CT. Clinical anatomy and mechanics of the wrist and hand. *J Orthop Sports Phys Ther*. 1983;4:206-216.

제 6 장

발목 양말 신기
Donning an Ankle-Length Sock

소개와 준비 Introduction and Set-Up

양말 신는 방법에는 여러 가지가 있다. 어떤 사람은 앉아서 손을 발로 뻗는다; 어떤 사람은 앉아서 발을 손으로 당기기도 한다; 그리고 어떤 사람은 선 채로 발을 침대나 의자에 올려 놓고 신기도 한다. 어떤 경우든지 팔의 움직임이 중요 주안점이 된다. 양말이 신긴 정도나 양말의 재질, 그리고 조직에 따라 움직임에 변화가 있다.

이 실험에서 피험자는 엉덩이와 무릎을 90° 굽히고 등이 똑바른 의자에 앉아서, 발목은 중립으로 둔 채 발바닥을 땅에 댄다. 어깨관절은 5° 굽히고 45° 안쪽으로 돌린다, 팔꿉관절은 75° 굽히고, 전완부는 10° 내전, 왼손목은 중립, 오른손목은 5° 굽히고 손가락은 최소 굽힘 상태로 편하게 둔다. 양손은 모두 무릎 위에 올린다. 검지로 양말 위로 걸치고 엄지와 검지 사이에 양말을 끼운다(그림 6-1).

피험자는 주로 팔을 이용해서 양말을 오른쪽 발로 가져간다. 양말을 다 신고 나서는 다시 원래 상태로 되돌아간다. 이 복잡한 동작의 이해를 돕기 위해 4가지 하부항목으로 나뉜다: 1) 양말 잡기: 2) 발가락으로 갖다 대기: 3) 양말 신기: 4) 제자리 돌아오기.

양말 잡기 Grasping the Sock

첫 번째 단계는 시작자세에서 양손으로 양말을 잡는 것이다(그림 6-2). 양

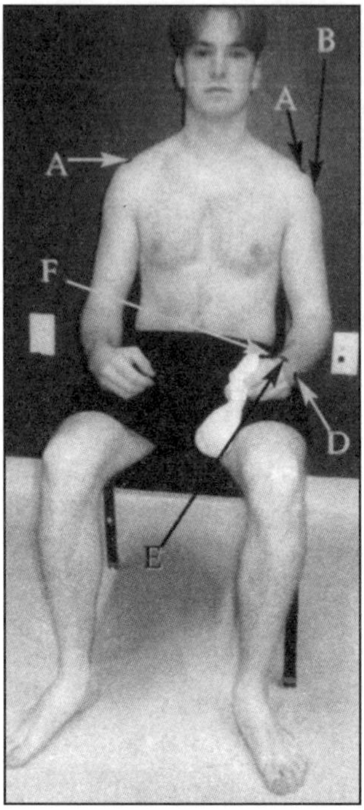

그림 6-1. 시작자세: 피험자는 양말을 왼손으로 잡고 앉는다. 검은 점이 가리키는 것은: A=어깨뼈봉우리; B=위팔뼈의 큰결절; D=자갈래(후방); E=노뼈붓돌기(후방); F=노뼈붓돌기(노쪽).

손을 서로 가까이 하게 양 어깨관절을 동시에 수평으로 내전시킨다(측정하기 어려울 정도로 작게). 팔꿈치는 그대로 있는다.[1] 오른팔뚝은 가만히 두고 왼팔뚝을 5° 내전시킨다. 왼손목을 15°, 오른 손목을 5° 꺾는다. 먼저 왼엄지를 10° 외전시키고 그 다음 15° 내전시켜 검지의 끝마디뼈의 바깥쪽과 마주보게 한다. 손허리손가락관절은 중립으로 하고, 손가락뼈사이관절은 35° 굽힌다. 두 번째 손허리손가락관절은 15° 신장시키고, 근위손가락뼈사이관절은 55°, 원위손가락뼈사이관절은 35° 구부린다. 오른손은 왼손이 엄지를 외전시킨 것만 빼고 똑같이 한다.[2] 오른엄지는 바로 내전시키는 동작을 한다. 다른 각도는 모두 왼손과 같게 한다. 다른 손가락(넷 째와 다섯 째)은 남은 모든 단계에서 이완시켜 둔다. 이제 피험자는 양말을 양손에 쥐고 있다.

이렇게 두 손가락으로 쥔 자세에서 세 손가락으로 쥐도록 바꾼다. 양엄지를 검지의 끝마디뼈에서 두 번째, 세 번째 마디뼈로 옮겨가도록 5° 외전시킨다. 중지의 손가락손허리관절은 중립으로 두고, 근위손가락뼈사이관절은 85° 구부리고 원위손가락뼈사이관절은 35° 구부린다.[3-4] 이렇게 해서 손가락으로 양

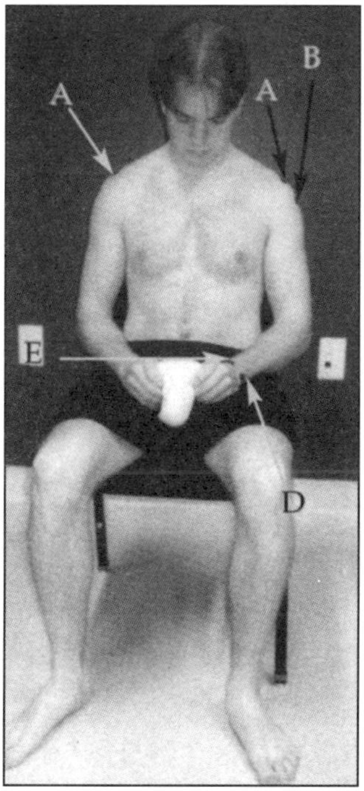

그림 6-2. 양말 잡기: 피험자는 양말을 신을 수 있도록 양손으로 쥔다. 검은 점이 가리키는 것은: A=어깨뼈봉우리; B=위팔뼈의 큰결절; D=자갈래(후방); E=노뼈붓돌기(후방).

말의 발가락 끝부분까지 끌어올린다. 다음 단계에서 발가락을 양말로 덮을 수 있게 한다.

양말을 끌어올리려면 side-to-side 동작을 반복한다. 검지와 중지의 손가락손허리관절을 10° 신장시키면서 손목을 10° 신장시킨다. 그리고 다시 중립으로 구부린다. 손가락손허리관절을 중립으로 하고 근위손가락뼈사이관절을 90°, 원위손가락뼈사이관절을 45° 굽히면서 엄지로 양말의 반대쪽 끝을 끌어당긴다. 동시에 손목은 5° 신장시킨 시작자세로 되돌린다. 이렇게 한번이 끝나면 반대편 팔로 똑같은 행동을 되풀이한다. 이 반복 동작을 손가락 끝에 양말의 발가락 부분이 잡힐 때까지 한다(그림 6-2).

양어깨를 수평으로 내전시키려면 큰가슴근이 동심적으로 작용한다. 위팔근은 편심적으로 작용해 팔꿈치의 자세를 유지시킨다. 왼쪽 원엎침근과 네모엎침근은 왼팔뚝을 내전시킨다. 오른쪽 엎침근들은 팔뚝의 바깥쪽에 무게가 더 실리는 오른손목의 자세때문에 편심적으로 작용해 오른팔뚝의 자세를 유지한다. 이 중력 때문에 생긴 무게감은 팔뚝을 외전시키게 당기는 경향이 있다. 양

쪽의 손목폄근들은 손목을 펴게 만든다.[5-8]

왼쪽 긴엄지벌림근과 짧은엄지벌림근이 엄지 움직임을 시작하고 엄지모음근이 마무리한다. 그리고 긴엄지폄근과 짧은엄지폄근은 손가락손허리관절을 신장시키고 긴엄지폄근은 다시 편심수축해서 반대로 작용해 손가락뼈사이관절을 중력의 영향으로 구부러지게 한다. 이 동작이 끝나면 반대쪽 엄지근이 수축해 엄지를 검지와 마주보게 한다. 손가락폄근은 검지의 손가락손허리관절을 신장시킨다. 깊은손가락굽힘근은 원위와 근위손가락뼈사이관절을 마지막 구부린 자세로 만든다. 오른쪽 손가락 근육들도 똑같은 행동을 한다. 유일한 차이점은 엄지의 벌림근이 수축하지 않는다는 것이다.[9-11]

피험자가 손가락 세 개로 바꾸면서 양손의 긴엄지벌림근과 짧은엄지벌림근이 다시 작용해 이 잡기의 자세를 취한다. 깊은손가락굽힘근은 셋째 손가락을 구부린다. 뒤이어, 엄지모음근이 작용해 다시 엄지와 검지를 맞닿게 한다.[12]

다음으로, 피험자는 위로 모으기 위해 반복동작을 한다. 긴노쪽손목폄근과 짧은노쪽손목폄근 그리고 자쪽손목근은 손목을 신장시킨다. 손가락폄근은 검지와 중지의 손가락손허리관절을 신장시킨다. 그리고 이 근육은 편심수축해서 손가락손허리관절을 중립으로 되돌린다. 깊은손가락굽힘근은 손가락의 원위관절을 굽힌다. 이 동작이 끝날 때, 손목굽힘근은 이 단계의 시작자세로 돌아가게 손목을 구부린다. 이 동작이 끝나면 반대쪽도 똑같은 행동을 한다.

양말을 발가락에 갖다대기

Bringing the Sock to the Toes of the Foot

다음 단계에서는 양말의 발가락 부분을 오른발의 발가락으로 가져간다(그림 6-3). 이번 단계 동안 계속 그립을 유지하고 있는다. 팔의 움직임은 몸통을 앞으로 굽히고 오른쪽으로 비틀면서 시작된다. 손이 무릎 근처에 오면(무릎관절의 바로 앞) 양 어깨를 앞으로 95° 구부린다. 오른어깨를 안쪽으로 45° 굽힌채로 있으면서 왼어깨는 안쪽으로 10~15° 정도 더 굽힌다(그림 6-4). 양 팔꿉관절은 완전히 뻗고 팔뚝은 5~10° 내전시킨다. 오른 손목관절은 5° 굽히고 왼쪽은 중립으로 되돌린다. 그럼 이제 양말은 오른발 발가락 앞에 있을 것이다.

양말을 쥔 그립은 이전 단계에서 말한 손근육의 등척성 수축에 의해 유지된

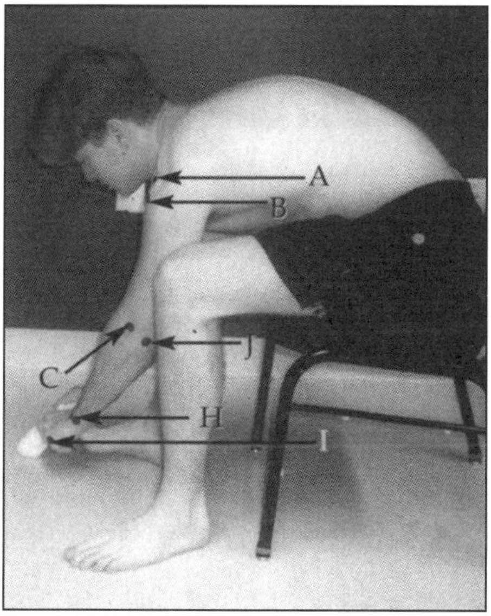

그림 6-3. 오른발가락에 양말 갖다 대기. 검은 점이 가리키는 것은: A=어깨뼈봉우리; B=위팔뼈의 큰결절; C=위팔뼈의 가쪽위관절융기; H=자뼈붓돌기(자쪽); I=다섯 번째 손허리손가락관절(자쪽); 그리고 J=팔꿈치머리돌기.

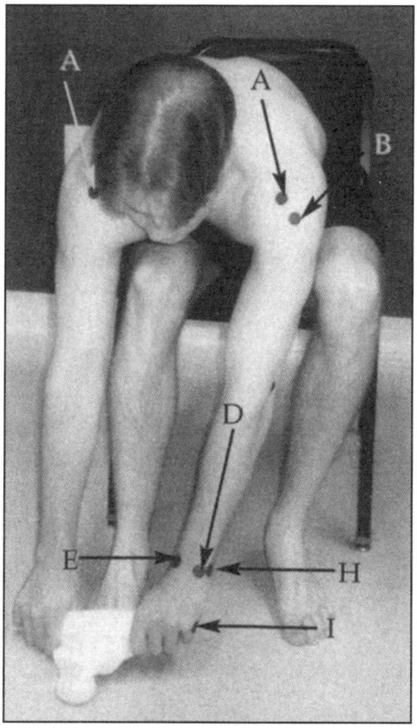

그림 6-4. 오른발가락으로 양말을 당기는 앞모습. 검은 점이 가리키는 것은: A=어깨뼈봉우리; D=자갈래(후방); E=노뼈붓돌기(후방); H=자뼈붓돌기(자쪽); I=다섯 번째 손허리손가락관절(자쪽).

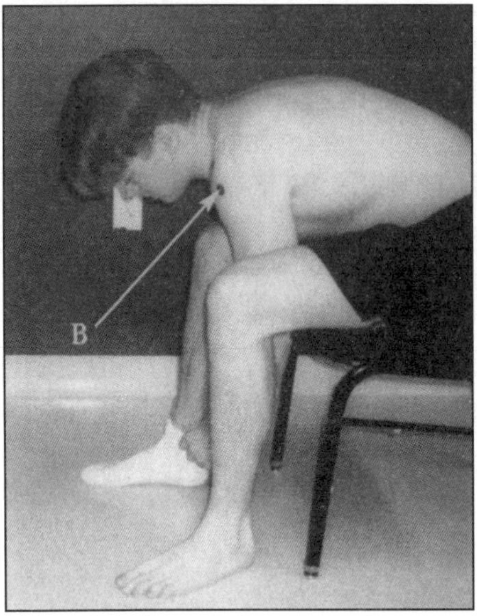

그림 6-5. 오른발 뒤꿈치를 덮고 다리 아래쪽까지 신기. 검은 점이 가리키는 것은; B=위팔뼈의 큰결절

다.[12-13] 팔의 전진 움직임은 몸통으로부터 시작된다. 손이 무릎에 가까워짐에 따라 앞쪽삼각근과 부리위팔근이 등척성 수축을 해서 어깨를 앞으로 굽히게 한다. 왼쪽 어깨밑근은 동심원으로 작용해 왼어깨를 안으로 회전하게 한다.[14-15] 위팔세갈래근과 팔꿈치근은 동심원으로 작용해 팔꿈치를 완전히 뻗게 한다.[16-17] 엎침근(pronator)은 팔뚝을 5~10° 내전시킨다. 오른 손목은 긴/짧은노쪽손목폄근 그리고 자쪽손목굽힘근(척측수근굴근, carpi ulnaris)이 동심성적으로 작용해 뻗게 되고, 왼손목의 신전근이 편심으로 작용해 중립으로 펴게 한다.

발목까지 양말 신기
Placing the Sock Over the Heel and Lower Leg

세 번째 단계는 발가락 끝에 있는 양말을 신어 오른발의 발꿈치뼈를 덮고 다리의 아랫부분까지 오게 하는 내용이다(그림 6-5). 양말의 그립은 양손으로 유지시키며 약간 느슨하게 해서 양말 옷감이 풀어지게 함으로써 양말을 신는다. 동시에 발목관절은 발등 쪽으로 구부려 양말이 발가락을 덮을 수 있게 한다.

손목과 팔뚝의 자세는 고정한다. 주요 움직임은 팔꿈치와 어깨에서 온다. 양말을 위로 끌어당기기 위해 어깨관절을 뻗는다.

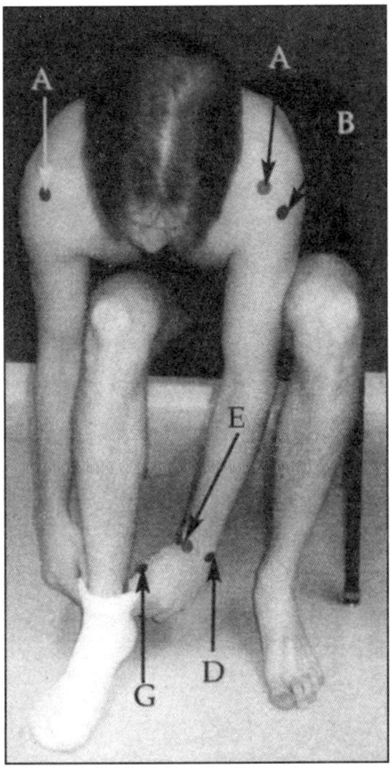

그림 6-6. 오른발 뒤꿈치를 덮고 다리 아래쪽까지 신기. 검은 점이 가리키는 것은; A=어깨뼈봉우리; B=위팔뼈의 큰결절; D=자갈래(후방); E=노뼈붓돌기(후방); G=첫 번째 손허리손가락관절선

동시에, 발목관절은 발바닥쪽으로 구부려 발가락이 땅에 닿게 하고 뒤꿈치를 들어 땅에서 떨어뜨린다(그림 6-6). 양말이 뒤꿈치에 가까이 오면 팔꿈치를 굽히기 시작한다. 이번 단계가 끝날 때, 양말이 다리 아래쪽까지 왔을 때 어깨관절은 90° 구부리고, 팔꿉관절은 15° 구부리고 있는다(그림 6-5).

손가락 근육들은 최소한의 변화로 약간씩 양말을 느슨하게 풀어준다. 그 때, 순간적으로 근육이 동심성 수축에 이어 편심적으로 수축한다. 그리고 등척성 수축으로 돌아간다.

손목과 팔뚝의 근육은 등척성 수축을 유지한다.[18] 후삼각근과 넓은등근은 동심원으로 수축해서 어깨를 신장시킨다. 위팔근은 동심원으로 작용해 팔꿈치를 구부린다.

시작 자세로 돌아오기

Return of the Subject to the Starting Position

마지막 단계는 처음의 곧게 앉은 자세로 돌아오기이다. 양말이 제자리에 오

그림 6-7. 시작자세로 돌아오기: 양말을 풀어준다. 검은 점이 가리키는 것은; A=어깨뼈봉우리; B=위팔뼈의 큰결절; D=자갈래(후방); E=노뼈붓돌기(후방); G=첫 번째 손허리손가락관절선

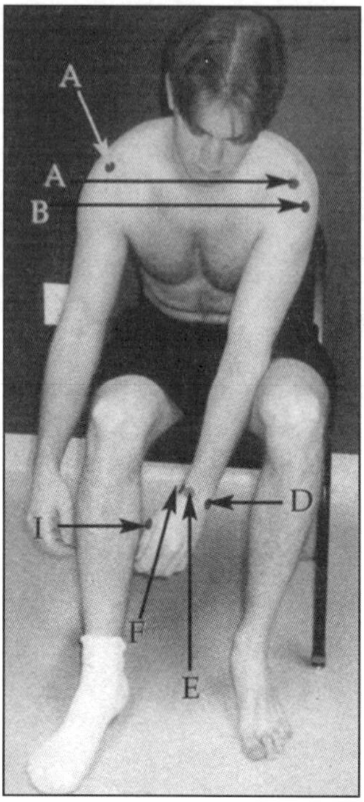

면 둘째와 셋째 손가락의 관절을 신장시키고 엄지의 관절을 외전시키고 신장시킴으로써 양손 모두에서 풀려나도록 한다. 약 2~3°의 움직임으로 충분하다. 팔꿈치와 어깨관절은 앞 단계가 끝날 때의 자세를 유지하고 몸통은 똑바로 일으켜 세운다(그림 6-7). 몸통이 똑바로 될 때까지 펴면서 왼쪽으로 돌린다. 팔꿈치와 어깨관절 및 팔의 모든 관절을 시작자세인 무릎 위로 오게 한다. 이제 왼 양말을 신을 준비가 됐다. 왼팔의 움직임은 오른팔의 것과 유사하다. 주요 차이는 양팔의 사용과 몸통을 왼쪽으로 돌리는 것이다.

양말을 쥔 그립을 풀려면 손가락폄근이 동심원으로 작용해서 둘째와 셋째 손가락의 관절을 신장시킨다. 긴엄지벌림근과 짧은엄지벌림근 그리고 긴엄지폄근과 짧은엄지폄근은 동심원으로 작용해 엄지를 외전시키고 신장시킨다. 몸통을 똑바른 자세로 되돌리면서, 팔꿈치와 어깨관절은 등척성 수축을 유지한다.

똑바로 앉게 되면, 앞어깨삼각근이 편심적으로 작용해서 어깨를 시작자세로 되돌린다. 또, 위팔근은 편심성으로 작용해서 팔꿉관절을 시작자세로 되돌린다.

요약 Summary

발목 양말 신기에서의 해부학적 중요 포인트
(Key anatomical landmarks for shaving analysis)

어깨의	위팔뼈의 큰결절
복합체:	어깨뼈봉우리(후방)
팔꿈치와	위팔뼈의 가쪽위관절융기
아래팔의	노쪽붓돌기(후방)
복합체:	노쪽붓돌기(노쪽)
	자갈래(후방)
	자쪽붓돌기(자쪽)
손목과 손의	첫 번째 손허리손가락의 바닥(노쪽, 손바닥)
복합체:	두 번째 손허리손가락의 바닥(후방)
	다섯 번째 손허리손가락의 바닥(후방)
	다섯 번째 손허리손가락관절선(손바닥)
	두 번째 손허리손가락관절선(노쪽)
	다섯 번째 손허리손가락관절선(자쪽)
	첫 번째 손가락뼈사이관절선(손바닥)
	두 번째 근위손가락뼈사이관절선(노쪽)
	다섯 번째 근위손가락뼈사이관절선(자쪽)
	두 번째 원위손가락뼈사이관절선(노쪽)
	다섯 번째 원위손가락뼈사이관절선(자쪽)

팔의 관절과 근육의 움직임 : 발목 양말 신기
(Upper extremity joint motions and muscular activity: Donning an ankle-Length Sock)

***소개와 준비** (Introduction and set-up)*

- 어깨, 팔꿈치, 손목은 굽힌 상태로 시작
- 노자관절은 내전시키고 왼쪽 손목관절은 중립
- 손가락은 편한 상태로

양말 잡기 (Grasping the sock)

- 어깨를 수평으로 내전시키고 팔꿈치는 그대로 둔다.
- 손목과 엄지에서 셋째 손가락까지의 MCP은 주로 신장시킨다.
- 엄지에서 셋째 손가락까지의 IP관절은 구부린다.
- 모든 근육은 주로 동심원적 수축

양말을 발가락에 갖다대기 (Bringing the sock to the toes of the foot)

- 어깨와 왼쪽 손목관절은 주로 굽힌다.
- 팔꿈치와 오른쪽 손목관절은 신장시킨다.
- 노자 관절의 내전
- 주로 근육은 동심원적 수축
- 손가락은 등척성 수축으로 자세를 유지한다.

발목까지 양말 신기 (Placing the sock over the heel and lower leg)

- 주로 동심원적 수축으로 어깨와 팔꿈치는 신장시킨다.
- 다른 모든 근육은 등척성 수축으로 자세를 유지한다.

시작 자세로 돌아오기 (Return of the subject to the starting position)

- 양 어깨는 신장시킨 채로 둔다.
- 양 팔꿈치는 굽힌 채로 둔다.
- 주로 편심적인 수축
- 손가락은 최소한의 신장과 외전
- 주로 동심원적 움직임

질문에 대한 토론과 임상적용
Clinical Application and Discussion Questions

이번엔 발목양말을 신는 방법 중 하나였다. 당신의 신는 방법을 생각해보

라. 여기에 적힌 것과 비교해서 어떻게 다른가?

발을 들어올리면 팔의 움직임은 어떻게 다를까? 만약 서서 침대나 의자에 발을 올리고 신는다면 어떻게 다를까? 종아리까지 올라오는 양말을 신으면 근육의 움직임은 어떻게 바뀔까? 팬티스타킹이나 스타킹을 신는다면? 수술후 신는 압박스타킹을 신는다면?

이 단계에서는 팔의 움직임에 주목했지만 몸통과 다리의 움직임도 생각해 보라. 어떤 움직임이 이 임무의 중요 포인트인가? 그런 움직임에 필수적인 근육은 무엇인가? 다리에 대한 당신의 생각을 11장과 비교해보라.

이런 움직임에 도움이 될만한 장치는 무엇이 있겠는가? 그것이 어떻게 도움이 될 것인가?

마지막으로, 이번 단계에서 주요하게 쓰인 근육을 대체할 근육이 어떤 것이 있을지 목록을 만들어 보라. 당신이 생각해낸 대체 근육과 부록 A의 챠트 1과 비교해보자.

참고문헌

1. Atkeson CG. Learning arm kinematics and dynamics. *Annu Rev Neurosci.* 1989;12:157-183.
2. Buchholz B, Armstrong TJ. A kinematic model of the human hand to evaluate its prehensile abilities. *J Biomech.* 1992;25:149-162.
3. Jones LA. The assessment of hand function: a critical review of techniques. *J Hand Surg Am.* 1989;14:221-228.
4. Landsmeer JMF. Power grip and precision handling. *Ann Rheum Dis.* 1962;21:164-170.
5. Schenkman M, DeCartaya VR. Kinesiology of the shoulder complex. *J Orthop Sports Phys Ther.* 1987;8:438-450.
6. Basmajian JV, Latif A. Integrated actions and functions of the chief flexors of the elbow: a detailed electromyographic analysis. *J Bone Joint Surg Am.* 1957;39:1106-1118.
7. Pauly JE, Rushing JL, Scheving LE. An electromyographic study of some muscles crossing the elbow joint. *Anat Rec.* 1967;159:47-53.
8. Erdman AG, Mayfield JK, Dorman F, Wallrich M, Dahlof W. Kinematic and kinetic analysis of the human wrist by stereoscopic instrumentation. *J Biomech Eng.* 1979;101:124-133.
9. An KN, Chao EY, Cooney WP, Linscheid RI. Tendon excursion and moment arm of index finger muscles. *J Biomech.* 1983;16:419-426.
10. Brand PW, Cranor KC, Ellis JC. Tendon and pulleys at the metacarpophalangeal joint of a finger. *J Bone Joint Surg Am.* 1975;57:779-784.

11. Sunderland S. Actions of the extensor digitorum communis, interosseous, and lumbrical muscles. *American Journal of Anatomy*. 1945;77:189-194.
12. Long C, Conrad PW, Hall EA, Furler SL. Intrinsic-extrinsic muscle control of the hand in power grip and precision handling: an electromyographic study. *J Bone Joint Surg Br*. 1970;52:853-867.
13. Chao EY, Opgrande JD, Axmear FE. Three-dimensional force analysis of finger joints in selected isometric hand functions. *J Biomech*. 1976;9:387-396.
14. Blakely RL, Palmer ML. Analysis of rotation accompanying shoulder flexion. *Phys Ther*. 1984;64:1214-1216.
15. Kronberg M, Nemeth G, Brostrom L. Muscle activity and coordination in the normal shoulder. *Clin Orthop*. 1990;257:76-85.
16. Little AD, Lehmkuhl D. Elbow extension force measured in three positions. *Phys Ther*. 1966;46:7-17.
17. Basmajian JV, Griffin WR. Function of anconeus muscle: an electromyographic study. *J Bone Joint Surg Am*. 1972;54:1712-1714.
18. Wadsworth CT. Clinical anatomy and mechanics of the wrist and hand. *J Orthop Sports Phys Ther*. 1983;4:206-216.

추천도서

An KN, Chao EY, Cooney WP, Linscheid RI. Normative model of human hand for biomechanical analysis. *J Biomech*. 1979;12:775-788.

An KN, Hui FC, Morrey BF, Linscheid RI, Chao EY. Muscles across the elbow joint: a biomechanical analysis. *J Biomech*. 1981;14:659-669.

Bechtol C. Biomechanics of the shoulder. *Clin Orthop*. 1980;146:37-41.

Brumfield RH, Champoux JA. A biomechanical study of normal functional wrist motion. *Clin Orthop*. 1979;187:23-25.

Culham E, Peat M. Functional anatomy of the shoulder complex. *J Orthop Sports Phys Ther*. 1993;18:342-350.

Engin AE. On the biomechanics of the shoulder complex. *J Biomech*. 1980;13:575-590.

Griffin JW. Differences in elbow flexion torque measured concentrically, eccentrically, and isometrically. *Phys Ther*. 1987;67:1205-1208.

Hagberg M. Electromyographic signs of shoulder muscular fatigue in two elevated arm positions. *Am J Phys Med Rehabil*. 1981;60:111-121.

Herberts P, Kadefors R, Broman H. Arm positioning in manual tasks—an electromyographic study of localized muscle fatigue. *Ergonomics*. 1980;23:655-665.

Ishizuki M. Functional anatomy of the elbow joint and three-dimensional quantitative analysis of the elbow joint. *Journal of the Japanese Orthopedic Association*. 1979;53:986-989.

Perry T. Normal upper extremity kinesiology. *Phys Ther*. 1978;58:165-178.

Ryu J, Cooney WP, Askew LJ, An KN, Chao EYS. Functional ranges of motion of the wrist joint. *J Hand Surg Am*. 1991;16:409-419.

Singh M, Karpovich PV. Isotonic and isometric forces of forearm flexors and extensors. *J Appl Physiol*. 1966;21:1435-1437.

Taylor CL, Blaschke AC. A method for kinematic analysis of the shoulder, arm, and hand complex. *Ann N Y Acad Sci*. 1951;51:1251-1265.

Taylor CL, Schwarz RJ. The anatomy and mechanics of the human hand. *Artificial Limbs*. 1955;2:22-34.

제 7 장

구두끈 묶기
Tying Shoelaces

소개와 준비 Introduction and Set-Up

구두끈을 묶는 순간을 생각해보라. 구두 한짝 씩 신고 묶는가? 두짝을 다 신고 묶는가? 끈을 묶을 때 오른쪽 끈을 왼쪽 끈 위로 묶는가 아니면 그 반대인가? 마지막 매듭을 묶기 전에 두개의 고리를 동시에 만드는가? 서서 끈을 묶는가 앉아서 묶는가? 묶을 때 발을 들어 올리거나 바닥에서 발을 떼는가? 실제로 끈을 묶지 않고 당신이 어떻게 묶는지 상상이 되는가?

많은 사람들이 그런 것을 생각하지 않고 날마다 끈을 맬 것이다. 이 행동은 생활하면서 수 없이 많게 반복되는 것이다. 사람들의 각자 끈을 매는 것을 보면 여러 가지 방법이 보일 것이다. 이번 장에서는 상체의 움직임에 주목한다. 실험자는 바닥에서 18인치 높이의 의자에 앉는 것부터 시작한다. 왼쪽 엉덩이와 무릎 관절은 완전히 구부려 신발 바닥이 의자 위에 오도록 한다. 몸통은 약간 구부리고 왼쪽으로 비튼다. 팔은 왼쪽 무릎의 양쪽에 위치하게 한다. 오른손으로 한쪽 끈을 쥐고(이 실험에서는 구분하기 쉽게 검은 색), 왼손으로는 다른 한쪽을 쥔다(밝은 색). 이번 실험에는 독자들의 이해가 쉽도록 충분히 긴 끈을 사용했다. 오른손으로는 세 손가락 쥐기와 pad-to-pad 쥐기(엄지부터 세 손가락)를 사용한다. 나머지 두 손가락의 끝은 구두끈에 갖다 대고 있는다. 왼손으로는 검지의 노쪽에 엄지를 갖다대는 lateral prehension-type 쥐기가 사용된다(그림 7-1).

이 시작 자세에서, 왼쪽 어깨관절을 40° 구부리고 33° 외전시킨다. 그리고 안쪽으로 5° 회전시킨다. 오른쪽 어깨관절은 47° 구부리고 안쪽으로 5° 회전

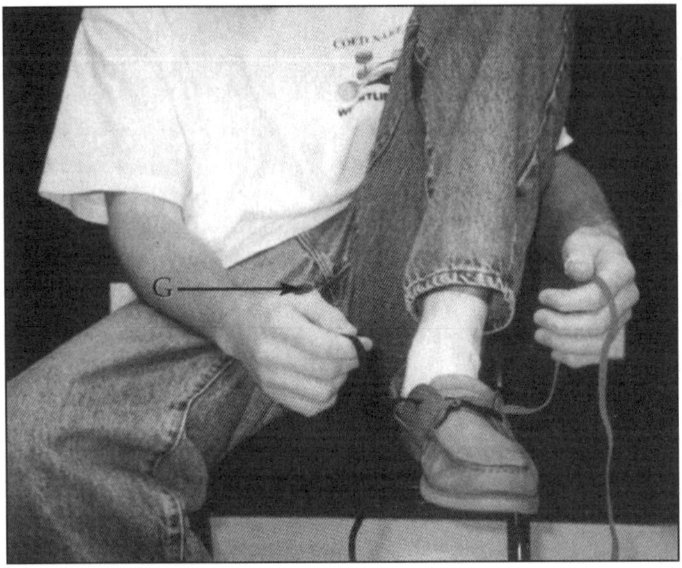

그림 7-1. 시작 자세: 양쪽 끈을 쥔다. 오른손은 three-jaw chuck 그립으로 왼손은 lateral prehension 그립으로 쥔다. 검은 점이 가리키는 것은; G=첫 번째 손허리손가락관절선

시킨다. 왼쪽 팔꿉관절은 58° 구부리고, 오른쪽 팔꿉관절은 61° 구부린다. 팔뚝은 중립으로 두고 손목도 그대로 둔다. 양 손목관절은 노쪽으로 3° 벗어나게 한다.

오른 엄지가 둘째와 셋째 손가락과 마주보게 하면서 둘째부터 다섯째 손가락은 구부린다. 왼손의 둘째부터 다섯째 손가락의 손허리손가락관절은 각각 31°, 39°, 34°, 그리고 49° 구부리고, 오른 손가락은 40°, 45°, 44°, 그리고 45° 구부린다. 왼손의 근위지간관절은 54°, 65°, 58°, 그리고 54° 구부리고, 오른손은 38°, 55°, 53° 그리고 35° 구부린다. 마지막으로 원위지간관절은 왼손 35°, 33°, 20°, 그리고 35°, 오른손은 30°, 41°, 25°, 그리고 30° 구부린다.

이 시작 자세에서부터 크게 3가지 단계로 나뉜다. 첫 번째 단계는 나비매듭을 맺기 시작하는 것, 두 번째는 나비매듭을 완성시키는 것, 그리고 세 번째 단계는 매듭을 튼튼히 죄는 것이다.

나비 매듭 만들기 Initation of Tying the Bow

앞서 설명한 자세에서, 실험자는 왼쪽 신발의 끈을 묶기 시작한다. 오른손 검지는 손허리손가락관절(중수지절관절, metacarpophalangeal joint)을 중립으로 펴면서 끈을 놓는다.[1-4] 그 다음 다시 손허리손가락관절을 30° 구부려 양쪽 끈 모두를 잡게 한다. 왼손 검지도 중립으로 펴면서 잡은 끈을 놓는다. 왼손 검지의 손허리손가락관절을 49° 구부리면서 밝은색 끈과 함께 어두운색 끈 밑으로 집어 넣는다(그림 7-2). 왼손 엄지는 손목손허리관절(수근중수관절, carpometacarpal joint)을 펴면서 외전시켜 중립으로 만든다. 왼손 엄지의 손가락뼈사이관절(지절간관절, interphalangeal jonint)은 이두운 끈 밑으로 지날 때까지 완전히 구부린다. 다음은 왼손 엄지의 손가락뼈사이, 손허리손가락, 손목손허리관절을 연속해서 완전히 폄으로써 밝은 끈을 손톱에 걸리게 하고 끝까지 잡아 당긴다.[5-6] 왼손 검지의 손허리손가락관절은 중립으로 편다. 그리고 엄지를 검지에 갖다 대서 두 손가락으로 끈을 쥐게 한다. 이 행동을 하는 동안 엄지와 맞닿는 검지는 1° 외전시킨다.

끈을 팽팽하게 당기게 양 어깨는 그대로 굽히고 있는다. 오른쪽 어깨관절을 5° 외전시키고, 왼쪽 어깨관절은 더 많이 외전시킨다. 왼쪽 어깨관절은 안쪽으로 회전시킨 그대로 있는다. 오른쪽 어깨관절은 바깥쪽으로 2~3° 돌린다. 왼쪽 팔꿉관절은 6° 더 구부리고, 오른쪽은 ½° 더 구부린다. 오른쪽 팔뚝은 외전시켜 밝은 끈을 어두운 끈의 뒤로 가져간다. 왼쪽은 중립으로 그대로 둔다. 왼쪽 손목관절은 40° 구부리면서 오른쪽은 그대로 둔다. 노쪽으로 3° 벗어난 각도는 왼쪽 손목은 20°가 되게 한다. 오른쪽 손목은 그대로 있는다(그림 7-3).

왼손의 둘째에서 다섯째 손가락은 구부리고 있고, 엄지는 검지와 맞댄다. 손허리손가락관절은 둘째 손가락부터 차례대로 49, 50, 63, 그리고 57° 구부린다. 오른쪽은 각각 30, 52, 40, 그리고 39° 구부린다. 왼쪽 근위지간관절은 각각 63, 90, 85, 그리고 63° 구부린다. 오른쪽 근위지간관절은 74, 91, 98, 그리고 75° 구부린다. 왼쪽 원위지간관절은 51, 58, 44, 그리고 58° 구부리고 오른쪽 원위지간관절은 44, 73, 70, 그리고 70° 구부린다. 일반적으로, 이 각도 크기들은 이 단계의 시작 자세부터 마지막 자세까지 일어난 굴곡의 증가를 나타낸 것이다. 그러나, 오른쪽 두 번째, 네 번째, 다섯 번째 손가락의 손허리손

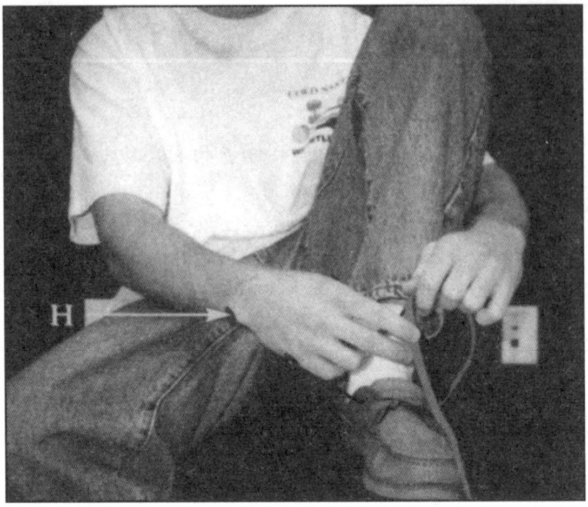

그림 7-2. 매듭 묶기 시작: 밝은 끈을 어두운 끈 밑으로 교차시킨다. 검은 점이 가리키는 것은; H=자뼈붓돌기(자쪽)

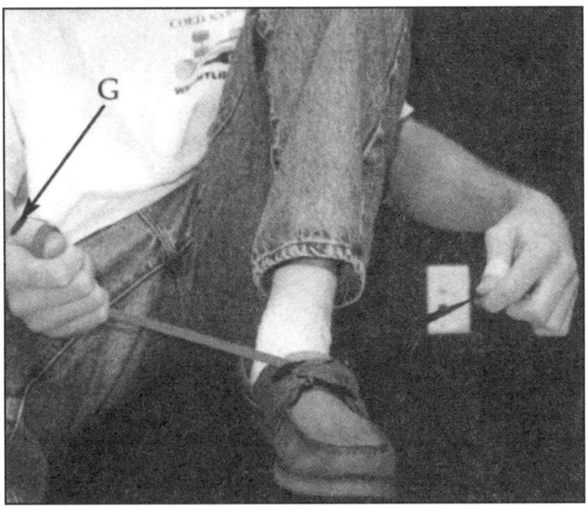

그림 7-3. 교차시킨 끈을 단단히 잡아당긴다: 오른손으로는 power 그립을, 왼손으로는 두 손가락 쥐기를 사용한다. 검은 점이 가리키는 것은; G=첫 번째 손허리손가락관절선

가락관절은 굴곡의 감소를 나타낸다. 이러한 차이는 앞으로 다룰 구두끈의 조작에 따른 손가락의 위치에 기인한다. 이 단계가 끝날 때 오른손으로는 손바닥을 이용한 잡기를, 왼손으로는 두 손가락 쥐기를 사용한다(그림 7-3).

나비 매듭 완성하기 Completion of Tying the Bow

이 지점에서 두 번째 단계인 나비 매듭 완성하기가 시작한다. 오른쪽 팔뚝의 내전과 왼쪽 손목의 신장으로 중립으로 돌아온다. 구두끈은 CMC 관절에서 엄지 손가락을 펴게하도록 집게손가락의 옆 위에 균형되게 위치시킨다. 셋째 손가락의 근위지간과 원위지간관절을 구부리면서 손허리손가락관절은 편다. 그리고 넘어간 끈을 잡기 위해 편다. 다음, 손허리손가락관절을 양쪽 구두끈이 만날 때까지 당기도록 구부린다. RMs은 이제 두 개의 고리를 만들고 있을 것이다. 양 엄지의 손목손허리와 손허리손가락관절은 세손가락 쥐기로 두 고리를 잡을 때까지 구부린다(그림 7-4).[7-8]

양 손목을 굽히고 자쪽으로 있는 굴곡으로 인해 어두운 끈은 밝은 끈 뒤로 교차되어 있다(그림 7-5). 다음, 오른쪽 검지의 손허리손가락관절은 두 고리를 잡기 위해 신장시킨다. 오른쪽 엄지로 pad-to-pad 그립을 단단히 하기 위해 손허리손가락관절을 다시 굽힌다. 왼쪽 검지의 손허리손가락관절은 오른쪽 고리를 넘어설 때까지 신장시킨다. 그리고 밝은 고리를 교차된 고리 밑으로 밀어 넣는다. 왼쪽 팔뚝의 외전이 이러한 동작을 돕는다. 다음에, 왼쪽 엄지의 손목손허리관절은 밝은 고리를 움직이게 하기 위해 신장시킨다. 왼쪽 엄지의 모든 관절들은 엄지가 밝은 고리 밑으로 가게 하기 위해 구부린다. 그 다음 왼쪽 엄지의 손목손허리관절은 왼쪽 엄지와 검지 사이에 있는 밝은 고리를 잡기 위해 계속해서 구부리고 내전시키면서 손허리손가락과 손가락뼈사이관절은 편다.

매듭 튼튼하게 묶기 Tightening and Securing the Bow

매듭을 단단히 당기기 위해, 팔뚝을 외전시키고 손목과 팔꿉관절을 신장시킨다. 이번 과제는 끝났다; 왼쪽 구두끈은 묶였다. 이 마무리자세에서 양 어깨관절은 구부리고 있다. 왼쪽은 35°, 오른쪽은 36° 구부린다. 그리고, 왼쪽 어깨를 32° 외전시키고 안쪽으로 5° 회전시킨다. 오른쪽 어깨는 중립으로 있는

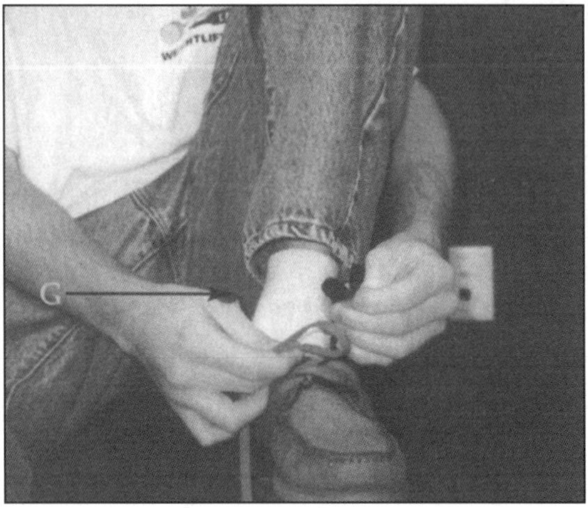

그림 7-4. 매듭 완성하기: 매듭의 고리를 양손으로 three-jaw chuck로 잡는다. 검은 점이 가리키는 것은; G=첫 번째 손허리손가락관절선

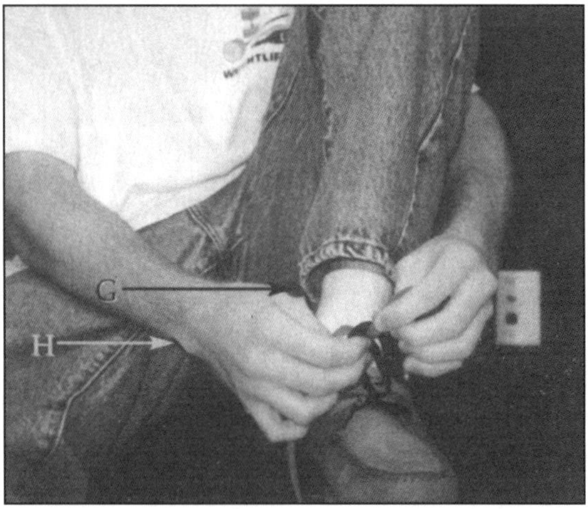

그림 7-5. 매듭 완성하기: 매듭을 완성하기 위해 어두운 끈을 밝은끈 뒤로 교차시킨다. 검은 점이 가리키는 것은; G=첫 번째 손허리손가락관절선 그리고 H=자뼈붓돌기(자쪽)

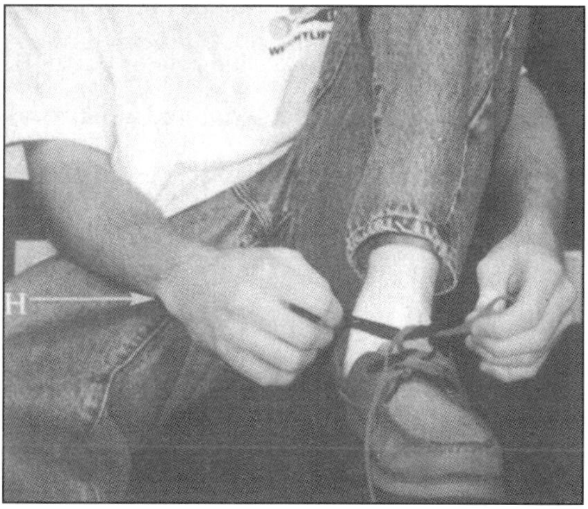

그림 7-6. 매듭 튼튼하게 묶기: 매듭의 고리를 당겨 튼튼히 묶는다. 검은 점이 가리키는 것은; H=자뼈붓돌기(자쪽)

다. 양 팔꿉관절은 왼쪽 70°, 오른쪽 59° 구부린다. 오른쪽 팔뚝은 6° 내전시키고, 왼쪽은 그대로 둔다. 양 손목관절은 그대로 둔다(그림 7-6).

손가락은 오른쪽 엄지가 검지와 맞닿은 채, 왼쪽 엄지가 검지와 중지와 맞닿은 채로 굽힌다. 왼쪽 엄지는 손허리손가락관절을 45° 굽히고, 손가락뼈사이관절을 5° 편다. 오른쪽 엄지는 손허리손가락관절을 35° 굽히고, 손가락뼈사이관절을 20° 굽힌다. 왼쪽 둘째부터 다섯째 손가락의 손허리손가락관절은 각각 48°, 63°, 53°, 그리고 35° 굽힌다. 오른쪽은 각각 30°, 35°, 23°, 그리고 20° 굽힌다. 왼쪽 근위지간관절은 65°, 73°, 85°, 그리고 73° 굽히고, 오른쪽은 66°, 66°, 79° 그리고 70° 굽힌다. 왼쪽 원위지간관절은 46°, 43°, 35° 그리고 63°, 오른쪽은 43°, 48°, 48° 그리고 65° 굽힌다.

이런 행동 중에 어깨관절은 앞어깨삼각근과 부리위팔근에 의한 등척성 수축으로 굽힌 채로 있는다. 중간어깨삼각근과 가시위근의 동심원적인 수축으로 양쪽의 외전이 발생한다. 어깨밑근, 큰가슴근, 넓은등근, 그리고 큰원근이 동심원적으로 작용해서 왼쪽의 안쪽으로 회전을 야기한다. 오른쪽은, 가시아래근, 작은원근이 동심원적으로 작용해서 바깥쪽으로의 회전을 일으킨다.[9-13] 위팔두갈래근은 양쪽 팔꿉관절을 구부리게 한다. 위팔세갈래근과 팔꿈치 근육은 편심적으로 작용해서 팔꿉관절의 위치를 도와준다. 때때로, 이 팔꿈치 근육들은 손이

구두끈을 조작하고 있을 때 팔꿈치의 위치를 유지시켜 주기도 한다.[14-15]

오른쪽 팔뚝은 손뒤침근들의 동심원적인 활동에 의해 외전한다. 왼쪽 팔뚝은 손뒤침근과 내전근의 상호보완작용에 의해서 중립 자세를 유지한다. 오른쪽 손목관절은 자쪽손목굽힘근과 노쪽손목굽힘근 그리고 자쪽손목폄근과 노쪽손목폄근의 상호보완작용에 의해 유지된다. 굽힘근은 동심원적으로 작용해서 왼쪽 손목이 굽혀지게 한다. 하지만 노쪽손목굽힘근과 노쪽손목폄근은 양 손목이 노쪽으로 벗어나는데 더 큰 영향을 준다. 긴손바닥근을 가진 사람은 이것의 영향 때문일 것이다. 이 근육의 역할은 손바닥의 흡각 효과의 강화를 돕는 것일 것이다. 이 흡각 효과는 기능을 위한 손가락의 위치를 보조하기 위한 것일 수도 있다. 손목폄근은 손목이 신장하는데 작용한다. 이런 변화들은 긴 손가락이 효과적으로 일을 할 수 있게 적당한 긴장을 유지하는데 주요하다.[16-17] 어깨와 팔꿈치 근육조직과 마찬가지로 팔뚝과 손목의 근육들도 자세를 유지해야 할 때 등척성 적으로 작용한다.

손가락 근육들은 일차적으로 구두끈을 잡고 있기 위한 등척성 작용을 나타낸다. 그러나, 구두끈을 조작하는데 엄지의 굽힘근과 폄근 그리고 벌림근과 모음근 간의 상호 작용이 있다. 깊은손가락굽힘근과 짧은손가락굽힘근, 손가락폄근, 검지근, 새끼근은 둘째부터 다섯째 손가락 움직임의 주요 근육들이다. 긴엄지모음근, 긴엄지벌림근과 짧은엄지벌림근 그리고 짧은엄지모음근은 엄지를 움직이는 주요 근육들이다. 그리고, 첫 번째 뒤쪽 뼈사이근은 검지의 외전에 중요한 역할을 한다. 이 근육의 동심원적 수축은 외전을 일으킨다.

요약 Summary

신발끈 묶기에서의 해부학적 중요 포인트
(Key anatomical landmarks for shoelace analysis)

어깨의 복합체:	위팔뼈의 큰결절 어깨뼈봉우리(후방)
팔꿈치와 아래팔의 복합체:	위팔뼈의 가쪽위관절융기 노쪽붓돌기(후방) 노쪽붓돌기(노쪽)

	자갈래(후방)
	자쪽붓돌기(자쪽)
손목과 손의 복합체:	첫 번째 손허리손가락의 바닥(노쪽, 손바닥)
	두 번째 손허리손가락의 바닥(후방)
	다섯 번째 손허리손가락의 바닥(후방)
	다섯 번째 손허리손가락관절선(손바닥)
	두 번째 손허리손가락관절선(노쪽)
	다섯 번째 손허리손가락관절선(자쪽)
	첫 번째 손가락뼈사이관절선(손바닥)
	두 번째 근위손가락뼈사이관절선(노쪽)
	다섯 번째 근위손가락뼈사이관절선(자쪽)
	두 번째 원위손가락뼈사이관절선(노쪽)
	다섯 번째 원위손가락뼈사이관절선(자쪽)

신발끈 묶기에서의 중요 단계
(Major phases for shoelace analysis)

***시작 자세** (Starting position)*

- 실험자의 자세
- 신발끈의 위치

***나비 매듭 만들기** (Initation of tying the bow)*

***나비 매듭 완성하기** (Completion of tying the bow)*

***매듭 튼튼하게 묶기** (Tightening and securing the bow)*

팔의 근육과 관절의 움직임 : 신발끈 묶기
(Upper extremity joint motions and muscular activity: tying shoelaces)

***소개와 준비** (Introduction and set-up)*

- 원위와 근위관절들을 주로 굽힌다.
- 노자 관절은 중립으로 둔다.
- 손목관절은 노쪽으로 굽힌다.

나비 매듭 만들기 (Initation of tying the bow)

- 어깨와 왼쪽 노자 관절은 그대로 둔다.
- 팔꿈치와 왼쪽 손목관절은 굽힌다.
- 오른쪽 노자 관절은 뒤침(회외, supination)시킨다.
- 손가락은 폄, 굽힘, 외전, 그리고 대립시킨다.
- 주로 등척성 수축과 동심성 움직임

나비 매듭 완성하기 (Completion of tying the bow)

- 왼쪽 노자 관절을 뒤침시키고 오른쪽 노자 관절은 엎침(회내, pronation)시킨다.
- 왼쪽 손목관절은 펴고 오른쪽 손목관절은 굽힌다.
- 주로 손가락의 굽힘과 폄
- 주로 동심원적 그리고 편심적인 움직임

매듭 튼튼하게 묶기 (Tightening and securing the bow)

- 어깨와 왼쪽 노자 관절은 등척성 수축으로 자세를 유지한다.
- 왼쪽 팔굽관절을 굽히고 오른쪽은 편다.
- 손목관절을 폄하고, 오른쪽 노자관절은 엎침시킨다.
- 주로 동심원적 그리고 편심적인 움직임
- 손가락은 등척성 수축으로 자세를 유지한다.

질문에 대한 토론과 임상적용

Clinical Application and Discussion Questions

이 장의 맨 처음으로 돌아가서 소개부분에서 제시한 질문을 다시 보라. 눈을 감아라. 당신이 어떻게 이 행동을 하는지 상상이 되는가? 어떤 쪽 신발끈을 먼저 매는가? 2개의 고리를 만들어 엮어서 나비 매듭을 만드는가? 하나의 고리를 만들어 다른 끈을 통과시켜 매듭을 만드는가? 이것을 한 손으로 할 수 있는가? 시도해 보고 관찰해 보라. 두 손으로 하는 것과 비교해서 어떤가?

신축성 있는 끈을 묶는 것과 이런 능력이 없는 사람을 위한 나일론제 접착포의 편의를 생각해 보라. 접착포가 끈을 매는 것과 비교해서 어떤가?

선물을 팬시 리본으로 묶는 것이나 끈으로 포장하는 것과 비교해 보라.

이번 단계에서 주요하게 쓰인 근육을 대체할 근육이 어떤 것이 있을지 목록을 만들어 보라. 부록 A의 챠트 1과 비교해보자.

참고문헌

1. An KN, Chao EY, Cooney WP, Linscheid RI. Normative model of human hand for biomechanical analysis. *J Biomech*. 1979;12:775-788.
2. Buchholz B, Armstrong TJ. A kinematic model of the human hand to evaluate its prehensile abilities. *J Biomech*. 1992;25:149-162.
3. Jones LA. The assessment of hand function: a critical review of techniques. *J Hand Surg Am*. 1989;14;221-228.
4. Landsmeer JMF. Power grip and precision handling. *Ann Rheum Dis*. 1962;21:164-170.
5. Barmakian JT. Anatomy of the joints of the thumb. *Hand Clin*. 1992;8:683-691.
6. Iamdea T, An K, Cooney WP. Functional anatomy and biomechanics of the thumb. *Hand Clin*. 1992;8:9-15.
7. Craig SM. Anatomy of the joints of the fingers. *Hand Clin*. 1992;8:693-700.
8. Landsmeer JMF. Anatomical and functional investigations on the articulation of the human fingers. *Acta Anat (Basel)*. 1955;25, suppl 24.
9. DeLuca CJ, Forrest WJ. Force analysis of individual muscles acting simultaneously on the shoulder joint during isometric abduction. *J Biomech*. 1973;6:385-393.
10. Hart DL, Carmicheal SW. Biomechanics of the shoulder. *J Orthop Sports Phys Ther*. 1985;16:229-278.
11. Howell SM, Imoberseg AM, Seger DH, Marone PJ. Clarification of the role of the supraspinatus muscle in shoulder function. *J Bone Joint Surg Am*. 1985;68:398-404.
12. Jarp Y. Activation of the rotator cuff in generating isometric shoulder rotation torque. *Am J Sports Med*. 1996;24:477-485.
13. Saha AK. Dynamic stability of the glenohumeral joint. *Acta Orthop Scand*. 1971;42:491-505.
14. Currier DP. Maximal isometric tension of the elbow extensors at varied positions. *Phys Ther*. 1972;52:1043-1049.
15. Pauly JE, Rushing RJ, Scheving LE. An electromyographic study of some muscles crossing the elbow joint. *Anat Rec*. 1967;159:47-53.
16. Volz RG, Lieb M, Benjamin J. Biomechanics of the wrist. *Clin Orthop*.

1980;149: 112-117.

17. Wadsworth CT. Clinical anatomy and mechanics of the wrist and hand. *J Orthop Sports Phys Ther*. 1983;4:206-216.
18. Chao EY, Opgrande JD, Axmear FE. Three-dimensional force analysis of finger joints in selected isometric hand functions. *J Biomech*. 1976;9:387-396.
19. Long C, Conrad PW, Hall EA, Furler SL. Intrinsic-extrinsic muscle control of the hand in power grip and precision handling: an electromyographic study. *J Bone Joint Surg Br*. 1970;52:853-867.

추천도서

An KN, Hui FC, Morrey BF, Linscheid RL, Chao EY. Muscles across the elbow joint: a biomechanical analysis. *J Biomech*. 1981;14:659-669.

Atkeson CG. Learning arm kinematics and dynamics. *Annu Rev Neurosci*. 1989;12:157-183.

Bechtol C. Biomechanics of the shoulder. *Clin Orthop*. 1980;146:37-41.

Brumfield RH, Champoux JA. A biomechanical study of normal functional wrist motion. *Clin Orthop*. 1979;187:23-25.

Carmichael SW, Hart DL. Anatomy of the shoulder joint. *J Orthop Sports Phys Ther*. 1985;6:225-228.

Engen TJ, Spencer WA. Method of kinematic study of normal upper extremity movements. *Arch Phys Med Rehabil*. 1968;49:9-11.

Hagberg M. Electromyographic signs of shoulder muscular fatigue in two elevated arm positions. *Am J Phys Med Rehabil*. 1981;60:111-121.

Hankinson JL. Tying a shoelace one-handed. *Physiother*. 1984;70:200.

Herberts P, Kadefors R, Broman H. Arm positioning in manual tasks—an electromyographic study of localized muscle fatigue. *Ergonomics*. 1980;23:655-665.

Hills RE. Tying a shoelace one-handed. *Physiother*. 1984;70:395.

Singh M, Karpovich PV. Isotonic and isometric forces of forearm flexors and extensors. *J Appl Physiol*. 1966;21:1435-1437.

Stroyan M, Wilk KE. The functional anatomy of the elbow complex. *J Orthop Sports Phys Ther*.1993;17:279-288.

Taylor CL, Schwarz RJ. The anatomy and mechanics of the human hand. *Artificial Limbs*. 1955;2:22-34.

제 8 장

반죽 섞기
Stirring a Batter

소개와 준비 Introduction and Set-Up

케이크 반죽을 준비할 때 중요한 부위는 팔이다. 이번 장에서는 상체의 움직임과 근육의 작용에 주목한다. 실험자는 일 할 자리 앞에 선다. 케이크 반죽에 필요한 재료는 모두 사발 속에 있다. 오른손으로는 사발에 있는 스푼을 잡는다. 변형된 원통형 그립으로 스푼을 쥔다. 왼팔과 몸통 사이에 사발을 끼워 고정시킨다. 왼손으로는 사발을 감싸 쥔다. 이 자세로부터 실험자는 사발 속의 재료를 섞기 시작한다(그림 8-1).

오른쪽 위팔어깨관절은 8° 외전시키고, 팔꿉관절은 88° 구부린다. 복장빗장과 봉우리빗장 관절은 내전시킨다. 노자 관절은 84° 내전시킨다. 손목관절은 45° 구부리고 자쪽으로 10° 굽힌다. 엄지의 손목손허리관절은 14° 구부리고 32° 외전시킨다. 엄지의 손허리손가락관절은 25° 구부리고, 손가락뼈사이관절은 15° 구부린다. 검지의 손허리손가락관절은 38° 구부리고 중지부터 새끼손가락까지의 손허리손가락관절은 각각 64, 92, 그리고 95° 구부린다. 검지의 근위지간관절은 신장시킨다. 중지부터 새끼손가락의 근위지간관절은 90, 95, 그리고 90° 구부린다. 검지부터 새끼손가락까지의 원위지간관절은 각각 45, 90, 90, 그리고 90° 구부린다(그림 8-2).

반죽 섞기 — 오른팔 Stirring the Batter – Right Upper Extremity

반죽을 섞기 시작하면서, 위팔어깨관절은 5° 더 외전시키고, 5° 신장시키

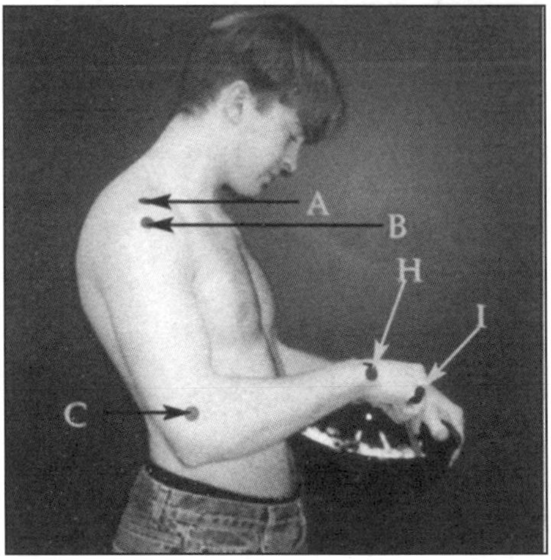

그림 8-1. 시작 자세: 숟가락을 둥글게 쥔다. 검은 점이 가리키는 것은: A=어깨뼈봉우리; B=위팔뼈의 큰 결절; C=위팔뼈의 가쪽위관절융기; H=자뼈붓돌기(자쪽); I=다섯 번째 손허리손가락관절선(자쪽).

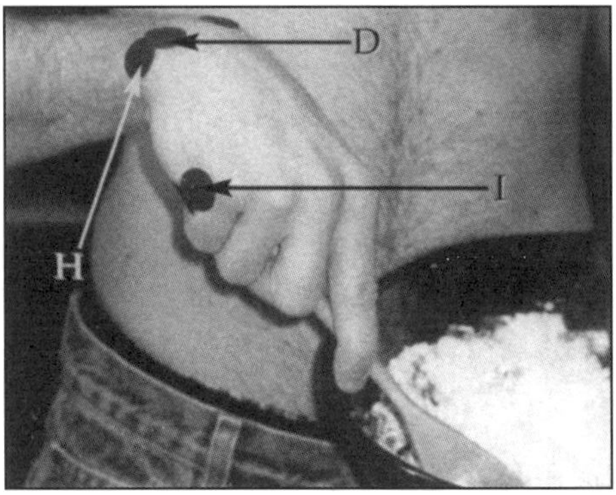

그림 8-2. 오른손 확대 모습. 검은 점이 가리키는 것은: D=자갈래(후방); H=자뼈붓돌기(자쪽); 그리고 I=다섯 번째 손허리손가락관절선(자쪽).

고, 5° 바깥쪽으로 회전시킨다. 이런 동작들은 내전, 굽힘, 그리고 안쪽으로 회전시키는 동작의 반대 작용이다.[1-2] 원래 실험자는 오른손으로 변형된 원통 잡기를 하고 있다(그림 8-3, 8-4). 위팔어깨관절을 외전, 신장, 그리고 바깥쪽으로 회전시키면서 팔꿉관절은 5° 더 구부린다. 위팔어깨관절의 움직임 변화로 동작은 반대가 될 것이다. 노자 관절은 내전시킨 채로 둔다. 손목관절은 5~10° 더 굽히고, 자쪽으로의 굴곡은 그대로 둔다. 손가락들은 그대로 스푼을 쥐고 있는다. 반죽 재료를 섞기 시작하면서 오른손으로 위의 동작을 반복한다.

일상 생활을 포함한 오른팔의 주요 근육 동작은 동심원이다. 앞톱니근 그리고 등세모근(위쪽과 아래쪽 섬유)은 위팔어깨관절의 외전을 형성한다. 큰가슴근, 넓은등근, 그리고 큰원근은 내전과 안쪽으로의 회전을 형성한다.[4-5] 어깨세

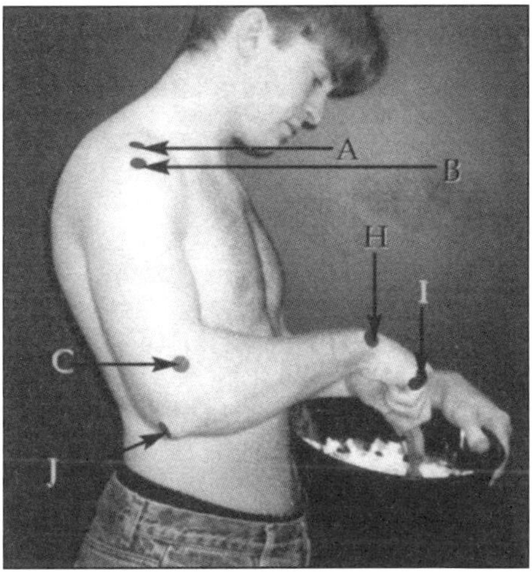

그림 8-3. 오른 팔로 반죽 섞기. 휘젓는다. 검은 점이 가리키는 것은: A=어깨뼈봉우리; B=위팔뼈의 큰 결절; C=위팔뼈의 가쪽위관절융기; H=자뼈붓돌기(자쪽); 그리고 I=다섯 번째 손허리손가락관절선(자쪽); 그리고 J=팔꿈치 돌기.

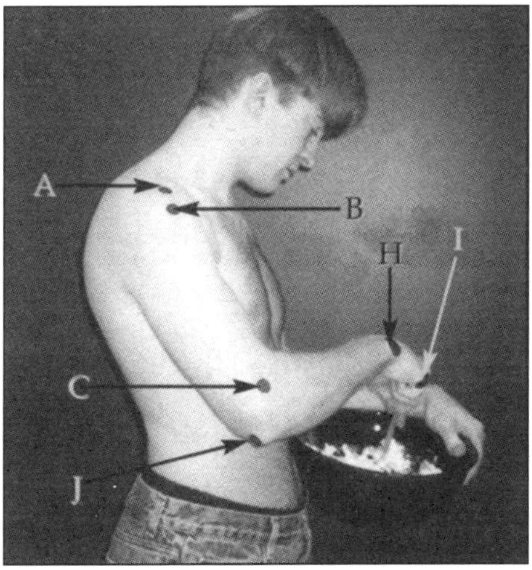

그림 8-4. 오른 팔로 반죽 섞기. 반죽 휘젓기 완성하기. 검은 점이 가리키는 것은: A=어깨뼈봉우리; B=위팔뼈의 큰 결절; C=위팔뼈의 가쪽위관절융기; H=자뼈붓돌기(자쪽); 그리고 I=다섯 번째 손허리손가락관절선(자쪽); 그리고 J=팔꿈치 돌기.

모근(삼각근)은 굽힘, 신장 및 외전을 형성한다. 그리고 큰원근은 신장시키는데 도움이 된다. 어깨밑근은 바깥쪽으로의 회전을 만든다. 이런 근육들이 반죽 재료를 섞는데 필요한 동작을 상호보완적으로 조절한다.[6-9]

위팔두갈래근(상완이두근, biceps brachi)과 위팔근(상완근)은 동심원적 그리고 편심적으로 작용해서 팔꿉관절의 굽힘과 폄을 조절한다.[10-12] 손뒤침근와 네모엎침근 그리고 원엎침근은 팔뚝의 자세를 유지시키고 조절하기 위해 앞뒤로 회전한다.[13] 손목을 움직이는 데도 동일한 근육이 작용한다. 자쪽손목굽힘근과 노쪽손목굽힘근, 긴노쪽손목폄근과 짧은노쪽손목폄근, 그리고 자쪽 근육은 동심적 혹은 편심적으로 수축한다. 그러나, 굽힘근은 먼저 동심적으로 작용하고, 손목의 추가적인 굴곡에 관계없이 작용한다.[14-15]

손가락 근육의 등척성 작용으로 스푼을 쥔 그립을 유지하고, 반죽의 저항을 이겨낸다. 이런 근육에는 긴엄지폄근과 짧은엄지폄근, 긴엄지벌림근과 짧은엄지벌림근, 긴엄지굽힘근과 짧은엄지굽힘근이 있다. 깊은손가락굽힘근이 스푼을 쥔 그립을 단단히 한다. 얕은손가락굽힘근은 섞을 때 그립을 유지시켜 준다. 그리고, 벌레근과 뼈사이근은 손허리손가락관절의 자세를 유지시킨다.[16-20]

사발 잡기 — 왼팔 Stabilizing the Bowl – Left Upper Extremity

이 분석에서 왼팔은 사발을 고정시킨다(그림 8-5).[21] 위팔어깨관절은 12° 외전시키고, 3~5° 신장시킨다, 그리고 5° 안쪽으로 회전시킨다. 복장빗장과 봉우리빗장관절은 내전시킨다. 팔꿉관절은 60° 구부린다. 노자 관절은 중립으로 둔다. 손목관절은 40° 구부린다. 손가락관절들은 다음과 같이 구부린다: 엄지 손목손허리관절 24°, 손허리손가락관절 35°, 손가락뼈사이관절 24°. 검지부터 새끼손가락까지의 손허리손가락관절은 각각 40°, 38°, 35° 그리고 30° 구부린다. 근위지간관절은 신장시킨다. 원위지간관절은 각각 10°, 10°, 12° 그리고 12° 구부린다. 왼팔의 이러한 위치들은 이 실험 동안 계속 유지시키고 있는다.

오른팔과는 대조되게 왼팔 주요 근육들은 사발을 한번 잡으면 그대로 있는다. 앞톱니근, 등세모근, 큰가슴근, 넓은등근, 큰원근, 그리고 후삼각근 이 위팔어깨관절에 작용한다.[1,6-8,22-25] 팔꿉관절에는 위팔두갈래근, 위팔근, 그리고 위팔노근이 관여한다.[9-11]

노자 관절은 중립 자세로 두려고 해도 위팔두갈래근 그리고 손뒤침근으로 고정시킨 자세를 유지하려다 보면 외전하려는 경향이 있다.[12] 노쪽손목굽힘근 그리고 자쪽 근육 손목 자세를 유지시킴으로써 이런 고정에 더욱 큰 영향을 미친다.[13-14]

마지막으로, 손가락 근육들은 오른손에서 말한 것과 같이 각자 자세를 유지하고 있다. 차이점이라면 각 손가락의 구부린 정도이다. 그리고, 긴엄지벌림근과 짧은엄지벌림근은 왼손으로 사발을 고정시키는데 사용되지 않는다.[15-19]

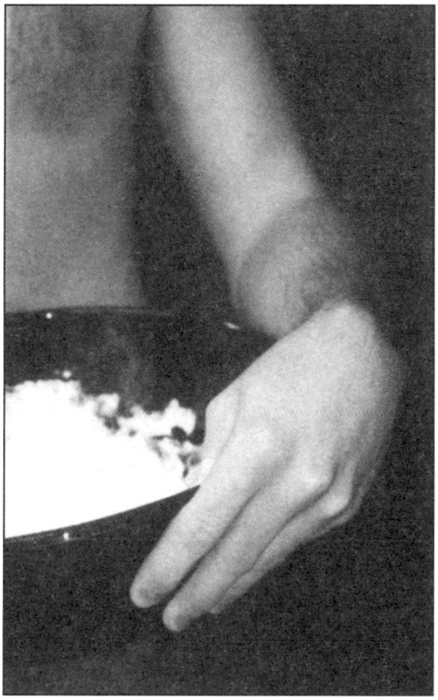

그림 8-5. 사발을 잡은 왼손의 확대

요약 Summary

반죽 섞기의 해부학적 중요 포인트
(Key anatomical landmarks for stirring analysis)

어깨의 복합체:	위팔뼈의 큰결절 어깨뼈봉우리(후방)
팔꿈치와 아래팔의 복합체:	위팔뼈의 가쪽위관절융기 노쪽붓돌기(후방) 노쪽붓돌기(노쪽) 자갈래(후방) 자쪽붓돌기(자쪽)
손목과 손의 복합체:	첫 번째 손허리손가락의 바닥(노쪽, 손바닥) 두 번째 손허리손가락의 바닥(후방)

다섯 번째 손허리손가락의 바닥(후방)
다섯 번째 손허리손가락관절선(손바닥)
두 번째 손허리손가락관절선(노쪽)
다섯 번째 손허리손가락관절선(자쪽)
첫 번째 손가락뼈사이관절선(손바닥)
두 번째 근위손가락뼈사이관절선(노쪽)
다섯 번째 근위손가락뼈사이관절선(자쪽)
두 번째 원위손가락뼈사이관절선(노쪽)
다섯 번째 원위손가락뼈사이관절선(자쪽)

반죽 섞기의 중요 단계
(Major phases for stirring analysis)

시작 자세 (Starting position)

- 실험자의 자세
- 작업대의 높이
- 사발의 위치

반죽 섞기－오른팔 (Stirring the batter – Right upper extremity)

사발 잡기－왼팔 (Stabilizing the Bowl – Left Upper Extremity)

팔의 근육과 관절의 움직임: 반죽 섞기
(Upper extremity joint motions and muscular activity: stirring the batter)

소개와 준비 (Introduction and set-up)

- 어깨는 외전
- 왼쪽 노자관절은 중립에 두고 오른쪽 노자관절은 엎침(회내)시킨다.
- 손가락은 주로 굽힌다.

반죽 섞기－오른팔 (Stirring the batter – Right upper extremity)

- 어깨는 외전, 폄, 그리고 바깥쪽으로 돌린 상태에서 내전, 굽힘, 그리고 안쪽으로 돌리게 한다.

- 굽혔던 팔꿈치는 신장시킨다.
- 손목은 굽힌다.
- 노자 관절과 손가락은 그대로 둔다.
- 주로 동심원적 움직임
- 손가락은 등척성 움직임

사발 잡기 – 왼팔 (Stabilizing the Bowl – Left Upper Extremity)

- 모든 관절의 시작 자세를 등척성 움직임을 통하여 유지한다.

질문에 대한 토론과 임상적용

Clinical Application and Discussion Questions

이 실험은 실험자가 전기 믹서로 반죽을 만들면 달라진다. 또한 일하는 장소에 따라 사발과 실험자의 거리에 따라, 반죽 농도에 따라 달라질 수 있다.

전기 믹서를 사용하는 것을 상상해보면, 스푼을 사용하는 것과 어떻게 다르겠는가? 전기 믹서가 만드는 진동이 팔의 근육들에 어떤 효과를 만들겠는가?

한팔 밖에 사용할 수 없다면, 사발을 고정시키는데 또 어떤 방법이 있겠는가?

이번 단계에서 주요하게 쓰인 근육을 대체할 근육이 어떤 것이 있을지 목록을 만들어 보라. 당신이 생각해낸 대체 근육과 부록 A의 챠트 1과 비교해보자.

팔의 움직임이 포함된 또 다른 동작은 어떤 것이 있는지 상의해 보라. 비슷한 것과 다른 것들의 목록을 만들어 보라. 예를 들면, 조리대에서 샐러드를 준비하는 것과 화장실 세면대에서 양치질을 비교해보라.

참고문헌

1. Atkeson CG. Learning arm kinematics and dynamics. *Annu Rev Neurosci.* 1989;12:157-183.
2. Blakely RL, Palmer ML. Analysis of rotation accompanying shoulder flexion. *Phys Ther*. 1984;64:1214-1216.
3. Bagg SD, Forrest WJ. A biomechanical analysis of scapular rotation during arm abduction in the scapular plane. *Am J Phys Med Rehabil*. 1988;67:238-245.

4. Broome HL, Basmajian JV. The function of the teres major muscle: an electromyographic study. *Anat Rec.* 1970;170:309-310.
5. Dvir Z, Berme N. The shoulder complex in elevation of the arm: a mechanism approach. *J Biomech.* 1978;11:219-225.
6. Freedman L, Munro RR. Abduction of the arm in scapular plane: scapular and glenohumeral movements. *J Bone Joint Surg Am.* 1966;48:1503-1510.
7. Kronberg M, Nemeth G, Brostrom L. Muscle activity and coordination in the normal shoulder. *Clin Orthop.* 1990;257:76-85.
8. Saha AK. Dynamic stability of the glenohumeral joint. *Acta Orthop Scand.* 1971;42:491-505.
9. Walmsley RP, Szybbo C. A comparative study of the torque generated by the shoulder internal and external rotator muscles in different positions and at varying speeds. *J Orthop Sports Phys Ther.* 1987;9:217-222.
10. Basmajian JV, Latif A. Integrated actions and functions of the chief flexors of the elbow: a detailed electromyographic analysis. *J Bone Joint Surg Am.* 1957;39:1106-1118.
11. Ishizuki M. Functional anatomy of the elbow joint and three-dimensional quantitative analysis of the elbow joint. *Journal of the Japanese Orthopedic Association.* 1979;53:986-989.
12. Morrey BF, Askew LJ, An KN, Chao EY. A biomechanical study of normal and functional elbow motion. *J Bone Joint Surg Am.* 1981;63:872-877.
13. Ray RD, Johnson RJ, Jameson RM. Rotation of the forearm: an experimental study of pronation and supination. *J Bone Joint Surg Am.* 1951;33:993-996.
14. Erdman AG, Mayfield JK, Dorman F, Wallrich M, Dahlof W. Kinematic and kinetic analysis of the human wrist by stereoscopic instrumentation. *J Biomech Eng.* 1979;101:124-133.
15. Wadsworth CT. Clinical anatomy and mechanics of the wrist and hand. *J Orthop Sports Phys Ther.* 1983;4:206-216.
16. An KN, Chao EY, Cooney WP, Linscheid RI. Normative model of human hand for biomechanical analysis. *J Biomech.* 1979;12:775-788.
17. Buchholz B, Armstrong TJ. A kinematic model of the human hand to evaluate its prehensile abilities. *J Biomech.* 1992;25:149-162.
18. Chao EY, Opgrande JD, Axmear FE. Three-dimensional force analysis of finger joints in selected isometric hand functions. *J Biomech.* 1976;9:387-396.
19. Landsmeer JMF. Power grip and precision handling. *Ann Rheum Dis.* 1962;21:164-170.
20. Long C, Conrad PW, Hall EA, Furler SL. Intrinsic-extrinsic muscle control of the hand in power grip and precision handling: an electromyographic study. *J Bone Joint Surg Br.* 1970;52:853-867.
21. Bechtol C. Biomechanics of the shoulder. *Clin Orthop.* 1980;146:37-41.
22. Culham E, Peat M. Functional anatomy of the shoulder complex. *J Orthop Sports Phys Ther.* 1993;18:342-350.
23. Gerdle B, Eriksson NE, Hagberg C. Changes in the surface electromyogram

during increasing isometric shoulder forward flexion. *Eur J Appl Physiol.* 1988;57:404-408.

24. Jarp Y. Activation of the rotator cuff in generating isometric shoulder rotation torque. *Am J Sports Med.* 1996;24:477-485.
25. Van Woensel W, Arwert H. Effects of external load and abduction angle on EMG level of shoulder muscles during isometric action. *Electromyogr Clin Neurophysiol.* 1993;33:185-191.

추천도서

An KN, Hui FC, Morrey BF, Linscheid RI, Chao EY. Muscles across the elbow joint: a biomechanical analysis. *J Biomech.* 1981;14:659-669.

Andersson GBJ, Ortengren R, Schultz A. Analysis and measurement of the loads on the lumbar spine during work at a table. *J Biomech.* 1979;17:513-520.

Ayoub MM, LoPresti P. The determination of an optimum size cylindrical handle by use of electromyography. *Ergonomics.* 1971;4:503-518.

Basset RW, Browne AO, Morrey BF, An KN. Glenohumeral muscle force and moment mechanics in a position of shoulder instability. *J Biomech.* 1990;23:405-412.

DeLuca CJ, Forrest WJ. Force analysis of individual muscles acting simultaneously on the shoulder joint during isometric abduction. *J Biomech.* 1973;6:385-393.

Deutsch H, Kilani H, Moustafa E, Hamilton N, Herbert JP. Effect of head-neck position on elbow flexor muscle torque production. *Phys Ther.* 1987;67:517-521.

Hagberg M. Electromyographic signs of shoulder muscular fatigue in two elevated arm positions. *Am J Phys Med Rehabil.* 1981;60:111-121.

Herberts P, Kadefors R, Broman H. Arm positioning in manual tasks—an electromyographic study of localized muscle fatigue. *Ergonomics.* 1980;23:655-665.

Howell SM, Galinat BJ, Renzi AJ. Normal and abnormal mechanics of the glenohumeral joint in the horizontal plane. *J Bone Joint Surg Am.* 1988;70:227-232.

Hsia PT, Drury CG. A simple method of evaluating handle design. *Appl Ergonomics.* 1986;17:209-213.

Jones LA. The assessment of hand function: a critical review of techniques. *J Hand Surg Am.* 1989;14:221-228.

Kauer JMG. Functional anatomy of the wrist. *Clin Orthop.* 1980;149:9-20.

Perry T. Normal upper extremity kinesiology. *Phys Ther.* 1978;58:165-178.

Stroyan M, Wilk KE. The functional anatomy of the elbow complex. *J Orthop Sports Phys Ther.* 1993;17:279-288.

Taylor CL, Schwarz RJ. The anatomy and mechanics of the human hand. *Artificial Limbs.* 1955;2:22-34.

Volz RG, Lieb M, Benjamin J. Biomechanics of the wrist. *Clin Orthop.* 1980;149:112-117.

제 III 부

하지 분석
LOWER EXTREMITY ANALYSIS

제 9 장

긴 양말 신기

Donning a Knee-Length Sock

소개와 준비 Introduction and Set-Up

사람들은 저마다의 방법으로 양말을 신는다. 예를 들면, 어떤 사람은 의자에 앉아 발을 올려서 신고, 어떤 사람은 손을 발로 갖다대 신기도 한다. 어떤 사람은 서서 한쪽 발을 의자나 침대에 올려서 신기도 한다. 이번 분석에서는 앉아서 왼쪽 양말 신는 것만을 한다. 사용된 양말은 무릎까지 오는 긴 양말이다.

양말 신기 준비하기 Preparing to Don the Sock

이 동작은 허리와 무릎 관절을 90° 구부리고, 발목을 중립으로 두고, 발허리 관절을 중립으로 둔 채 발을 바닥에 대고 시작한다(그림 9-1). 이 자세에서 실험자는 동시에 허리 관절을 22° 외전시키고 엉덩이를 20° 바깥쪽으로 돌린다; 이 행동을 통해 엉덩이는 17°만큼 더 굽힌다.[1-2] 이 행동을 통해 다리의 바깥쪽이 반대 다리의 무릎 위에 얹히게 된다. 무릎과 발목관절은 처음 그대로 둔다(그림 9-2).

이 동작을 포함한 중요 근육은 넙다리빗근으로 동심원적으로 작용한다. 이 동작에는 넙다리빗근이 충분히 강해서 필요하지 않을 수도 있지만 폄근, 돌림근, 넙다리근막긴장근, 그리고 엉덩허리근이 포함될 수도 있다.[3-6] 넙다리네갈래근과 넙다리뒤근은 상호보완적으로 작용해서 무릎의 위치를 잡아준다. 앞정강근은 등척성으로 작용해서 발목을 고정시킨다.[11]

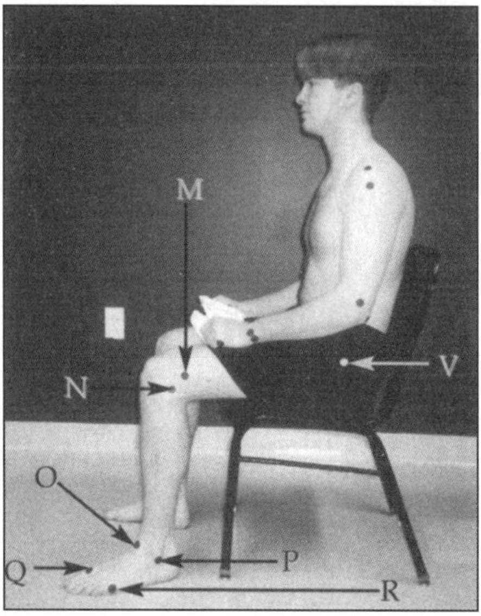

그림 9-1. 시작 자세: 발을 바닥에 붙이고 의자에 앉는다. 양말은 왼손으로 쥔다. 검은 점이 가리키는 것은; M=넙다리뼈의 가쪽위관절융기; N=종아리뼈 머리; O=양 복사 사이의 앞쪽 중앙선; Q=첫 번째 발허리관절선(후방); R=다섯 번째 발허리관절선(가쪽) ; 그리고 V=넙다리뼈의 큰돌기.

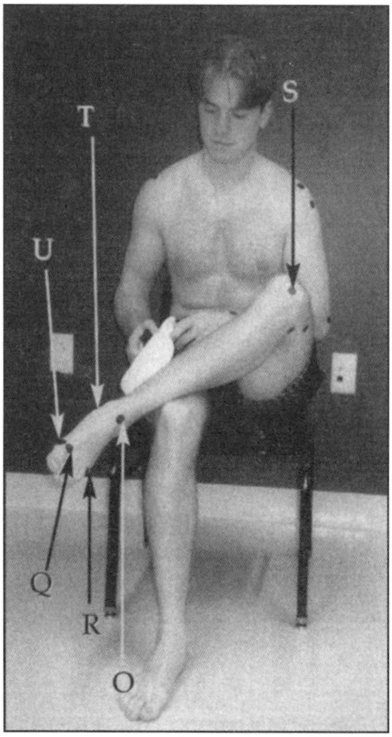

그림 9-2. 양말을 신기 위해 왼쪽 다리를 오른쪽 다리 위로 교차시킨다. 검은 점이 가리키는 것은; O=양 복사 사이의 앞쪽 중앙선; Q=첫 번째 발허리관절선(후방); R=다섯 번째 발허리관절선(가쪽); S=무릎뼈의 중앙; T=안쪽 복사뼈; 그리고 U=다섯 번째 발허리관절선(안쪽)

발목까지 양말 올리기
Placing the Sock Over the Foot and Ankle

다음은, 양말을 발을 덮고 발목까지 신기이다. 허리 관절은 15° 더 구부리고, 중립 자세인 안쪽으로 돌린다. 무릎과 발목관절은 그대로 있는다(그림 9-3). 양말을 발뒤꿈치까지 당기면서(그림 9-4), 발목관절을 발바닥 쪽으로 30° 구부린다.[12-14]

엉덩허리근과 작은볼기근과 중간볼기근이 동심원으로 작용해서 허리 관절의 위치를 잡아준다.[5-15] 무릎 관절에 작용하던 근육들은 계속해서 등척성 수축으로써 자세를 고정시킨다. 장단지-가자미근은 발목관절을 발바닥 쪽으로 당기게 한다.[16] Tibialis post.와 긴종아리근과 짧은종아리근은 목말밑 관절을 고정시키고, 발이 내번과 외번 사이로 있게 한다.[17-18]

양말 신기 완성하기 Completing the Donning of the Sock

발이 반대쪽 무릎에서 치워지면, 허리를 허벅지 뒷부분이 의자 시트에 닿을 때까지 신장시킨다(그림 9-5). 이렇게 허리를 32° 신장시키면 처음 시작할 때의 90° 각도로 돌아가게 된다. 이번에 무릎은 35° 신장시킨다. 발 끝이 땅에 닿으면 발목관절을 발등쪽으로 10° 구부려서, 발바닥이 땅에 닿게 한다(그림 9-6). 발목 까지의 모든 관절은 앞서 했던 자세를 그대로 유지하고 있는다.

엉덩허리근은 편심적으로 작용해서 허리 관절을 시작 자세로 낮추게 한다. 이 편심적인 움직임은 중력 및 다리 무게에 대한 저항이다.[19] 넙다리네갈래근은 무릎 관절을 고정시킨다. 장단지-가자미근 역시 편심적으로 작용해서 발목 관절을 발등쪽으로 굽게 한다.[16-17] 발목까지의 모든 관절은 등척성 수축으로 각자의 자세를 유지하도록 한다.

요약 Summary

긴 양말 신기에서의 해부학적 중요 포인트
(Key anatomical landmarks for knee-length sock analysis)

엉덩이 복합체: 넙다리뼈의 큰돌기

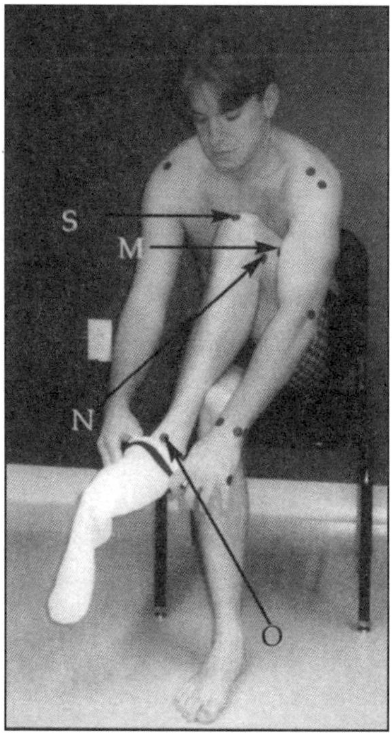

그림 9-3. 양말에 발 집어 넣기: 엉덩관절을 굽히고 안쪽으로 돌린다. 검은 점이 가리키는 것은 M=넙다리뼈의 가쪽위관절융기; N=종아리뼈 머리; O=양 복사 사이의 앞쪽 중앙선; S=무릎뼈의 중앙

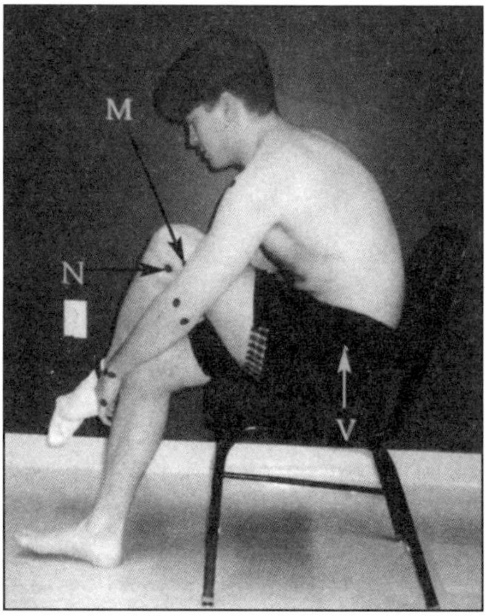

그림 9-4. 뒤꿈치까지 양말 신기: 발목관절을 발바닥쪽으로 굽힌다. 검은 점이 가리키는 것은 M=넙다리뼈의 가쪽위관절융기; N=종아리뼈 머리; 그리고 V=넙다리뼈의 큰돌기.

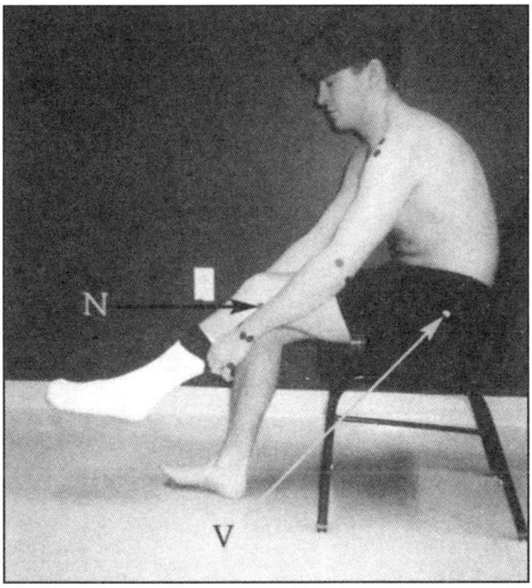

그림 9-5. 양말 신기 완성하기: 엉덩관절을 신장시키고, 다시 시작 자세로 되돌린다. 검은 점이 가리키는 것은; N=종아리뼈 머리; 그리고 V=넙다리뼈의 큰돌기.

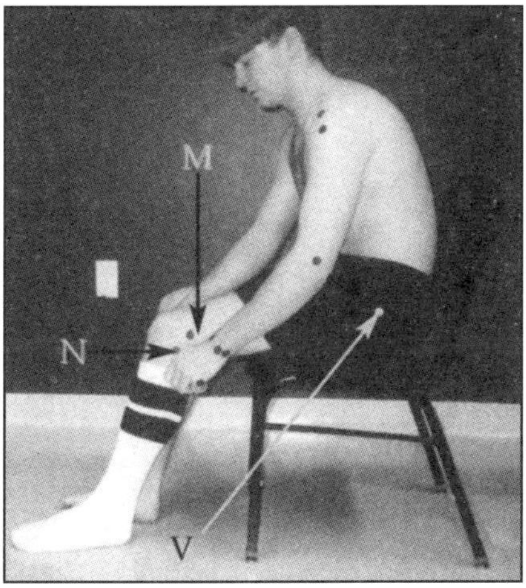

그림 9-6. 양말 신기 완성하기: 발목을 발등쪽으로 굽히면서 바닥으로 내리기. 검은 점이 가리키는 것은 M=넙다리뼈의 가쪽위관절융기; N=종아리뼈 머리; 그리고 V=넙다리뼈의 큰돌기.

무릎의 복합체:	넙다리뼈의 가쪽위관절융기 넙다리뼈의 안쪽관절융기 정강뼈의 거친면 종아리뼈 머리
발목과 발의 복합체:	가쪽 복사뼈 안쪽 복사뼈

양 복사뼈 사이의 앞쪽 중앙선
첫 번째 발허리관절선(후방)
다섯 번째 발허리관절선(가쪽)

긴 양말 신기의 중요 단계
(Major phases for knee-length sock analysis)

시작 자세 (Starting position)

- 실험자의 자세

발목까지 양말 올리기 (Placing the sock over the foot and ankle)

양말 신기 완성하기 (Completing the donning of the sock)

다리의 근육과 관절의 움직임: 긴 양말 신기
(Upper extremity joint motions and muscular activity: sweeping with a broom)

소개와 준비 (Introduction and set-up)

- 엉덩이와 무릎 관절은 굽히고 발목은 중립으로

양말 신기 준비하기 (Preparing to don the sock)

- 엉덩이는 동심원적인 수축으로 외전, 굽힘 그리고 바깥쪽으로 돌린다.

발목까지 양말 올리기 (Placing the sock over the foot and ankle)

- 엉덩관절의 굽힘과 안쪽으로 회전
- 등척성 수축을 통해 발목관절을 발바닥 쪽으로 굽힘

양말 신기 완성하기 (Completing the donning of the sock)

- 동심원적 그리고 편심적인 수축으로 엉덩이와 무릎 관절을 신장시킨다.
- 편심적인 근육의 움직임으로 발목을 등쪽으로 굽힌다.

질문에 대한 토론과 임상적용

Clinical Application and Discussion Questions

이번 분석은 긴 양말을 이용한 특정한 방법을 기초로 하였다. 확실히, 생체역학은 사용되어지는 기술에 따라 변화할 수도 있다. 발을 바닥에 둔채로 양팔을 가져가는 것과 몸통을 다리로 내리는 것을 비교해보라.

긴 양말을 신을 때의 양팔의 움직임을 상상해보라. 이번 분석을 6장에서 설명한 발목 양말 신을 때와 비교해 보라. 발목 양말을 신을 때 다리의 움직임이 어떻게 달라지는가?

최근 허리 수술을 해서 앞으로 숙일 수가 없는 환자가 사용 할 수 있는 보조기구에는 어떤 것이 있는가? 아랫도리를 입는데 보조 기구가 필요한 또 다른 종류의 재활 치료자에는 어떤 사람이 있는가?

또 어떤 동작이 이 행동과 비교할 만한가? 차이가 무엇인가?

이번 단계에서 주요하게 쓰인 근육을 대체할 근육이 어떤 것이 있을지 목록을 만들어 보라. 당신이 생각해 낸 대체 근육과 부록 A의 챠트 2와 비교해보자.

참고문헌

1. Ahlbäck SO, Lindahl O. Sagittal mobility of the hip joint. *Acta Orthop Scand*. 1964;34:310-322.
2. Crowninshield RD, Johnston RC, Andrews JR, Brand RA. A biomechanical investigation of the human hip. *J Biomech*. 1978;11:75-85.
3. Wheatly MD, Jahnke WD. Electromyographic study of the superficial thigh and hip muscles in normal individuals. *Arch Phys Med Rehabil*. 1951;32:508-518.
4. Dostal WF, Andrews JG. A three-dimensional biomechanical model of hip musculature. *J Biomech*. 1981;14:803-812.
5. Haley ET. Range of hip rotation and torque of hip rotator muscle groups. *Am J Phys Med Rehabil*. 1953;32:261-270.
6. Pare EB, Stern JT, Schwartz JM. Functional differentiation within the tensor fasciae latae. *J Bone Joint Surg Am*. 1981;63:1457-1471.
7. Duarte-Cintra AI, Furlani J. Electromyographic study of quadriceps femoris in man. *Electromyogr Clin Neurophysiol*. 1981;21:539-554.
8. Laubenthal KN, Smidt GL, Kettelkamp DB. A quantitative analysis of knee motion during activities of daily living. *Phys Ther*. 1972;52:34-42.
9. Leib FJ, Perry J. Quadriceps function: an electromyographic study under isometric conditions. *J Bone Joint Surg Am*. 1971;53:749-758.

10. Lunnen JD, Yack J, LeVeau BF. Relationship between muscle length, muscle activity, and torque of the hamstring muscles. *Phys Ther*. 1981;61:190-195.
11. Donatelli R. Normal biomechanics of the foot and ankle. *J Orthop Sports Phys Ther*. 1985;7:91-95.
12. Dul J, Johnson GE. A kinematic model of the human ankle. *J Biomech Eng*. 1985;107:137-142.
13. Lundberg A, Goldie I, Kalin B, Selvik G. Kinematics of the ankle/foot complex. 1. Plantarflexion and dorsiflexion. *Foot Ankle Int*. 1989;9:194-200.
14. Sammarco GJ, Burstein AH, Frankel VH. Biomechanics of the ankle: a kinematic study. *Orthop Clin North Am*. 1973;4:75-96.
15. Soderberg GL, Dostal WF. Electromyographic study of three parts of the gluteus medius muscle during functional activities. *Phys Ther*. 1978;58:691-696.
16. Furlani J, Vitti M, Costacurta L. Electromyographic behavior of the gastrocnemius muscle. *Electromyogr Clin Neurophysiol*. 1978;18:29-34.
17. Ambagtsheer JBT. The function of the muscles of the lower leg in relation to movements of the tarsus. *Acta Orthop Scand*. 1978;172(suppl):1-196.
18. Manter JT. Movements of the subtalar and transverse tarsal joints. *Anat Rec*. 1941;80:397-410.
19. Radin EL. Biomechanics of the human hip. *Clin Orthop*. 1980;152:28-34.

추천도서

Apkarian J, Naumann S, Cairns B. A three-dimensional kinematic and dynamic model of the lower limb. *J Biomech*. 1989;22:143-155.

Brand RA, Crowninshield RD, Johnston RC, Pedersen DR. Forces on the femoral head during activities of daily living. *Iowa Orthop J*. 1982;2:43-49.

Chesworth B. Age and passive ankle stiffness in healthy women. *Phys Ther*. 1989;69:217-224.

Clark JM, Jaynor DR. Anatomy of the abductor muscles of the hips as studied by computer tomography. *J Bone Joint Surg Am*. 1987;69:1021-1031.

Croft P, Cooper C, Wickham C, Coggon D. Osteoarthritis of the hip and occupational activity. *Scand J Work Environ Health*. 1992;18:59-63.

DiStefano V. Anatomy and biomechanics of the ankle and foot. *Athletic Training*. 1981;16:43-47.

Henbusch L. Lightweight inexpensive dressing hook. *Phys Ther*. 1974;54:1202.

Hicks JH. The mechanics of the foot. I. The joints. *J Anat*. 1954;87:345-357.

Johnston RC. Mechanical considerations of the hip joint. *Arch Surg*. 1973;107:411-417.

Lentell GL, Katzman LL, Walters MR. The relationship between muscle function and ankle stability. *J Orthop Sports Phys Ther*. 1990;11:605-611.

Lundberg A, Goldie I, Kalin B, Selvik G. Kinematics of the ankle/foot complex. 2. Pronation and supination. *Foot Ankle Int*. 1989;9:248-253.

Lundberg A, Goldie I, Kalin B, Selvik G. Kinematics of the ankle/foot complex. 3. Influence of leg rotation. *Foot Ankle Int*. 1989;9:304-309.

Lykouretzos J. A folding dressing stick. *Am J Occup Ther*. 1989;44:77.

McLeod WD, Hunter S. Biomechanical analysis of the knee. Primary functions as elucidated by anatomy. *Phys Ther*. 1980;60:1561-1564.

O'Connell AL. Electromyographic study of certain leg muscles during movements of the free foot and during standing. *Am J Phys Med Rehabil*. 1958;37:289-301.

Procter P, Paul JP. Ankle joint biomechanics. *J Biomech*. 1982;15:627-634.

Rydell N. Biomechanics of the hip joint. *Clin Orthop*. 1973;92:6-15.

Reilly DT, Martens M. Experimental analysis of the quadriceps muscle force and patellofemoral joint reaction force for various activities. *Acta Orthop Scand*. 1972;43:126-137.

Rodgers MM. Dynamic foot biomechanics. *J Orthop Sports Phys Ther*. 1995;21:306-316.

Seeger MS, Fisher LA. Adaptive equipment used in the rehabilitation of hip arthroplasty patients. *Am J Occup Ther*. 1982;36:503-508.

Subotnick SI. Biomechanics of the subtalar and midtarsal joints. *J Am Podiatr Med Assoc*. 1975;65:756-764.

Van Kuyk-Minis MAH. Assistive devices: integral to the daily lives of human beings. *Clin Rheum*. 1998;17:3-5.

Wynarsky GT, Greenwald AS. Mathematical model of the human ankle joint. *J Biomech*. 1983;16:241-252.

제 10 장

바지 입기

Donning a Pair of Pants

소개와 준비 Introduction and Set-Up

여느 일상적인 활동과 같이 바지 입기도 여러 가지 방법이 있다. 어떤 사람은 앉아서 허벅지 아래 부분까지 당긴 후 일어나서 완전히 입는다. 또 다른 사람들은 처음부터 서서 입는다. 바지의 치수(조이거나 헐렁함), 허리 입구의 종류(당겨 입기나 지퍼), 바지의 재질(실크나 코르덴)에 따라 입는 방법이 달라지기도 한다.

이번 실험에서는 앉았다가 서서 바지를 입는 방법에 초점을 맞췄다. 분석은 하체의 움직임으로만 제한한다. 사용된 바지는 약간 느슨한 앞쪽에 지퍼가 달린 긴 청바지다. 실험자가 침대 끝에 앉는 것으로부터 분석을 시작한다. 허리와 무릎 관절은 90° 구부리고, 발바닥은 바닥에 평평하게 붙이고, 발목은 중립으로 둔다. 허리 관절은 15° 외전시킨다. 양팔에서는 어깨를 굽히고, 외전, 그리고 안쪽으로 돌린다. 팔꿈치는 신장시키고 팔뚝은 완전히 내전시킨다. 손목 관절은 75° 신장시키고 손가락의 모든 관절은 구부린다. 바지는 실험자의 왼쪽으로 침대에 걸쳐있다. 바지의 윗부분은 침대에, 아래부분은 침대의 옆면에 걸려있다.

바지 잡기 Reaching for the Pants

실험자는 왼손으로 바지를 잡는다. 이렇게 할 때, 머리와 몸통은 왼쪽으로 돌린다(그림 10-2). 다리는 그대로 있는다. 바지를 양손으로 쥐고 입기 위해

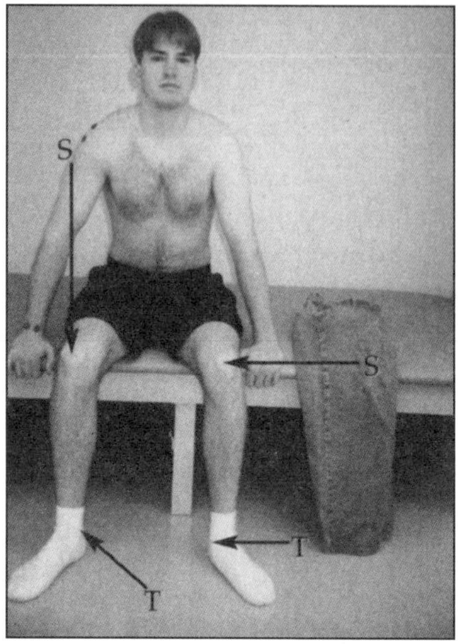

그림 10-1. 시작 자세: 바지를 왼쪽에 놓고 앉는다. 검은 점이 가리키는 것은: S=무릎뼈의 중앙 그리고 T=안쪽복사뼈.

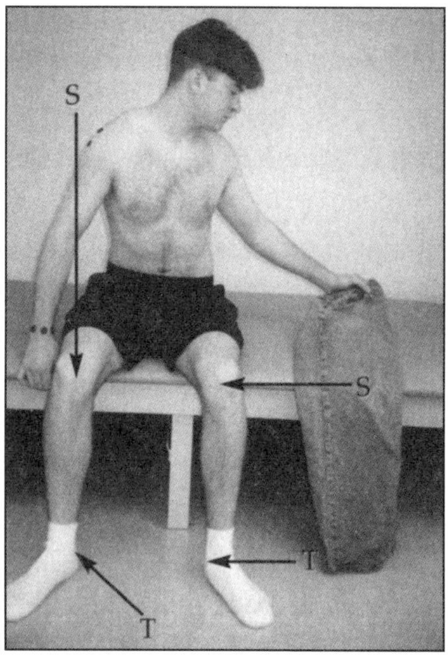

그림 10-2. 바지 잡기: 머리와 몸을 왼쪽으로 돌려 왼손으로 바지를 잡는다. 검은 점이 가리키는 것은: S=무릎뼈의 중앙 그리고 T=안쪽 복사뼈.

실험자의 앞으로 가져온다.

몸의 근육들은 몸통을 시작할 때의 곧은 자세로 유지시켜 준다. 왼쪽 엉덩허리근은 등척성 작용으로 몸통을 곧게 세우는 것을 도와준다.[1-3] 뒤넙다리근은 무릎 관절을 고정시킨다.[4-5] 앞과 뒤정강이근은 발목과 발의 관절을 유지시킨다.[6-7] 이 근육들의 작용은 왼쪽으로 몸을 돌려 바지를 잡을 때, 중력의 영향을 방해하여 상체를 곧게 세워 앉는데 중요한 역할을 한다.

왼쪽 다리 입기 Dressing the Left Lower Extremity

먼저 왼쪽 다리를 집어 넣는다(그림 10-3). 실험자는 왼쪽 허리 관절을 굽히고, 내전시키고, 안쪽으로 회전하면서 몸통을 앞으로 숙이고 왼쪽으로 약간 비튼다. 왼쪽 허리 관절은 발을 손으로 올리기 위해 45° 구부리고, 10° 내전시키고, 안쪽으로 5° 회전시킨다. 무릎 관절은 10° 더 구부린다.[8]

발목관절은 발등쪽으로 5° 구부려서 바지를 통해 발이 잘 미끄러지게 한다. 발도 5° 뒤집는다.[9-11]

발이 들어가면, 바지를 당겨올린다(그림 10-4). 동시에 다리를 시작 자세와 같이 아래로 내린다. 이러는 동안 허리 관절을 바깥쪽으로 돌리고 외전시켜 원래대로 되돌린다. 이 자세가 반대쪽 다리가 바지 입는 것을 편하게 한다.

왼쪽 다리를 입고 나면, 앞서 설명한 근육들은 반대로 작용해서 발을 바닥에 놓는다. 그 다음에 오른쪽 다리의 근육들이 움직이기 시작한다.

오른쪽 다리 입기 Dressing the Right Lower Extremity

실험자는 오른쪽 허리 관절을 굽히고, 내전시키고, 안쪽으로 회전시키면서 다시 몸통을 구부리고 왼쪽으로 약간 비튼다. 오른쪽 허리 관절은 오른발을 손으로 올리기 위해 10° 더 구부리고, 15° 내전시키고, 안쪽으로 10° 회전시킨다(그림 10-5). 무릎 관절은 10° 구부린다. 이 동작이 끝나면 발을 발등쪽으로 굽히고 입을 준비를 한다. 발목관절은 발등쪽으로 5~10° 구부리고, 목말밑관절은 5° 뒤집는다.

발을 바지에 집어 넣고 바지를 위쪽으로 당긴다. 동시에, 오른발을 바닥으로 내린다(그림 10-6). 왼쪽과 마찬가지로, 오른발도 시작할 때의 자세와 같게

그림 10-3. 왼쪽 다리 입기: 무릎을 굽히고, 발목을 발등쪽으로 구부리고 발을 안쪽으로 번지게 하면서 왼쪽 엉덩이를 굽히고, 내전시키고, 안쪽으로 돌린다. 검은 점이 가리키는 것은: S=무릎뼈의 중앙 그리고 T=안쪽 복사뼈.

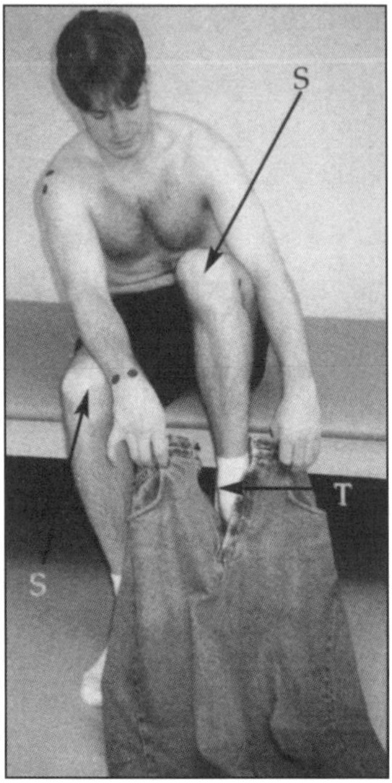

그림 10-4. 왼쪽 다리 입기: 왼쪽 엉덩이를 굽히고, 내전시키고, 안쪽으로 돌린다. 검은 점이 가리키는 것은: M=넙다리뼈의 가쪽위관절융기; N=종아리뼈 머리; 그리고 V=넙다리뼈의 큰돌기.

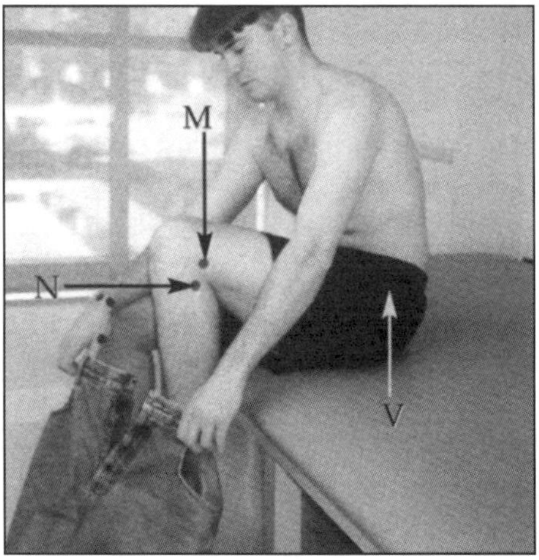

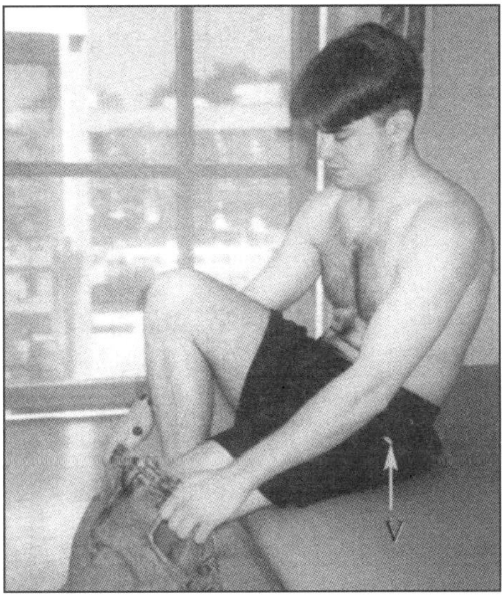

그림 10-5. 오른쪽 다리 입기: 오른쪽 엉덩이를 굽히고, 내전시키고, 안쪽으로 돌린다. 검은 점이 가리키는 것은: V=넙다리뼈의 큰돌기.

중립으로 돌아간다. 몸통도 곧게 앉은 자세로 돌아간다. 오른 다리에 사용된 근육은 왼쪽 다리에 사용된 근육의 거울상의 이미지와 같다. 그것들의 움직임은 왼쪽 다리에서 설명한 바와 같다.

바지 입기 Completion of Donning the Pants

이제 일어서면 바지 입기가 거의 끝난다. 바지를 쥐고 있으면서, 하체로 이동될 체중을 대비해 허리를 앞으로 숙인다. 동시에, 엉덩이와 무릎 관절을 신장시켜 발목이 발등쪽으로 굽게 한다.[4] 엉덩관절을 10° 구부리고, 완전히 신장시키기 시작한다(그림 10-7). 무릎 관절은 완전히 신장시키기 전에 5° 더 구부린다.[4] 발목은 발등 쪽으로 5° 굽혔다가 중립 자세 쪽인 발바닥쪽으로 구부린다.[12-13] 이 동작을 하면서 바지를 허벅지와 엉덩이를 덮으면서 당겨 올리고 몸통은 바로 세움으로써 바지입기가 완성이 된다(그림 10-8).

일어날 준비를 하면서 엉덩허리근(동심적 작용)과 큰볼기근(편심적 작용)이 엉덩관절을 처음 구부린만큼 움직인다. 큰볼기근은 그 다음 반대로 작용해 동심원적으로 작용해서 엉덩관절을 신장시키게 한다.[14]

무릎과 발목관절의 움직임은 발바닥을 땅에 대고 몸통을 앞으로 숙이면서 수동적으로 행해진다. 무릎이 신장되면 넙다리네갈래근이 동심원적으로 작용

그림 10-6. 오른쪽 다리 입기: 바지를 당기면서 오른 다리는 바닥으로 뻗는다. 검은 점이 가리키는 것은: V=넙다리뼈의 큰돌기.

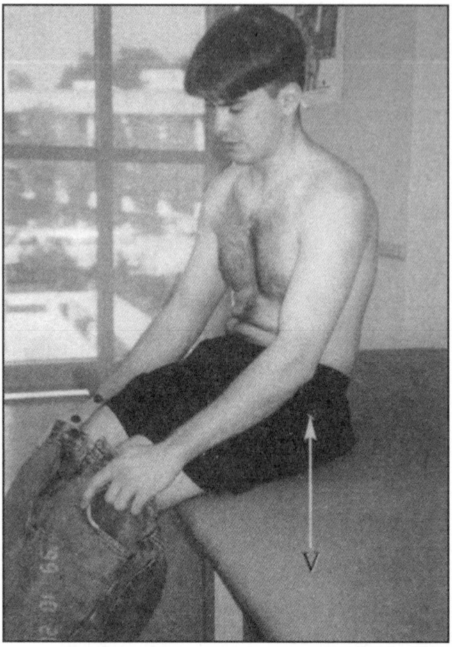

그림 10-7. 바지 입기 완성: 체중을 하체로 옮기기 위해 엉덩이와 무릎을 등쪽으로 구부린다. 검은 점이 가리키는 것은: R=다섯 번째 발허리관절(가쪽); V=넙다리뼈의 큰돌기.

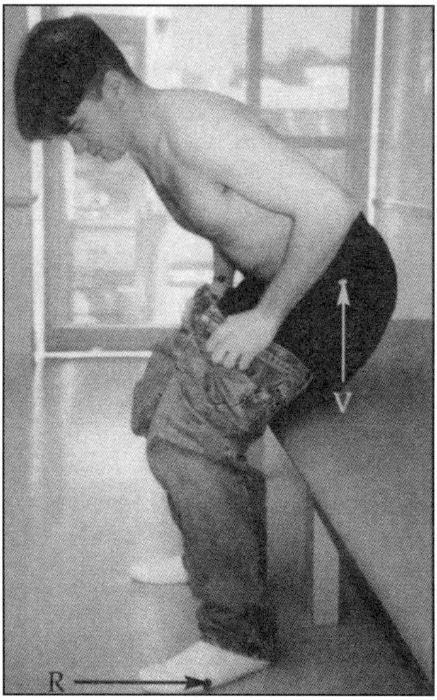

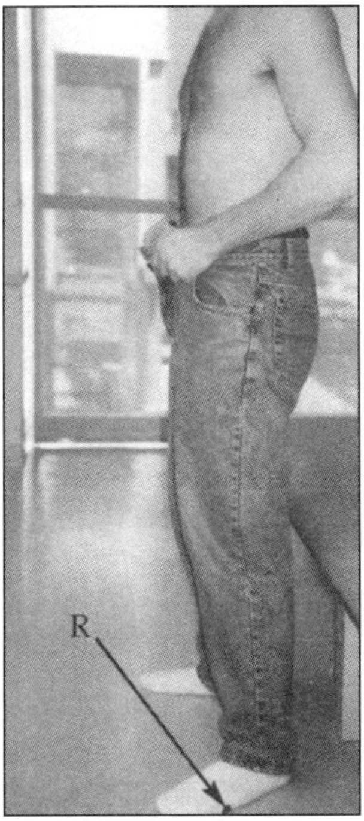

그림 10-8. 바지 입기 완성: 지퍼 잠그기. 검은 점이 가리키는 것은: R=다섯 번째 발허리관절선(가쪽)

한다.[15-16] 발목관절에서는 장딴지-가자미근이 동심원적으로 작용해 똑바로 몸을 일으킨다. 앞정강근은 장딴지-가자미근과 상호보완작용해서 이 마지막 자세를 완성시킨다. 앞정강근의 편심적인 수축은 실험자가 바지를 엉덩이 위로 올릴 때 발목을 고정시키는데 필요하다.[6,17] 목말밑관절의 안쪽번짐근와 바깥번짐근의 상호작용 또한 발을 바닥에 대고 버티는데 필요하다.[11] 뒤종아리근이 동심원으로 수축할 때, 긴종아리근과 짧은종아리근은 편심적으로 작용한다. 그 다음엔 바뀌어 반대로 작용한다. 이것 때문에 실험자가 바지를 완전히 입을 때 똑바로 서서 버티는데 조금의 뒤틀림을 허용할 수 있다.

요약 Summary

바지 입기에서의 해부학적 중요 포인트
(Key anatomical landmarks for pants analysis)

엉덩이 복합체: 넙다리뼈의 큰돌기

무릎 복합체:	넙다리뼈의 가쪽위관절융기
	넙다리뼈의 안쪽관절융기
	정강뼈의 거친면
	종아리뼈 머리
	무릎뼈의 중앙
발목과 발 복합체:	가쪽 복사뼈
	안쪽 복사뼈
	양 복사뼈 사이의 앞쪽 중앙선
	첫 번째 발허리관절선(후방)
	첫 번째 발허리관절선(안쪽)
	다섯 번째 발허리관절선(가쪽)

바지 입기의 중요 단계
(Major phases for pants analysis)

시작 자세 (Starting position)

- 실험자의 자세
- 바지의 위치
- 바지의 종류

바지 잡기 (Reaching for the pants)

왼쪽 다리 입기 (Dressing the left lower extremity)

오른쪽 다리 입기 (Dressing the right lower extremity)

바지 입기 완성 (Completion of donning the pants)

다리의 근육과 관절의 움직임: 바지 입기
(Upper extremity joint motions and muscular activity: Donning a pair of pants)

소개와 준비 (Introduction and set-up)

- 엉덩관절의 굽힘과 외전

- 무릎 관절 굽힘, 발목관절은 중립

바지 잡기 (Reaching for the pants)

- 등척성 수축으로 모든 자세를 고정시킨다.

왼쪽 다리 입기 (Dressing the right lower extremity)

- 주로 모든 관절을 굽힘
- 동심원적 수축으로 엉덩관절 신장

오른쪽 다리 입기 (Dressing the right lower extremity)

- 주로 모든 관절을 굽힘
- 동심원적 수축으로 엉덩관절 신장

바지 입기 완성 (Completion of donning the pants)

- 주로 모든 관절을 굽힘
- 동심원적 수축으로 엉덩관절과 무릎관절을 신장

질문에 대한 토론과 임상적용
Clinical Application and Discussion Questions

이번 분석은 앉았다 일어서며 바지 입기에 기초한 것이다. 엉덩이, 무릎, 그리고 발목관절의 움직임과 근육의 움직임 또한 다른 방법과는 차이가 있을 것이다. 고유감각(proprioceptive)과 평형 감각 또한 영향을 미칠 것이다.

서서 이 행동을 한다고 생각해보라. 한쪽 다리를 입을 때 다른 한쪽만으로 균형을 잡아야 할 것이다. 이 자세에서 몸통과 팔은 어떤 동작을 해야 되는지 생각해 보라. 이 장에서 설명한 방법으로 입는 것과 서서 입는 것중 균형 감각에 영향이 있는 것은 무엇인가?

꽉 조이는 바지를 입는 것과 비교해 보라. 어떻게 달라질 것인가?

팬티 스타킹을 신는 것과 비교해 보라. 비슷한 점은 무엇인가? 차이점은 무엇인가?

다리나 팔의 이상으로 이 행동을 하기 불편한 사람들을 돕기 위한 보조 장치는 어떤 것이 있을까? 앉거나 섰을때 균형 감각이 저하된 사람을 위한 또 다른 방법에는 어떤 것이 있을까?

마지막으로, 이번 단계에서 주요하게 쓰인 근육을 대체할 근육이 어떤 것이 있을지 목록을 만들어 보라. 당신이 생각해낸 대체 근육과 부록 A의 챠트 2와 비교해보자.

참고문헌

1. Dostal WF, Andrews JG. A three-dimensional biomechanical model of hip musculature. *J Biomech.* 1981;14:803-812.
2. Radin EL. Biomechanics of the human hip. *Clin Orthop.* 1980;152:28-34.
3. Wheatly MD, Jahnke WD. Electromyographic study of the superficial thigh and hip muscles in normal individuals. *Arch Phys Med Rehabil.* 1951;32:508-518.
4. Laubenthal KN, Smidt GL, Kettelkamp DB. A quantitative analysis of knee motion during activities of daily living. *Phys Ther.* 1972;52:34-42.
5. Lunnen JD, Yack J, LeVeau BF. Relationship between muscle length, muscle activity, and torque of the hamstring muscles. *Phys Ther.* 1981;61:190-195.
6. Ambagtsheer JBT. The function of the muscles of the lower leg in relation to movements of the tarsus. *Acta Orthop Scand.* 1978;172(suppl):1-19.
7. Procter P, Paul JP. Ankle joint biomechanics. *J Biomech.* 1982;15:627-634.
8. Chari VR, Kirby RL. Lower-limb influence on sitting balance while reaching forward. *Arch Phys Med Rehabil.* 1986;67:730-733.
9. Donatelli R. Normal biomechanics of the foot and ankle. *J Orthop Sports Phys Ther.* 1985;7:91-95.
10. Lundberg A, Goldie I, Kalin B, Selvik G. Kinematics of the ankle/foot complex. 2. Pronation and supination. *Foot Ankle Int.* 1989;9:248-253.
11. Subotnick SI. Biomechanics of the subtalar and midtarsal joints. *J Am Podiatr Med Assoc.* 1975;65:756-764.
12. Lundberg A, Goldie I, Kalin B, Selvik G. Kinematics of the ankle/foot complex. 1. Plantarflexion and dorsiflexion. *Foot Ankle Int.* 1989;9:194-200.
13. Lundberg A, Goldie I, Kalin B, Selvik G. Kinematics of the ankle/foot complex. 3. Influence of leg rotation. *Foot Ankle Int.* 1989;9:304-309.
14. Yamashita N. EMG activities in mono- and bi-articular thigh muscles in combined hip and knee extension. *Eur J Appl Physiol.* 1988;58:274-277.
15. Duarte-Cintra AI, Furlani J. Electromyographic study of quadriceps femoris in man. *Electromyogr Clin Neurophysiol.* 1981;21:539-554.
16. Reilly DT, Martens M. Experimental analysis of the quadriceps muscle force and patellofemoral joint reaction force for various activities. *Acta Orthop Scand.* 1972;43:126-137.

17. Lentell GL, Katzman LL, Walters MR. The relationship between muscle function and ankle stability. *J Orthop Sports Phys Ther*. 1990;11:605-611.

추천도서

Blackburn TA, Craig E. Knee anatomy: a brief review. *Phys Ther*. 1980;60:1556-1560.

Brand RA, Crowninshield RD, Johnston RC, Pedersen DR. Forces on the femoral head during activities of daily living. *Iowa Orthop J*. 1982;2:43-49.

Johnston RC. Mechanical considerations of the hip joint. *Arch Surg*. 1973;107:411-417.

Nissan M. Review of some basic assumptions in knee biomechanics. *J Biomech*. 1980;13:375-381.

Sammarco GJ, Burstein AH, Frankel VH. Biomechanics of the ankle: a kinematic study. *Orthop Clin North Am*. 1973;4:75-96.

Shepard E. Tarsal movements. *J Bone Joint Surg Br*. 1951;33:258-263.

Van Kuyk-Minis MAH. Assistive devices: integral to the daily lives of human beings. *Clin Rheum*. 1998;17:3-5.

제 11 장

자전거 타고 페달 밟기

Mounting and Pedaling a Bicycle

소개와 준비 Introduction and Set-Up

나이든 사람이나 젊은 사람이나 자전거 타기를 즐긴다. 이번 분석에서는 자전거 타기와 페달 밟기 두가지 단계로 나눠보겠다. 두 번째 단계는 다시 네가지 세부 단계으로 나뉜다. 각 항목은 페달 회전을 완성시키는 것의 1/4만큼으로 구성되어 있다. 페달 회전은 시계와 비슷한데 왼발로 시계 반대방향으로, 오른발로는 시계 방향으로 돌린다. 네 가지 세부단계는 12시, 9시, 6시, 3시 방향을 말한다. 3시 방향의 움직임 범위(ROM)는 270°, 6시 방향은 180°, 9시 방향은 90°, 12시 방향은 0°나 360°에서 측정한다. 페달 밟기는 12시 위치에서 시작해서 한바퀴 돌아 다시 원래 위치로 돌아오는 것이다. 이번 분석에서는 왼발의 페달 밟기로만 제한한다.

이 실험에서는 움직임 범위의 측정을 위해 일반 자전거 대신 고정된 자전거를 사용했다. 안장은 바닥에서 30인치에 위치한다. 이 높이는 실험자의 넙다리뼈의 큰돌기의 높이다(그림 11-1).

자전거 타기 Mounting the Bicycle

첫 번째 단계를 위해, 실험자는 엉덩이, 무릎, 발목관절을 중립으로 두고 가만히 있는다. 자전거에 오르면서 곧게 선 자세를 유지하며 빨리 움직인다. 오른쪽 골반은 바깥 아래쪽으로 기울이고, 왼쪽 엉덩이는 다리를 들어 안장에 얹기 위해 외전시키고 구부린다.[1-2] 동시에 왼쪽 무릎관절을 구부리고 발목은 그

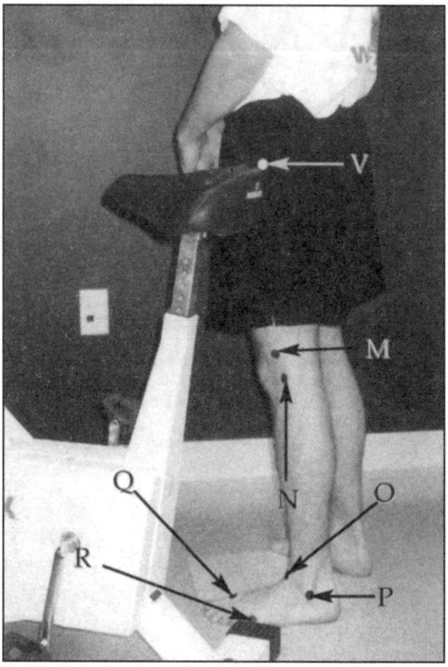

그림 11-1. 시작 자세: 자전거의 왼쪽에 선다. 자전거의 안장 높이를 넙다리뼈의 큰돌기에 맞춘다. 검은 점이 가리키는 것은: M=넙다리뼈의 가쪽위관절융기; N=종아리뼈 머리; O=양 복사 사이의 앞쪽 중앙선; P=가쪽 복사뼈; Q=첫 번째 발허리관절선(후방); R=다섯 번째 발허리관절선(가쪽) ; 그리고 V=넙다리뼈의 큰돌기.

대로 둔다(그림 11-2).

자전거에 오르면서 오른쪽 골반은 바깥쪽으로 4~5° 기울인다. 왼쪽 무릎관절은 대략 90° 굽히면서 엉덩이는 35° 외전시키고, 100° 구부리고, 안쪽으로 5° 돌린다.[3-6] 왼쪽 발목관절은 발가락이 자전거에 걸리지 않게 그대로 있는다(그림 11-3). 그리고 왼쪽 엉덩이는 굽혔던 것을 약 12° 정도 신장시킨다. 왼쪽 엉덩관절은 여전히 약 5~10° 정도 외전되어 있다. 왼쪽 무릎관절은 발을 페달로 올리기 위해 20° 구부린다. 발목은 그대로 둔다(그림 11-4).

이제 왼발은 자리를 잡았고, 오른 다리를 움직여 오른발을 페달로 올려야 한다. 앞서 했던 단계에서 오른발에 실었던 체중을 이제 왼발로 옮긴다.[7]

왼쪽 엉덩관절을 바깥쪽으로 돌려 중립으로 돌아가면서 오른쪽 발목을 발바닥쪽으로 50° 굽히고, 오른쪽 골반을 중립으로 둔다(그림 11-5).

오른쪽 무릎관절을 45° 구부려 오른발을 페달에 올리면서, 오른쪽 엉덩관절은 30° 구부린다. 이렇게 함으로써 오른발을 페달에 올렸을 때 오른쪽 발목관절이 발등쪽으로 5~10° 구부러진다(그림 11-6).

처음 자전거에 오르기 전에 두 발로 서 있는 자세로 시작하면서, 몸을 직립

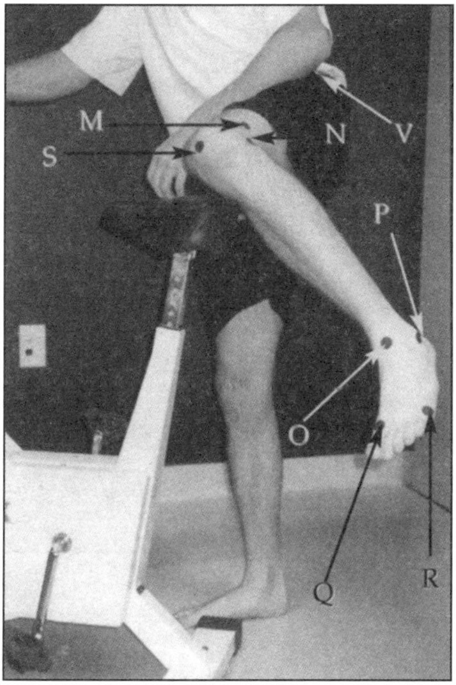

그림 11-2. 자전거 올라타기: 왼쪽 엉덩관절과 무릎관절을 굽히면서 안장을 넘는다. 검은 점이 가리키는 것은: M=넙다리뼈의 가쪽위관절융기; N=종아리뼈 머리; O=양 복사 사이의 앞쪽 중앙선; P=가쪽 복사뼈; Q=첫 번째 발허리관절선(후방); R=다섯 번째 발허리관절선(가쪽); S=무릎뼈의 중앙 그리고 V=넙다리뼈의 큰돌기.

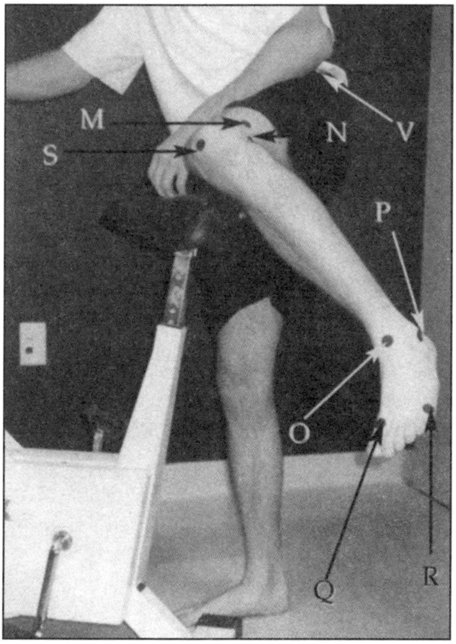

그림 11-3. 자전거 올라타기: 왼쪽 다리를 안장에 얹고 체중을 왼쪽으로 옮길 준비를 한다. 검은 점이 가리키는 것은: M=넙다리뼈의 가쪽위관절융기; N=종아리뼈 머리; O=양 복사 사이의 앞쪽 중앙선; P=가쪽 복사뼈; Q=첫 번째 발허리관절선(후방); R=다섯 번째 발허리관절선(가쪽); S=무릎뼈의 중앙 그리고 V=넙다리뼈의 큰돌기.

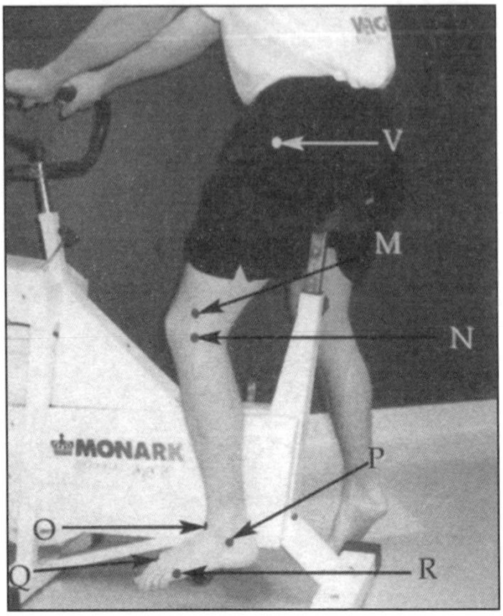

그림 11-4. 자전거 올라타기: 안장위에 완전히 올라타고 체중을 왼쪽 다리로 옮긴다. 검은 점이 가리키는 것은: M=넙다리뼈의 가쪽위관절융기; N=종아리뼈 머리; O=양 복사 사이의 앞쪽 중앙선; P=가쪽 복사뼈; Q=첫 번째 발허리관절선(후방); R=다섯 번째 발허리관절선(가쪽) ; 그리고 V=넙다리뼈의 큰돌기.

시키도록 유지시키는 고정된 안정장치가 있다.[7-10] 이번 분석은 자전거에 올라타면서 시작된다. 실험자의 왼쪽 다리를 들어 안장을 넘을 때 오른쪽 다리로 지탱한다. 왼쪽 허리네모근과 오른쪽 중간볼기근은 동심원으로 작용해 골반을 바깥쪽으로 기울어지게 조절한다.[10-15] 오른쪽 큰볼기근, 넙다리네갈래근, 장딴지-가자미근은 이번 단계 동안 오른쪽 다리를 지탱한다. 이것은 세 근육의 등척성 작용에 의해 이루어진다.

발목관절 근육이 편심적으로 작용해 발목의 위치를 조절하는 동안, 왼쪽 엉덩이와 무릎관절은 동심원으로 작용한다. 왼쪽 엉덩허리근, 중간볼기근, 바깥돌림근, 넙다리네갈래근, 그리고 앞정강근은 왼발을 들어 안장을 넘게하는 동작을 만든다. 엉덩이 근육은 동심원으로 작용해 엉덩관절을 굽히고 외전시킨다. 바깥돌림근은 편심적으로 작용해 엉덩관절을 안쪽으로 돌게 한다.[16] 무릎관절은 편심적으로 작용해 무릎을 구부리게 한다. 발목 뒤굽힘근은 등척적으로 작용해 발목의 중립 자세를 유지시킨다. 그리고 이때 긴종아리근과 짧은종아리근은 등척성적으로 작용해 목말밑관절의 자세를 잡는데 도움을 준다.[17-18]

안장을 넘으면, 왼쪽 엉덩허리근은 편심적으로 작용해 발이 페달 위에 오도록 엉덩관절을 낮춘다. 왼쪽 중간볼기근은 편심적으로 작용해 엉덩관절의 외전을 줄인다. 바깥돌림근은 동심원으로 작용해 엉덩관절이 중립 자세로 돌아

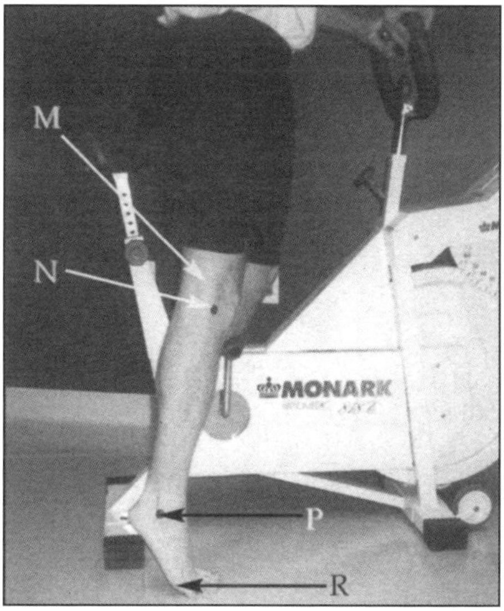

그림 11-5. 자전거 올라타기: 왼쪽으로 체중을 싣기 위해 오른쪽 발목을 발바닥쪽으로 굽힌다. 검은 점이 가리키는 것은: M=넙다리뼈의 가쪽위관절융기; N=종아리뼈 머리; P=가쪽 복사뼈; R=다섯 번째 발허리관절선(가쪽)

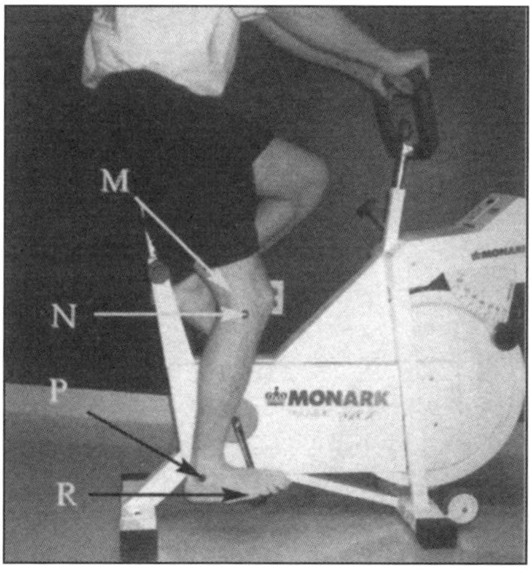

그림 11-6. 완전히 올라타기: 오른발을 페달 위에 올린다. 검은 점이 가리키는 것은: M=넙다리뼈의 가쪽위관절융기; N=종아리뼈 머리; P=가쪽 복사뼈; R=다섯 번째 발허리관절선(가쪽)

가게 만든다. 왼쪽 넙다리네갈래근은 계속해서 편심적으로 작용함으로써 무릎관절이 앞으로 더 신장되도록 한다. 발목 뒤굽힘근은 발목관절 자세를 유지하기 위해 등척성 수축한다. 목말밑관절의 외번근은 편심적으로 작용해 발을 페달 위에 있게 한다.

오른쪽 장딴지-가자미근은 몸을 위로 밀어 체중을 반대쪽으로 실리게 해서 오른발을 페달 위에 올릴 수 있도록 동심원으로 작용한다. 동시에, 몸을 위로 밀어 올릴때 체중이 오른발의 안쪽에 몰리도록 오른쪽 외번근이 등척성 수축을 한다.[19] 왼쪽 중간볼기근은 골반을 평평하게 하도록 동심 수축을 한다. 그 다음에 오른발을 페달 위에 올릴 때까지 자세를 유지하도록 등척성 수축을 한다.[11]

오른쪽 엉덩허리근은 엉덩관절이 구부러지게 동심원으로 작용하고 오른발이 페달 위에 오르도록 돕는다. 오른쪽 넙다리네갈래근은 무릎관절을 구부리도록 편심적으로 작용한다. 오른쪽 뒤굽힘근과 안쪽번짐근은 발목과 목말밑관절이 발을 페달 위에 올렸을 때의 자세를 잡도록 동심원으로 작용한다. 실험자는 이제 페달을 밟을 준비가 됐다.

페달 밟기 Pedaling the Bicycle

또 하나의 주요 단계(페달 밟기)는 앞서 말한 시계 보는 방법과 같이 원근적으로 설명하겠다. 왼쪽 다리는 12시 위치에서 시작한다(그림 11-7). 그리고 앞쪽과 아래쪽으로 밟는다. 이 자세에서, 엉덩관절은 88° 구부리고, 무릎관절은 115° 구부린 자세, 발목은 중립, 그리고 발허리발가락관절도 중립으로 시작한다.[20-25]

여기서, 9시 방향까지 페달을 밟고 일회전의 1/4을 끝낸다(그림 11-8). 이제 엉덩관절은 66°, 무릎은 75° 구부리고, 발목은 발바닥 쪽으로 15° 구부린다. 발허리발가락관절은 중립 그대로 있는다.

계속해서 페달을 6시 방향까지 밟아서 일회전의 반을 끝낸다(그림 11-9). 이제 엉덩관절은 38°, 무릎관절은 45° 구부리고, 발목관절은 발바닥쪽으로 10° 구부린다. 발허리발가락관절은 중립을 유지한다.

여기서, 3시 방향까지 밟아서 일회전의 3/4을 끝낸다(그림 11-10). 엉덩관절은 60°, 무릎관절은 95° 구부리고, 발목관절은 중립으로 돌아온다, 그리고 발허리발가락관절은 그대로 있는다.

마지막으로, 12시 방향까지 밟아 시작 자세로 돌아오면서 일회전을 끝낸다(그림 11-11). 또한 페달을 한바퀴 돌리는 동안 목말밑관절이 거꾸로 돌고 뒤집히는 것을 주의해야 한다. 각 방향으로 약 4°씩 움직인다.

페달 밟기는 양 다리의 반복적인 동작이다. 그러므로, 설명한 한 쪽 다리의 움직임과 다른 쪽의 움직임은 비슷하다. 그러나 한 쪽 다리가 12시 방향에 있다면

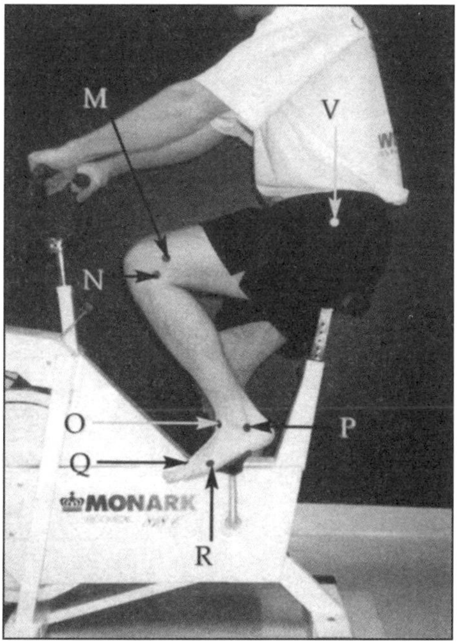

그림 11-7. 페달 밟기: 왼쪽 다리를 12시 위치에 놓고 시작한다. 검은 점이 가리키는 것은: M=넙다리뼈의 가쪽위관절융기; N=종아리뼈 머리; O=양 복사 사이의 앞쪽 중앙선; P=가쪽 복사뼈; Q=첫 번째 발허리관절선(후방); R=다섯 번째 발허리관절선(가쪽); 그리고 V=넙다리뼈의 큰돌기.

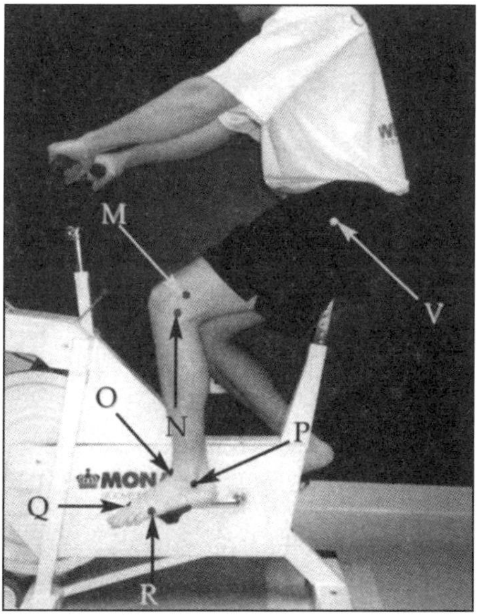

그림 11-8. 페달 밟기: 9시 방향으로 옮긴다. 검은 점이 가리키는 것은: M=넙다리뼈의 가쪽위관절융기; N=종아리뼈 머리; O=양 복사 사이의 앞쪽 중앙선; P=가쪽 복사뼈; Q=첫 번째 발허리관절선(후방); R=다섯 번째 발허리관절선(가쪽); 그리고 V=넙다리뼈의 큰돌기.

그림 11-9. 페달 밟기: 6시 방향으로 옮기면서 반바퀴를 돌린다. 검은 점이 가리키는 것은: M=넙다리뼈의 가쪽위관절융기; N=종아리뼈 머리; O=양 복사 사이의 앞쪽 중앙선; P=가쪽복사뼈; Q=첫 번째 발허리관절선(후방); R=다섯 번째 발허리관절선(가쪽); 그리고 V=넙다리뼈의 큰돌기.

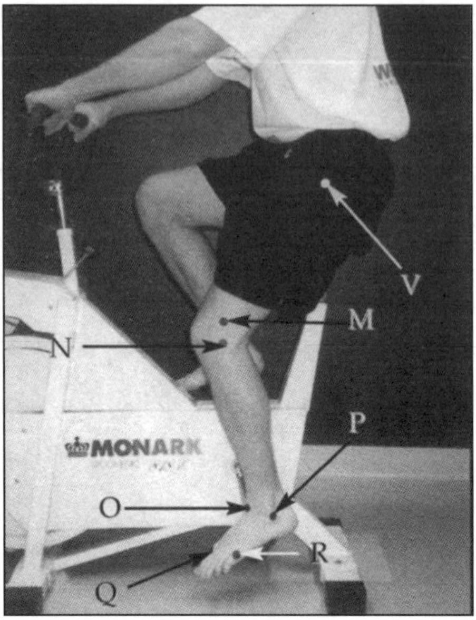

다른 쪽 다리는 6시 방향에 있다. 여기서는 왼쪽 다리로 제한해서 설명하겠다.

여기서 기억해야 할 중요한 사항은 실험자의 왼쪽 방향에서 보면, 시계 반대 방향으로 페달을 밟는다는 것이다. 12시 방향에서 시작해서, 실험자는 0에서 90°까지 움직인다. 이 때, 실험자는 엉덩이와 무릎을 굽힌 자세로 시작해서 엉덩이와 무릎을 펴고, 다시 구부린 자세로 돌아간다. 페달 밟기의 첫 번째 부분 동안 큰볼기근은 동심원으로 작용해서 처음의 굽혀있던 엉덩관절을 신장시킨다. 넙다리네갈래근은 동심원으로, 뒤넙다리근은 편심적으로 작용해서 굽혔던 무릎을 앞으로 뻗는다. 장딴지-가자미근은 동심원으로 작용해 발목관절을 발바닥쪽으로 구부린다. 긴종아리근과 짧은종아리근은 동심원으로 작용해서 목말밑관절의 움직임을 조절한다. 이 모든 움직임은 자전거가 앞으로 나아가도록 왼발로 페달을 아래쪽으로 밟는 것이다.[26-29]

그리고 뒤넙다리근과 엉덩이모음근은 편심적으로 작용해서 자세 조절하는 것을 돕는다. 그러나, 큰모음근은 이번 단계의 후반부에서는 동심원으로 작용한다. 앞정강근 역시 편심적으로 작용해서 돕는다.

페달 밟기의 두 번째 단계에서는 9시 방향에서 6시 방향으로 즉, 90°에서 180°로 나아간다. 앞서 첫 번째 단계에서 설명한 것과 같은 근육이 페달을

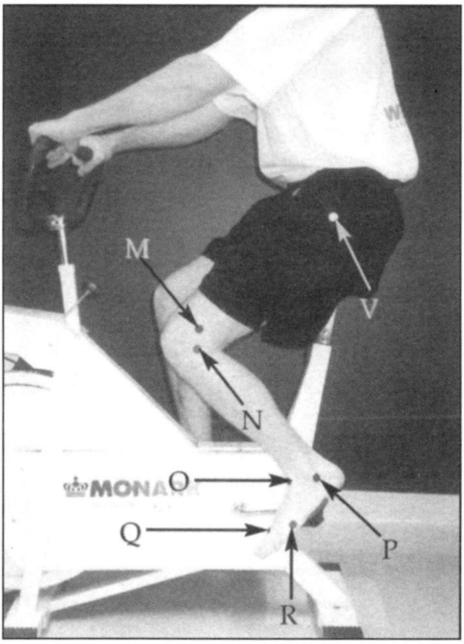

그림 11-10. 페달 밟기: 3시 방향애서 1/3 돌린다. 검은 점이 가리키는 것은: M=넙다리뼈의 가쪽위관절융기; N=종아리뼈 머리; O=양 복사 사이의 앞쪽 중앙선; P=가쪽 복사뼈; Q=첫 번째 발허리관절선(후방); R=다섯 번째 발허리관절선(가쪽) ; 그리고 V=넙다리뼈의 큰돌기.

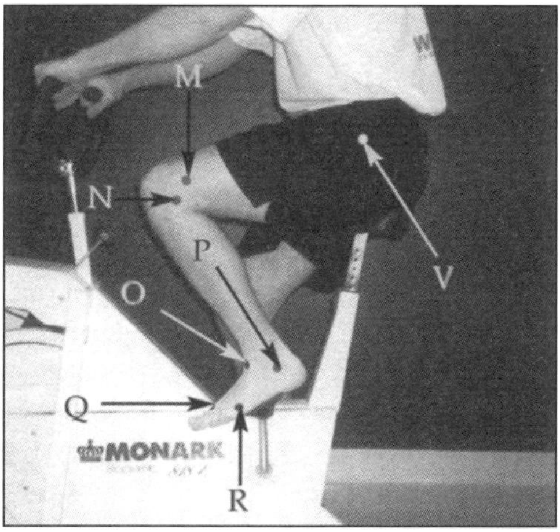

그림 11-11. 페달 밟기: 발을 12시 방향에서 되돌아온다. 검은 점이 가리키는 것은: M=넙다리뼈의 가쪽위관절융기; N=종아리뼈 머리; O=양 복사 사이의 앞쪽 중앙선; P=가쪽 복사뼈; Q=첫 번째 발허리관절선(후방); R=다섯 번째 발허리관절선(가쪽) ; 그리고 V=넙다리뼈의 큰돌기.

아래쪽으로 민다.

페달을 계속해서 6시 방향에서 3시 방향으로, 180°에서 270°로 밟으면서, 엉덩이굽힘근, 엉덩허리근, 넙다리빗근, 넙다리근막긴장근, 그리고 두덩근이 동심원으로 작용해 엉덩관절의 움직임을 조절한다. 뒤넙다리근, 두덩정강근은 동심원으로 작용해서 편심적으로 작용하는 넙다리네갈래근의 도움을 받아 무릎을 구부린다. 발목을 발등쪽으로 구부러지게 하는 것은 앞정강근의 동심원적 수축이다.

페달 밟기를 끝내기 위해 12시 시작 지점으로 페달을 밟으면서 270°에서 360°까지 돌린다. 엉덩이굽힘근과 무릎굽힘근은 계속해서 동심원적으로 작용하면서 자세를 만든다. 앞정강근은 등척성 수축해서 발목관절을 유지시킨다. 장딴지-가자미근은 앞정강근과 상호 보완 작용으로 발목관절을 조절한다.

위에서 말한 근육에 덧붙여, 엉덩이돌림근(안쪽과 바깥쪽), 모음근, 그리고 벌림근이 왼쪽 다리를 중립 자세로 유지하는데 작용한다. 골반올림근은 골반을 평평하게 유지시켜 다리가 최대의 힘을 낼 수 있도록 한다. 같은 맥락으로 발목 안쪽번짐근과 바깥번짐근이 발을 페달 위에 고정시킨다. 또한 재활 운동기구(restorator) 같은 것에서처럼 페달을 밟으면서 저항이 가해질 때, 큰모음근이 엉덩이폄근처럼 작용할 수도 있다는 것에 유의해야 한다.

노작계와 restorator와의 비교
Comparison to an Ergometer and a Restorator

노작계에 올라타고 페달을 밟을 때의 근육의 움직임은 자전거의 그것과 거의 같다. 큰 차이점은 몸을 지탱시켜 주는 외부 요인이 없는 일반적인 자전거를 탈 때 필요한 평형 감각과 자기 감수체이다.

Restorator와 비교하면 몇가지 차이점이 있다. 페달을 적절한 거리에 배치하고, 실험자는 의자에 앉아서 왼쪽 무릎을 편다. Restorator 페달은 대퇴골 큰돌기에서 30인치 떨어지게 배치한다(그림 11-12).

시작 지점인 12시, 혹은 0°에서(그림 11-13), 엉덩관절은 95°, 무릎관절은 105° 구부리고 발목관절은 발바닥 쪽으로 5° 기울인다. 0에서 90°로 움직이면서(그림 11-12), 엉덩관절은 70°, 무릎관절은 10° 구부리고 발목관절은 발바닥 쪽으로 15° 구부린다.

90°에서 180°까지 가면서(그림 11-14) 엉덩관절은 86°, 무릎관절은 91° 구부리고, 발목관절은 중립 자세로 돌아온다. 270°까지는(그림 11-15) 엉덩관절을 88°, 무릎관절을 90° 구부리고, 발목관절은 그대로 놔둔다. 페달을 한바퀴 밟을 동안, 발허리발가락과 손가락뼈사이관절은 각각 15°, 90°, 45°, 그리고

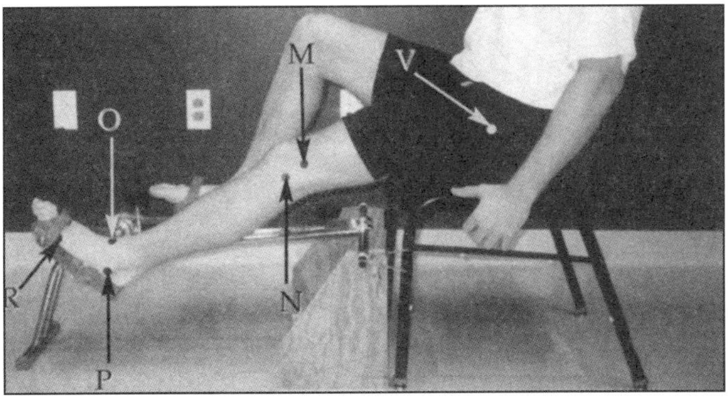

그림 11-12. Restorator에서의 시작 자세: 페달의 위치는 넙다리뼈의 큰돌기에서 30인치가 되도록 한다. 검은 점이 가리키는 것은: M=넙다리뼈의 가쪽위관절융기; N=종아리뼈 머리; O=양 복사 사이의 앞쪽 중앙선; P=가쪽 복사뼈; R=다섯 번째 발허리관절선(가쪽); 그리고 V=넙다리뼈의 큰돌기.

10° 구부린다. 이렇게 함으로써 실험자는 페달에 발을 붙이고 있을 수 있다.

이러한 동작을 만드는 근육은 본질적으로 자전거 타기에 언급했던 것과 같다. 그리고 긴발가락굽힘근과 짧은발가락굽힘근, 긴엄지폄근, 그리고 새끼발가락의 근육들이 등척적으로 작용해 발을 페달에 붙이고 있게 한다. 자전거와 마찬가지로 다리의 관절을 지탱하고 조절하는데 상호 보완적인 근육의 작용이 있다.

요약 Summary

자전거 젓기에서의 해부학적 중요 포인트
(Key anatomical landmarks for bicycle analysis)

엉덩이 복합체: 넙다리뼈의 큰돌기
위앞엉덩이뼈가시
엉덩뼈능선(후방)

무릎 복합체: 넙다리뼈의 가쪽위관절융기
무릎뼈의 중앙
종아리뼈머리

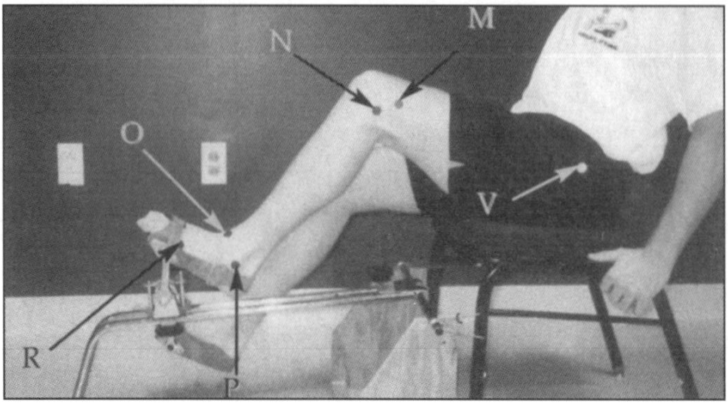

그림 11-13. Restorator 젓기: 12시 위치에서 시작한다. 검은 점이 가리키는 것은: M=넙다리뼈의 가쪽위관절융기; N=종아리뼈 머리; O=양 복사 사이의 앞쪽 중앙선; P=가쪽 복사뼈; R=다섯 번째 발허리관절선(가쪽) ; 그리고 V=넙다리뼈의 큰돌기.

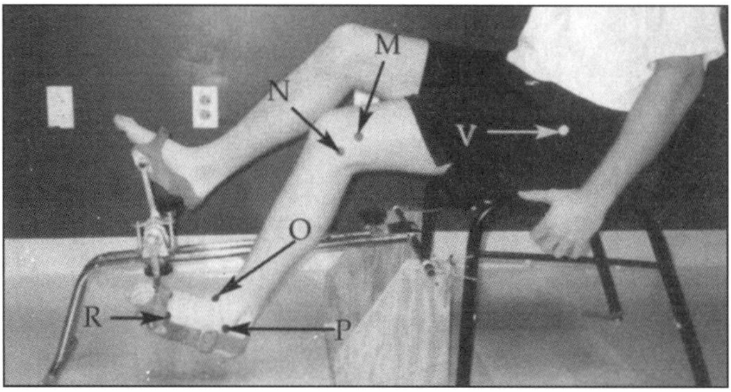

그림 11-14. Restorator 젓기: 9시에서 6시 방향으로 젓기. 검은 점이 가리키는 것은: M=넙다리뼈의 가쪽위관절융기; N=종아리뼈 머리; O=양 복사 사이의 앞쪽 중앙선; P=가쪽 복사뼈; Q=첫 번째 발허리관절선(후방); R=다섯 번째 발허리관절선(가쪽) ; 그리고 V=넙다리뼈의 큰돌기.

발목과 발 복합체:	가쪽복사뼈
	양 복사뼈 사이의 앞쪽 중앙선
	첫 번째 발허리관절선(후방)
	다섯 번째 발허리관절선(가쪽)

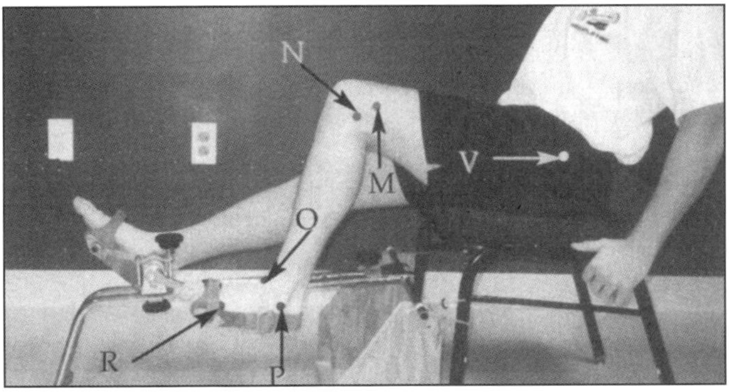

그림 11-15. Rrestorator 젓기: 3시 방향으로 저으면서 3/4바퀴 돌리기. 검은 점이 가리키는 것은: M=넙다리뼈의 가쪽위관절융기; N=종아리뼈 머리; O=양 복사 사이의 앞쪽 중앙선; P=가쪽 복사뼈; R=다섯 번째 발허리관절선(가쪽) ; 그리고 V=넙다리뼈의 큰돌기.

자전거 젓기에서의 중요 단계
(Major phases for bicycle analysis)

시작 자세 (Starting position)

- 실험자의 자세
- 자전거의 종류
- 안장의 위치

자전거 타기 (Mounting the bicycle)

- 왼쪽 다리
- 오른쪽 다리

페달 밟기 (Pedaling the bicycle)

- 12시에서 9시로
- 9시에서 6시로
- 6시에서 3시로
- 3시에서 12시로

다리의 근육과 관절의 움직임: 자전거 타기와 페달 밟기
(Lower extremity joint motions and muscular activity: mounting and pedaling a bicycle)

소개와 준비 (Introduction and set-up)

- 모든 관절은 중립으로 시작

자전거 타기 (Mounting the bicycle)

- 오른쪽 골반을 바깥아래쪽으로 기울임
- 왼쪽 엉덩이와 무릎을 신장 시켰다 구부림
- 오른쪽 엉덩이와 무릎은 동심원적인 수축을 한 뒤에 동심 수축과 편심 수축을 같이 함

페달 밟기 (Pedaling the bicycle)

- 엉덩이와 무릎관절을 굽혔다 폈다 굽힘
- 주로 동심원적인 수축

Restorator와의 비교 (Comparison to restorator)

- 페달 젓는 것은 거의 같음

Ergometer와 restorator의 큰 차이점 (Major differents in pedaling an ergometer and a restorator)

- 자전거와 ergometer는 다리를 바닥과 수직이 됨
- Restorator는 바닥과 수평
- Restorator에서의 움직임 범위가 더 좁다.

질문에 대한 토론과 임상적용
Clinical Application and Discussion Questions

이번 분석에서 본 것과 같이 자전거나 노작계를 타는 데에는 모든 동작에 많은 운동이 필요하다.[20-21,23] 그러나 엉덩이와 무릎의 관절 유연성은 restorator가 더 효과적이다. 특별한 동작만을 생각한다면 이 기구를 그에 맞게 활용해야 하고 또한 어떤 기구든지 지속적으로 써야한다. 주요한 예외가 있다면, 다리가 너무 길어서 기계에 맞지 않는 사람이다.

이번 분석에서는 주로 다리의 움직임과 근육에 초점을 맞췄다. 자전거를 탈 때 몸통과 팔의 움직임을 설명해보라. 이것과 ergometer의 손잡이를 페달에 붙여 사용할 때의 몸통과 팔을 비교해 보라. 그 다음엔 restorator를 사용할 때의 몸통과 팔을 비교해 보라. 각 상황에서 어떤 근육이 필요로 하는가?

자전거의 발가락 고정대를 보라. 고정대를 사용하는 사람은 다리 근육의 움직임이 바뀌겠는가? 만약 그렇다면 어떻게? 그리고 페달위의 발 위치를 보라. 페달이 발가락, 발의 중간, 아니면 발의 뒤꿈치에 있는가? 페달 위의 발을 안쪽 혹은 바깥쪽으로 돌리는가 혹은 가운데 오도록 정렬시키는가? 이런 동작들이 다리 근육의 움직임을 변화시킬까?

만약 실험자가 서서 페달을 밟는다면 근육의 움직임은 어떻게 달라질까? 팔로 페달을 밟는다면 이 동작이 어떻게 달라질까?

마지막으로, 주요 근육을 대체할 근육을 열거해 보라. 그것을 부록 A의 챠트 2와 비교해 보라.

참고문헌

1. Drerup B, Hierholzer E. Movement of the human pelvis and displacement of related anatomical landmarks on the body surface. *J Biomech*. 1987;20:971-977.
2. Crowninshield RD, Johnston RC, Andrews JR, Brand RA. A biomechanical investigation of the human hip. *J Biomech*. 1978;11:75-85.
3. Blacharski K, Somerset JH. A three-dimensional study of the kinematics of the human knee. *J Biomech*. 1988;8:375-384.
4. Blackburn TA, Craig E. Knee anatomy: a brief review. *Phys Ther*. 1980;60:1556-1560.
5. Smidt GL. Biomechanical analysis of knee flexion and extension. *J Biomech*. 1973;6:79-92.
6. Sammarco GJ, Burstein AH, Frankel VH. Biomechanics of the ankle: a kinematic study. *Orthop Clin North Am*. 1973;4:75-96.
7. Apkarian J, Naumann S, Cairns B. A three-dimensional kinematic and dynamic model of the lower limb. *J Biomech*. 1989;22:143-155.
8. Dostal WF, Andrews JG. A three-dimensional biomechanical model of hip musculature. *J Biomech*. 1981;14:803-821.

9. Fisk R, Wells J. The quadriceps complex in bipedal man. *J Am Osteopath Assoc.* 1980;80:291-294.
10. Lentell GL, Katzman LL, Walters MR. The relationship between muscle function and ankle stability. *J Orthop Sports Phys Ther.* 1990;11:605-611.
11. Soderberg GL, Dostal WF. Electromyographic study of three parts of the gluteus medius muscle during functional activities. *Phys Ther.* 1978;58:691-696.
12. Inman VT. Functional aspects of the abductor muscles of the hip. *J Bone Joint Surg Am.* 1947;29:607-619.
13. Duarte-Cintra AI, Furlani J. Electromyographic study of quadriceps femoris in man. *Electromyogr Clin Neurophysiol.* 1981;21:539-554.
14. Leib FJ, Perry J. Quadriceps function: an electromyographic study under isometric conditions. *J Bone Joint Surg Am.* 1971;53:749-758.
15. Furlani J, Vitti M, Costacurta L. Electromyographic behavior of the gastrocnemius muscle. *Electromyogr Clin Neurophysiol.* 1978;18:29-34.
16. Haley ET. Range of hip rotation and torque of hip rotator muscle groups. *Am J Phys Med Rehabil.* 1953;32:261-270.
17. Subotnick SI. Biomechanics of the subtalar and midtarsal joints. *J Am Podiatr Med Assoc.* 1975;65:756-764.
18. Manter JT. Movements of the subtalar and transverse tarsal joints. *Anat Rec.* 1941;80:397-410.
19. Ambagtsheer JBT. The function of the muscles of the lower leg in relation to movements of the tarsus. *Acta Orthop Scand.* 1978;172(suppl):1-196.
20. Houtz SJ, Fischer FJ. An analysis of muscle action and joint excursion during exercise on a stationary bicycle. *J Bone Joint Surg Am.* 1959;41:123-131.
21. Neptune RR, Hull ML. Accuracy assessment of methods for determining hip movement in seated cycling. *J Biomech.* 1995;28:423-437.
22. Redfield R, Hull ML. On the relation between joint moments and pedaling rates at constant power in cycling. *J Biomech.* 1986;19:317-324.
23. Ericson MO, Nisell R, Nemeth G. Joint motions of the lower limb during ergometer cycling. *J Orthop Sports Phys Ther.* 1988;9:273-278.
24. Ericson MO, Bratt A, Nisell R, Arborelius UP, Ekholm J. Load moments about the hip and knee joints during ergometer cycling. *Scand J Rehabil Med.* 1986;18:165-172.
25. Ericson MO, Bratt A, Nisell R, Arborelius UP, Ekholm J. Varus and valgus loads on the knee joint during ergometer cycling. *Scand J Rehabil Med.* 1984;6:39-45.
26. Jorge M, Hull ML. Analysis of EMG measurements during bicycle pedaling. *J Biomech.* 1986;19:683-694.
27. Ericson MO, Bratt A, Nisell R, Arborelius UP, Ekholm J. Power output and work in different muscle groups during ergometer cycling. *Eur J Appl Physiol.* 1986;55:229-335.
28. Bosco C, Tarkka I, Komi PV. Effect of elastic energy and myoelectrical potentiation of triceps surae during stretch-shortening cycle exercise. *J*

Sports Med. 1982;3:137-140.

29. Eisner WD, Bode SD, Nyland J, Caborn DNM. Electromyographic timing analysis of forward and backward cycling. *Med Sci Sports Exerc*. 1999;31:449-455.
30. Kautz SA, Hull ML. A theoretical basis for interpreting the force applied to the pedal in cycling. *J Biomech*. 1993;26:155-165.
31. Brown DA, Kautz SA, Dairaghi CA. Muscle activity patterns altered during pedaling at different body orientations. *J Biomech*. 1996;29:1349-1356.

추천도서

Brand RA, Crowninshield RD, Johnston RC, Pedersen DR. Forces on the femoral head during activities of daily living. *Iowa Orthop J*. 1982;2:43-49.

Brown DA, Kautz SA. Increased workload enhances force output during pedaling exercise in person with poststroke hemiplegia. *Stroke*. 1998;29:598-606.

Brown DA, Kautz SA, Dairaghi CA. Muscle activity adapts to antigravity posture during pedaling in persons with poststroke hemiplegia. *Brain*. 1997;120:825-837.

Croft P, Cooper C, Wickham C, Coggon D. Osteoarthritis of the hip and occupational activity. *Scand J Work Environ Health*. 1992;18:59-63.

Holmes CJ, Pruitt AL, Whalen JJ. Iliotibial band syndrome in cyclists. *Am J Sports Med*. 1993;21:419-424.

Laubenthal KN, Smidt GL, Kettelkamp DB. A quantitative analysis of knee motion during activities of daily living. *Phys Ther*. 1972;52:34-42.

Lunnen YD, Yack J, LeVeau BF. Relationship between muscle length, muscle activity, and torque of the hamstring muscles. *Phys Ther*. 1981;61:190-195.

Marsch AP, Martin PE. The relationship between cadence and lower extremity EMG in cyclists and noncyclists. *Med Sci Sports Exerc*. 1995;27:217-225.

McLennan JG, McLennan JC. Cycling and the older athlete. *Sports Med in Older Athlete*. 1991;10:291-299.

Munnings F. Cyclist's palsy. *Phys & Sports Med*. 1991;19:113-119.

Nakayama DK, Gardner MJ, Rogers KD. Disability from bicycle related injuries in children. *J Trauma*. 1990;30:1390-1394.

Neptune RR, Kautz SA, Hull ML. The effect of pedaling rate on coordination in cycling. *J Biomech*. 1997;30:1051-1058.

Reilley DT, Martens M. Experimental analysis of the quadriceps muscle force and patellofemoral joint reaction force for various activities. *Acta Orthop Scand*. 1972;43:126-137.

Rosecrance JC, Giuliani CA. Kinematic analysis of lower limb movement during ergometer pedaling in hemiplegic and nonhemiplegic subjects. *Phys Ther*. 1991;71:334-343.

Suzuki S, Watanabe S, Homma S. EMG activity and kinematics of human cycling movements at different constant velocities. *Brain Res*. 1982;240:245-258.

제 IV 부

등부위 분석

BACK ANALYSES

제 12 장

신발 신기
Donning a Shoe

소개와 준비 Introduction and Set-Up

사람들은 신발끈을 묶고 신발을 신을 때 많은 방법을 이용한다. 어떤 사람은 앉아서 신고 묶기도 하고, 어떤 사람은 앉아서 신고 일어나서 끈을 묶는다. 또 어떤 사람은 서서 신고 묶는다. 이번 실험에서는 신발을 신을 때의 등에 초점을 맞춘다.

실험을 시작하기 앞서, 독자의 이해를 돕기 위해 척추의 해부학적 구성에 대해 간단한 개요를 적겠다. 이번 실험에 포함된 관절은 고리뒤통수관절 그리고 환축 관절, 추간 관절, 척추의 관절면, 엉치엉덩관절 관절, 그리고 엉덩관절이다. 게다가 간접적으로 갈비척추, 갈비가로관절이 포함된다.

척추의 움직임과 지탱은 각 위치의(경추, 흉추, 요추) 척추골의 특징과 관련이 있다.[1-4] 목의 척추골의 몸통은 작고 바깥쪽으로의 움직임을 제한하는 갈고리돌기가 측후부에 있다. 비교적 큰 추간판과 짧고 수평으로 뻗은 가시돌기때문에 추간 관절이 넓은 활동 범위를 가질 수 있게 한다. 위쪽 부분을 구부릴 때는 앞쪽을 기울이며 뒤쪽을 미끄러지게 하고, 아래 부분을 펼 때는 앞쪽을 미끄러지게 하고 뒤쪽을 기울인다. 바깥쪽으로 기울이고 돌리는 것도 가능하다. 위쪽과 아래쪽 관절면이 미끄러지고 회전한다. 이들의 공간적 배치는(위쪽 관절면은 후방, 상방, 안쪽을 향하고, 아래쪽 관절면은 하방, 전방, 그리고 바깥쪽을 향한다) 제한된 회전으로 굽힘과 신장을 가능하게 한다.[5-8]

목 부위에서 보이는 대부분의 굽힘은 머리뼈가 C-1(1경추골)과 맞닿는 고리뒤통수관절에서 기인한다. 회전은 C-2의 치아돌기 위에서 회전함으로써 생

긴다.[5-8]

가슴 부위에서는 척추골의 몸통이 생긴게 거의 유사하고, 측후방에 갈비뼈와 붙는 반관절면이 있다. 척추골의 몸통과 추간판은 목의 것보다 크다. 추간관절은 굽힐 때 앞쪽으로 기울이고 뒤쪽으로 미끄러지게 한다, 그리고 바깥쪽으로 기울이고 회전한다. 그러나 아래쪽으로 비스듬하게 뻗은 가시돌기때문에 가슴 중간 부위에서 굽히는 것은 거의 불가능하다.[9]

경추의 관절면과 같이 흉추의 관절면도 미끄러지고 회전한다. 위쪽 관절면은 후방, 상방, 바깥쪽을 향하고, 아래쪽 관절면은 전방, 하방, 안쪽을 향한다. 이런 배치 때문에 굴곡은 제한된다. 게다가 갈비가로 그리고 갈비척추 관절이 움직임을 제한한다. 이런 결합으로 제한된 움직임 속에서 척추를 지탱한다.

요추는 흉추보다도 크며 벽돌 모양으로 생겼다. 가시돌기는 수평으로 뻗어서 굴곡되기 좋다. 추간 관절은 전방 기울어짐과 후방 미끄러짐이 가능하게 하고, 굴곡 회전, 그리고 바깥쪽으로 굽히는게 가능하게 한다. 위쪽 관절면은 후방 안쪽을 향하고, 아래쪽 관절면은 전방 바깥쪽을 향한다. 위쪽 관절면은 오목하고, 아래쪽 관절면은 볼록하다. 이런 결합이 미끄러짐과 회전을 가능하게 하고 허리 부분에서의 추가적인 굽힘을 보이게 한다.[10-13]

이런 가동성 말고도 추간판은 충격 흡수 역할을 한다. 아무것도 기대지 않고 앉으면 직립해 있을 때와 비교해 부하가 40% 늘어난다. 굽히거나 회전을 하면 부하는 400%까지 늘어난다.[14-16]

엉치엉덩관절은 엉치등 부위에서의 움직임을 제한하고 고정시킨다.[17] 등허리근막은 근육의 힘이 근막의 가장자리를 당기면서 보조적인 역할을 한다.[18]

앞세로인대는 척추골의 전면을 따라 달리고 있고, 앞 환축 관절 인대는 신장될 때 팽팽히 긴장됨으로써 움직임을 제한시킨다. 뒤세로인대는 척추골의 후면을 따라 달리며, 덮개막은 굴곡될 때 팽팽히 긴장됨으로써 움직임을 제한시킨다. 가시위인대와 목덜미인대는 가시돌기의 끝을 이어준다. 황색인대과 뒤환축관절 인대는 판에서 판으로 이어지고, 가시사이 인대는 가시돌기를 이어준다. 마지막으로 말한 5개의 인대는 굽힐 때 긴장되어 움직임을 제한시킨다. 바깥쪽으로의 굴곡은 가로돌기를 잇는 양쪽의 가로사이 인대에 의해 제한된다.[2-3]

그리고 요추는 L-4와 L-5에서 앞엉덩뼈능선으로 이어진 엉덩허리인대에 의해 고정된다. 엉치가시와 엉치결절인대는 골반을 고정시키는 것을 돕고 골반의 뒤쪽을 가로지름으로써 과도한 앞쪽으로의 기울어짐을 방지한다. 마지막

으로, 엉치엉덩관절은 앞과 뒤의 엉치엉덩관절 인대에 의해 고정된다.[2-3]

모든 척추골 분절들의 움직임 조합이 행동 범위를 크게 하지만, 엉덩관절은 일상 생활의 행동에서 보인 아주 넓은 행동 범위에 기여한다. 이것은 허리엉치리듬으로 알려진 개념 때문이다. 일상 생활을 할 때 허리엉치리듬은 척추를 앞으로 구부리게 하고, 골반을 앞쪽으로 기울게 한다. 그 때문에 행동 범위가 늘어난 것이다.[19]

척추 구성물을 지탱하고 움직이게 하는 요소를 간단히 요약했으니, 이제 근육 분석을 시작한다. 실험자는 높이가 29인치인 의자에 앉는다. 신발을 반대쪽 손으로 든다. 척추 아래쪽을 정렬시켜 똑바로 앉고 머리와 목을 숙인다. 엉덩관절과 무릎관절은 90° 구부리고, 발목관절은 중립으로 둔다(그림 12-1). 이 행동에서 등허리를 구부리고, 목의 위쪽을 굽히면서 아래쪽을 신장시킨다. 그리고 척추의 모든 부분에서 외측으로의 굴곡과 회전이 있다.

몸통 앞으로 숙이기 Bringing the Trunk Forward

똑바로 앉은 자세로 시작해서, 실험자는 몸통을 앞으로 약 15° 구부린다(그림 12-2). 배곧은근와 속배빗근(내 · 외 모두 다)이 동심원으로 수축해서 이렇게 된다. 앞으로 숙이면, 몸통 폄근이 앞으로 굽히는데 가장 크게 작용한다. 가슴과 허리 척주세움근은 편심 수축해서 중력이 몸통을 바닥으로 당기는 것에 대해 굴곡의 정도를 조절한다. 이 때 반가시근, 뭇갈래근, 그리고 돌림근은 척주세움근을 돕는다.[20-26]

계속해서, 몸통을 앞으로 약 70° 구부린다(그림 12-3). 몸통폄근의 편심 작용으로 최대 굴곡의 2/3까지 굽힌다. 이 때 중력에 저항해 몸통을 앞으로 굽히게 조절하는 것을 돕는 엉덩이폄근(큰볼기근와 뒤넙다리근)의 편심 수축이 있다.[27]

실험자가 몸을 굽히고 있는 동안 신발을 볼 수 있도록 아래쪽 경추(C-3~C-7)를 약간 신장시키고(26°), 위쪽 경추(후두부에서 C-2)를 약간 굽힌다(6도). 아래쪽 경추가 신장되는 데에는 등세모근, 머리반가시근과 목가시근, 머리널판근과 목널판근, 그리고 위쪽 척주세움근이 동심원으로 작용한다. 위쪽 경추가 굴곡되는 데에는 목빗근, 가쪽머리곧은근, 그리고 앞머리곧은근이 동심원으로 작용한다.[27]

그리고 몸통을 마지막으로 굽히면서 신발을 신기 위해, 정확히 말하자면 실

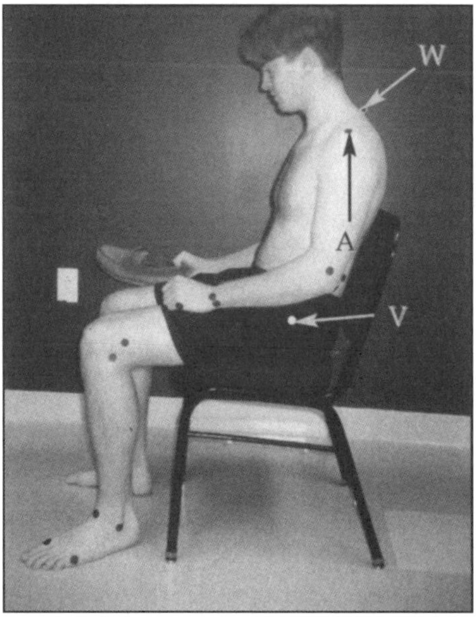

그림 12-1. 시작 자세: 앉아서 오른손에 왼쪽 신발을 잡는다.검은 점이 가리키는 것은 : A=어깨뼈봉우리(위쪽); V=넙다리뼈의 큰돌기; 그리고 W=C-7의 가시돌기.

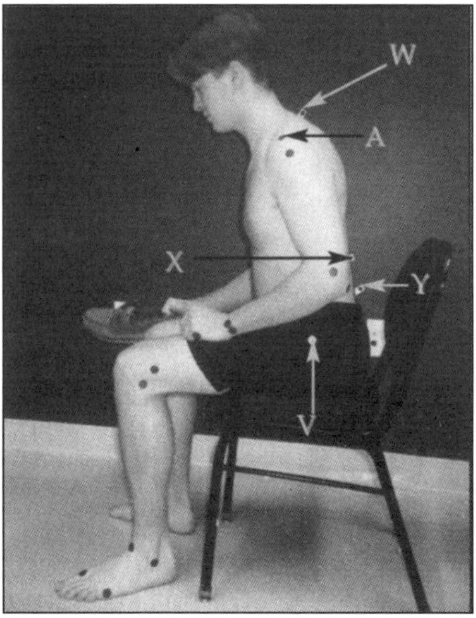

그림 12-2. 몸통 앞으로 숙이기: 신발을 발로 가져가기 위해 허리를 앞으로 숙인다. 검은 점이 가리키는 것은; A=어깨뼈봉우리(위쪽); V=넙다리뼈의 큰돌기; W=C-7의 가시돌기; X=T-12의 가시돌기; 그리고 Y=L-5의 가시돌기.

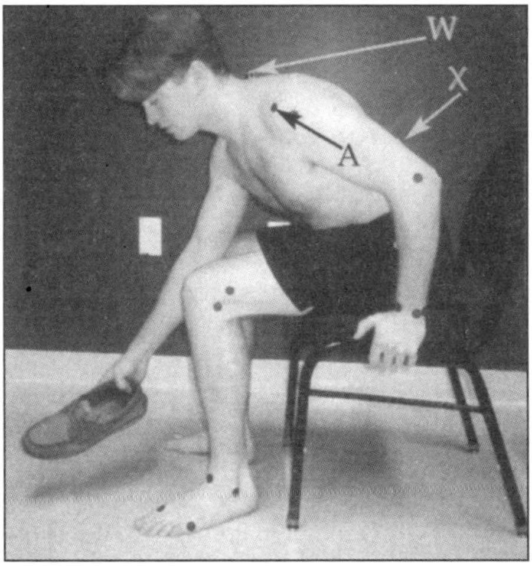

그림 12-3. 몸통 앞으로 숙이기: 약 70°까지 구부린다. 위쪽 경추는 굽히고 아래쪽 경추는 신장시킨다. 검은 점이 가리키는 것은; A=어깨뼈봉우리(위쪽); W=C-7의 가시돌기; X=T-12의 가시돌기.

험을 관찰할 수 있도록 경추의 회전이 약간 필요하다(8°). 경추부에서는, 옆으로 굽히면서 동시에 회전한다. 이 두 가지 동작은 접합 관절면의 비스듬한 자세로 만들어진다. 이번 단계에서는, 회전이 뒤통수밑 지역에서 먼저 일어나고, 외측 굴곡이 반대쪽에서 일어난다.[28]

이 동작에 사용된 주요 근육은 목빗근을 동심원으로 수축해서 경추의 반대쪽 회전을 만든다. 목빗근을 돕는 다른 근육은 뭇갈래근, 머리반가시근, 돌림근과 올림근이다. 모두 동심원으로 수축해서 경추를 반대쪽으로 돌린다.

몸통을 앞으로 굽힌데 이어, 12° 회전시켜 반대쪽 손을 신발로 가져가도록 해야 한다(그림 12-4). 이 회전은 반대 쪽의 배바깥빗근과 동측의 배속빗근이 동심원으로 수축해서 일어난다. 반가시근, 뭇갈래근, 돌림근, 그리고 넓은등근이 회전을 돕는다. 이들은 동심원으로 작용해 몸통을 반대쪽으로 회전시킨다. 게다가 이 근육들은 척추가 회전하는 동안 복근이 굽혀지지 않게 한다.[29]

신발 신기 Placing the Foot in the Shoe

신발을 신기 위해서, 실험자는 몸통을 충분히 앞으로 숙이고 골반을 올리고 엉덩관절을 약 5° 굽혀야 한다(그림 12-5). 허리네모근 그리고 허리엉덩갈비근이 동심원으로 수축해 엉덩이를 올린다. 이 근육들을 당겨 평형을 이루기 위해 반대쪽 배바깥빗근, 넓은등근, 그리고 엉덩이의 외향근이 동심원으로 수축

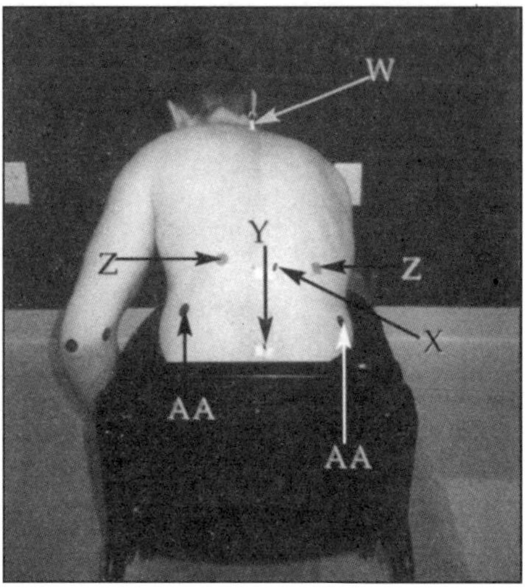

그림 12-4. 몸통 앞으로 숙이기: 몸통을 왼쪽으로 돌려 오른팔이 오른쪽 신발에 가도록 한다. 검은 점이 가리키는 것은; W=C-7의 가시돌기; X=T-12의 가시돌기; Y=L-5의 가시돌기; Z=갈비뼈각 그리고 AA=엉덩뼈능선(후방).

한다. 이렇게 함으로써 지탱되지 않은 쪽으로 몸이 넘어지지 않게 한다. 엉덩이는 엉덩허리근의 움직임의 결과로 구부려진다.[20,22-24]

신발 신기를 완료하기 위해, 실험자는 신발의 뒤꿈치 부분을 검지로 잡고 다리를 밑으로 눌러 발이 신발 속으로 미끄러져 들어가게 한다(그림 12-6). 복근의 등척성 수축으로 갈비뼈와 골반을 고정시키고, 넓은등근과 큰볼기근이 척추를 고정시키는 것을 돕는다. 이 세 근육의 움직임은 척주세움근을 고정시키는 등허리근막을 활발히 긴장시켜 만들어 낸다.[18]

요약 Summary

신발 신기에서의 해부학적 중요 포인트
(Key landmarks for shoe analysis)

엉덩이 복합체: 넙다리뼈의 큰돌기
엉덩뼈능선(후방)

척추 복합체: C-7의 가시돌기
T-12의 가시돌기
L-5의 가시돌기

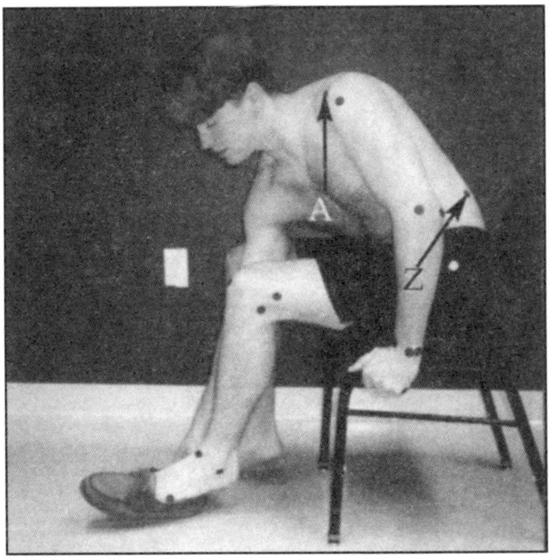

그림 12-5. 신발 속으로 발 넣기: 왼쪽 엉덩관절을 구부려 발이 신발 속으로 들어가게 한다. 검은 점이 가리키는 것은; A=어깨뼈봉우리(위쪽); V=넙다리뼈의 큰돌기; 그리고 Z=갈비뼈각.

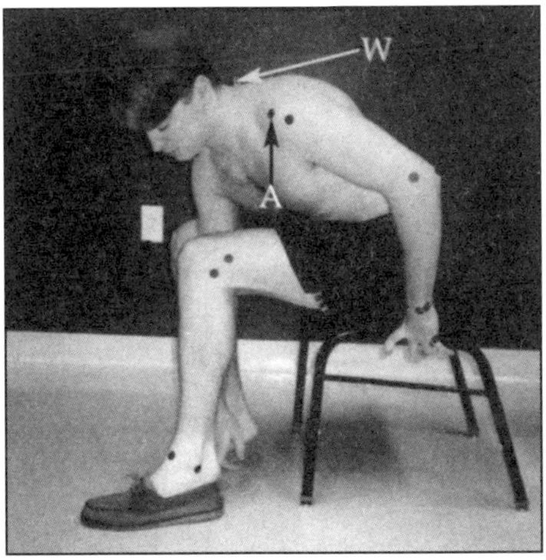

그림 12-6. 신발 속으로 발 넣기: 왼발을 밑으로 밀어 넣으면서 신발의 뒤축을 잡는다. 검은 점이 가리키는 것은; A=어깨뼈봉우리(위쪽) 그리고 W=C-7의 가시돌기.

	갈비뼈각
어깨 복합체:	어깨뼈봉우리(윗면)

중요 단계
(Major phases for shoe analysis)

시작 자세 (Starting position)

- 실험자의 자세

- 신발의 위치

몸통 앞으로 숙이기 (Bringing the trunk forward)

신발 신기 (Placing the foot in the shoe)

등의 근육과 관절의 움직임 : 신발 신기
(Back joint motions and muscular activity: donning a shoe)

소개와 준비 (Introduction and set-up)

- 머리와 목을 앞으로 숙이다.
- 등허리 척추는 중립으로 둔다.

몸통 앞으로 숙이기 (Bringing the trunk forward)

- 등허리 척추를 앞으로 숙이고 왼쪽으로 비튼다.
- C-3에서 C-7까지 신장시킨다.
- 뒤통수에서 C-2까지는 굽힌다.
- 뒤통수 밑부분을 왼쪽으로 비틀고 오른쪽으로 기울인다.
- 등허리 척추를 앞으로 구부리는 근육은 편심적으로 작용하고 나머지는 동심원적으로 작용한다.

신발 신기 (Placing the foot in the shoe)

- 동심원적 수축으로 오른쪽 골반을 들어올리고 오른쪽 엉덩이를 굽힌다.
- 등허리 척추와 뒤통수 밑부분은 등척성 수축으로 자세를 유지한다.

질문에 대한 토론과 임상적용
Clinical Application and Discussion Questions

이번 분석에서는 척추 구성물의 움직임에 초점을 맞췄다. 팔이나 다리는 어떻게 움직였을지 의논해 보라. 서서 신발을 신는 동작과 비교해 보라. 만약 신발끈을 묶는 것이었다면 팔의 움직임은 어떻게 달라질까?

이 동작을 바지를 입는 것이나 신발끈을 묶는 것과 비교해 보라. 어떤 점이 비슷하고 어떤 점이 다르겠는가?

또 어떤 활동이 이 동작과 비슷할 것인가? 이것과 같은 행동에서 보조기구로 사용할 수 있는 것에는 어떤 종류가 있겠는가? 이유는?

마지막으로, 이번 분석에 사용된 근육을 대체할 것을 적어보라. 그리고 부록 A의 챠트 3과 비교해 보라.

참고문헌

1. Gracovetsky S, Farfan H. The optimum spine. *Spine*. 1986;11:543-573.
2. Panjabi M, Abumi K, Duranceau J, Oxland T. Spinal stability and intersegmental muscle forces: a biomechanical model. *Spine*. 1989;14:194-200.
3. White AA, Panjabi MM. The basic kinematics of the human spine: a review of past and current knowledge. *Spine*. 1978;3:12-20.
4. White AA, Johnson RM, Panjabi MM, Southwick WO. Biomechanical analysis of clinical stability in the cervical spine. *Clin Orthop*. 1975;109:85-96.
5. Panjabi M, Dvorak J, Duranceau J, et al. Three-dimensional movements of the upper cervical spine. *Spine*. 1988;13:726-730.
6. Ålund M, Larsson SE. Three-dimensional analysis of neck motion: a clinical method. *Spine*. 1990;15:87-91.
7. Dimnet J, Pasquet A, Krag MH, Panjabi MM. Cervical spine motion in sagittal plane: kinematic and geometric parameters. *J Biomech*. 1982;12:959-969.
8. Penning L. Normal movements of the cervical spine. *American Journal of Roentgenology*. 1978;130:317-326.
9. Twomey LT, Taylor JR. Sagittal movements of the human vertebral column: a qualitative study of the role of the posterior vertebral elements. *Arch Phys Med Rehabil*. 1983;64:322-324.
10. Adams MA, Dolan P. Recent advances in lumbar spine mechanics and their clinical significance. *Clin Biomech*. 1995;10:3-19.
11. Battie MC, Bigos SJ, Sheehy A, Wortley MD. Spinal flexibility and individual factors that influence it. *Phys Ther*. 1987;67:653-657.
12. Koreska J, Robertston D, Milss RH, Gibson DA, Albisser AM. Biomechanics of the lumbar spine and its clinical significance. *Orthop Clin North Am*. 1977;8:121-133.
13. Thurston AJ, Harris JD. Normal kinematics of the lumbar spine and pelvis. *Spine*. 1983;8:199-205.
14. Jensen GM. Biomechanics of the lumbar intervertebral disk: a review. *Phys*

Ther. 1980;60:4.
15. Nachemson AL. Disc pressure measurements. *Spine*. 1981;6:93-95.
16. Weihoffer SL, Guyer R, Herbert M, Griffith SL. Intradiscal pressure measurements above an instrumented fusion. *Spine*. 1995;20:516-530.
17. DonTigny RL. Function and pathomechanics of the sacroiliac joint: a review. *Phys Ther*. 1985;65:35-44.
18. Bogduk N, MacIntosh JE. The applied anatomy of the thoracolumbar fascia. *Spine*. 1984;9:164-170.
19. Cailliet R. *Soft Tissue Pain and Disability*. 2nd ed. Philadelphia, Pa: FA Davis Co; 1988.
20. Ladin Z, Murthy KK, DeLuca CJ. Mechanical recruitment of low-back muscles. *Spine*. 1989;14:927-938.
21. Bartelink DL. The role of abdominal pressure in relieving the pressure on the lumbar intervertebral disc. *J Bone Joint Surg Br*. 1957;39:718-725.
22. Carmon DJ, Blanton PL, Biggs NL. Electromyographic study of the anterolateral musculature utilizing indwelling electrodes. *Am J Phys Med*. 1972;51:113-129.
23. Floyd WF, Silver PHS. Function of the erectores spinae in flexion of the trunk. *Lancet*. 1951;260:133-134.
24. Floyd WF, Silver PHS. The function of the erectores spinae muscle in certain movements and postures in man. *J Physiol (Lond)*. 1955;129:184-203.
25. Strohl KP, Mead J, Banzett RB, Loring SH, Kosch PC. Regional differences in abdominal muscle activity during various maneuvers in humans. *J Appl Physiol*. 1981;51:1471-1476.
26. Walker ML, Rothstein JM, Finucane SD, Lamb RL. Relationships between lumbar lordosis, pelvic tilt, and abdominal muscle performance. *Phys Ther*. 1987;67:512-516.
27. Furlani J, Berzin F, Vitti M. Electromyographic study of the gluteus maximus muscle. *Electromyogr Clin Neurophysiol*. 1974;14:377-388.
28. Goel VK, Clark CR, Gallaes K, Liu YK. Moment-rotation relationships of the ligamentous occipito-atlantoaxial complex. *J Biomech*. 1988;8:673-680.
29. Kumar S, Narayan Y, Zedka M. An electromyographic study of unresisted trunk rotation with normal velocity among healthy subjects. *Spine*. 1996;21:1500-1512.

추천도서

Adams MA, Hutton WC. Has the lumbar spine a margin of safety in forward bending? *Clin Biomech*. 1986;1:3-6.

Adams MAP, Dolan CM, Hutton WC. An electronic inclinometer technique for measuring lumbar curvature. *Clin Biomech*. 1986;1:130-134.

Baolgun JA, Abereoje OK, Olaogun MO, Obajuluwa VA. Inter- and intratester reliability of measuring neck motions with tape measure and Myrin gravity reference goniometer. *J Orthop Sports Phys Ther*. 1989;10:248-253.

Bogduk N. A reappraisal of the anatomy of the human lumbar erector spinae. *J Anat*. 1980;131:525-540.

Burton AK. Regional lumbar sagittal mobility: measurement by flexicurves. *Clin Biomed*. 1986;1:20-26.

Bustami FM. A new description of the lumbar erector spinae muscle in man. *J Anat*. 1986;144:81-91.

Chari VR, Kirby RL. Lower-limb influence on sitting balance while reaching forward. *Arch Phys Med Rehabil*. 1986;67:730-733.

Fielding JW. Cineroentgenography of the normal cervical spine. *J Bone Joint Surg Am*. 1957;39:1280-1288.

Fraser EJ. Extensor muscle of the low back: an electromyographic study. *Phys Ther.* 1967;47:200-207.

Madson TJ, Youdas JW, Suman VJ. Reproducibility of lumbar spine range of motion measurements using the back range of motion device. *J Orthop Sports Phys Ther*. 1999;29:470-477.

Mayer TG, Kondraske G, Beals SB, Gatchel RJ. Spinal range of motion: accuracy and sources of error with inclinometric measurement. *Spine*. 1997;22:1976-1984.

Merritt JL, McLean TJ, Erichson RP, Offord KP. Measurement of trunk flexibility in normal subjects: reproducibility of three clinical methods. *Mayo Clin Proc*. 1986;61:192-197.

Moroney SP, Schultz AB, Miller JA. Analysis and measurement of loads on the neck. *J Orthop Res*. 1988;6:713-720.

Nolan JP, Sherk HH. Biomechanical evaluation of the extensor musculature of the cervical spine. *Spine*. 1988;13:9-11.

Panjabi M. Symposium on the lumbar spine. *Orthop Clin North Am*. 1977;8:169-179.

Panjabi MM, Krag MH, Goel VK. A technique for measurement and description of three-dimensional six-degree-of-freedom motion of a body joint with an application to the human spine. *J Biomech*. 1981;14:447-460.

Panjabi MM, Oxland TR, Yamamoto I, Crisco JJ. Mechanical behavior of the human lumbar and lumbosacral spine as shown by three-dimensional load-displacement curves. *J Bone Joint Surg Am*. 1994;76:413-424.

Pearcy MJ, Gill JM, Whittle MW, Johnson GR. Dynamic back movement measured using a three-dimensional television system. *J Biomech*. 1987;20:943-949.

Pearcy MJ, Hindle RJ. New method for the non-invasive three-dimensional measurement of human back movement. *Clin Biomech*. 1989;4:73-79.

Rheault W, Ferris S, Foley JA, Schaffhauser D, Smith R. Intertester reliability of the flexible ruler for the cervical spine. *J Orthop Sports Phys Ther*. 1989;10:254-256.

VanKuyk-Minis MAH. Assistive devices: integral to the daily lives of human beings. *Clin Rheumatol*. 1998;17:3-5.

Youdas JW, Carey JR, Garrett TR. Reliability of measurements of cervical spine range of motion—comparison of three methods. *Phys Ther*. 1991;71:98-104.

Youdas JW, Suman VJ, Garrett TR. Reliability of measurements of lumbar spine sagittal mobility obtained with the flexible curve. *J Orthop Sports Phys Ther*. 1995;21:13-20.

제 13 장

자동차 트렁크에서 짐 꺼내기

Lifting a Package From the Trunk of a Car

소개와 준비 Introduction and Set-Up

하루에 기본적으로 몇 파운드에서 50파운드가 넘게 들어올린다: 부모들은 아기들을 유아용 침대 안팎으로, 주방용 조리대에 물건을 들었다 놨다, 그리고 냉장고의 물건을 꺼냈다 넣었다, 어떤 이는 자동차의 트렁크에서 물건을 넣었다 뺐다 한다. 이런 행동을 할 때 등이 중요한 역할을 한다. 척추골들은 근육과 인대는 물론 자신의 관절로 지탱된다. 인대도 작용을 하지만, 근육이 훨씬 큰 힘을 낸다.[1-8] 뭔가를 들어올릴 때 몸이 적절히 움직이지 않으면 허리에 부상이 생길 수 있다.

이 실험에서는 50파운드 사료 주머니를 트렁크에서 꺼내 선반 위에 올리는 것에 초점을 맞췄다. 선반은 바닥에서 24인치 높이다. 적절한 몸의 운용이 요구된다. 이것은 시상으로 좌우 대칭이 되게 잡고, 몸에 가능한 밀착시켜 물체의 중앙을 잡고, 무릎을 구부려 중력의 영향을 줄이고, 몸통을 비틀지 않고, 허리가 전만되게 해야 한다.[9-16]

짐 앞으로 다가가기 Moving the Body Toward the Package

실험은 열려있는 자동차 트렁크 뒤에 서서 시작한다. 열려 있는 트렁크는 가운데가 파여 있어 물건을 넣었다 빼기 쉽게 인체공학적으로 디자인되어 있다. 들어올릴 짐은 실험자에서 18인치, 바닥에서 15인치 떨어져있다(그림 13-1). 이 자세에서 실험자는 무릎을 굽히면서 오른팔을 앞으로 뻗고 엉덩관절은

그림 13-1. 시작 자세: 열린 자동차 트렁크 앞에 선다. 검은 점이 가리키는 것은 : W=C-7의 가시돌기; X=T-12의 가시돌기; Z=갈비뼈각

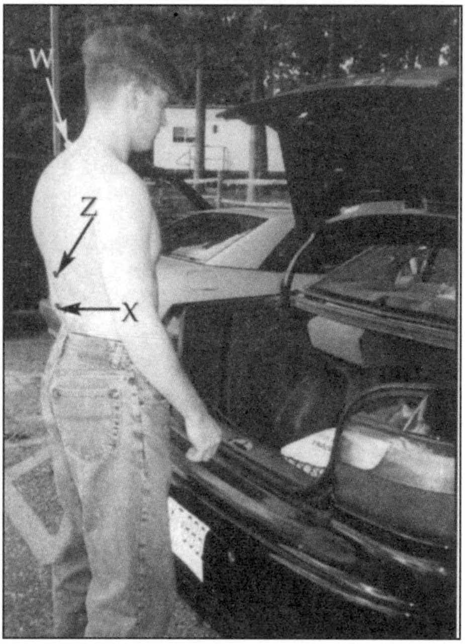

앞으로 구부린다. 엉덩이는 40°, 무릎은 35° 구부린다. 등은 보통의 전만 자세를 유지한다(그림 13-2).[17]

엉덩허리근은 동심원으로 작용해 엉덩관절을 구부리게 하고, 넙다리네갈래근은 편심적으로 작용해 무릎을 구부린다. 엉덩허리근과 나란히 있는 복부 근육은 동심원으로 작용해 몸통을 앞으로 숙이게 한다. 반면 척주세움근, 큰볼기근, 그리고 허리네모근은 몸통을 다리 앞으로 숙이면 편심적으로 작용해 엉덩관절을 앞으로 구부린다.[18-24]

짐을 잡으면 들어 올리기 쉽게 단단히 잡기 위해 바로 앞까지 당긴다(그림 13-3). 몸통과 다리는 앞서 말한 근육들이 등척성 수축을 하면서 자세를 유지한다.

짐 들어올리기 Lifting the Package

자세를 잡으면 실험자는 짐을 들어올리고 시작 자세로 되돌아간다(그림 13-4). 동작은 앞으로 숙일 때와 완전히 반대이다. 넙다리네갈래근와 큰볼기근이 동심원으로 작용해 몸을 똑바로 세운다. 복부 근육은 등척성적으로 작용

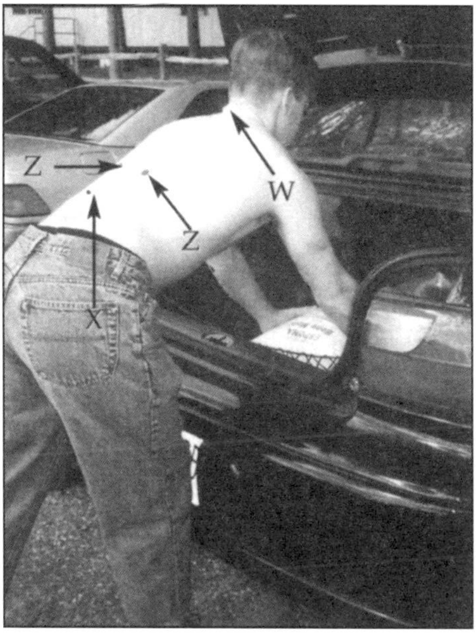

그림 13-2. 짐쪽으로 몸 숙이기: 엉덩이와 무릎을 구부려 몸통과 팔을 짐쪽으로 가져간다. 검은 점이 가리키는 것은: W=C-7의 가시돌기; X=T-12의 가시돌기; Z=갈비뼈각

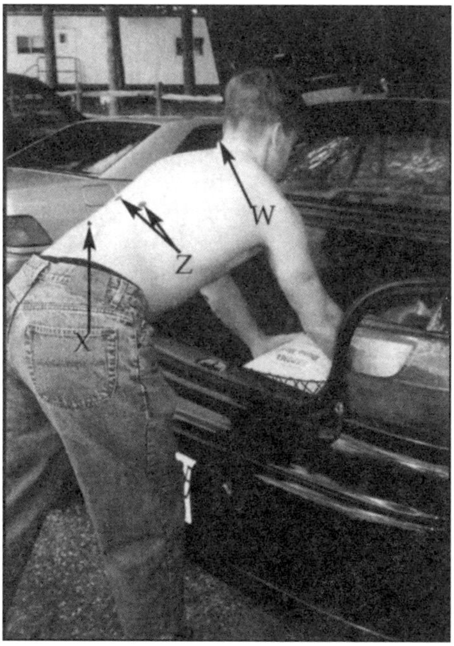

그림 13-3. 짐 당기기: 몸통과 하체를 고정시키고 짐을 실험자의 몸쪽으로 당긴다. 검은 점이 가리키는 것은: W=C-7의 가시돌기; X=T-12의 가시돌기; Z=갈비뼈각

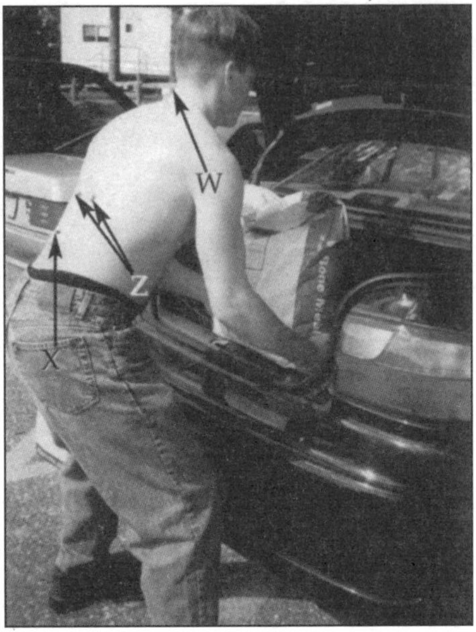

그림 13-4. 짐 들어올리기: 하체를 이용해 체중을 위로 밀어올린다. 등은 곧게 뻗은 채로 있는다. 검은 점이 가리키는 것은: W=C-7의 가시돌기; X=T-12의 가시돌기; Z=갈비뼈각

하고, 척주세움근은 동심원으로 작용해서 짐을 들어올릴 때 척추가 바른 자세를 유지하게 한다.[7] 허리네모근은 등척성적으로 작용해서 지탱한다. 똑바로 서면(그림 13-5), 다리로 걷고, 팔로 짐을 들고 있는 근육의 동작을 조절하기 위해 등의 근육이 등척성적으로 작용한다.[24-37]

선반 위에 짐 올리기 Placing the Pakage on a Shelf

선반 위에 짐을 올릴 때(그림 13-6) 엉덩이와 무릎을 구부려 높이를 맞추게 한다. 엉덩이는 55° 무릎은 30°를 구부린다. 등은 다시 한번 전만 자세를 유지하도록 한다. 근육의 움직임은 짐을 들어올리기 위해 설명했던 것과 같다. 그러나 짐의 무게 때문에 근육에 가해지는 힘은 더욱 늘어났다.[18-24]

똑바로 서있을 때, 척추에 가해지는 힘은 수직 방향이다. 실험자가 앞으로 숙이면 상체의 무게는 척추의 몸통-추간판 결합에 평행하게 놓이게 되어 척추골-추간판 사이를 어긋나게 하려는 힘을 만든다. 이것은 뒤쪽 관절면의 양면이 서로를 압박하고 디스크 자체에서 생긴 어긋나게 하려는 힘을 막는데서 생긴다. 앞으로 숙이고 있는 동안, 척추의 인대들은 가시돌기를 차례로 당기는 등허리근막를 긴장시키는 가로 복근과 같은 복부 근육의 수축에 의해 작동한다.

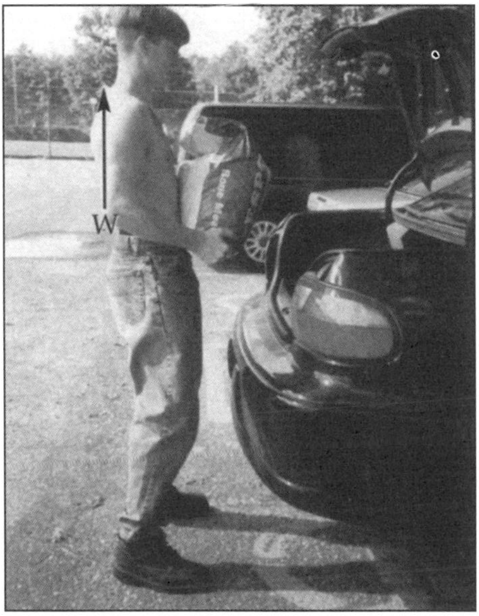

그림 13-5. 똑바로 서기: 몸통을 바로 세우고, 짐을 몸쪽으로 당겨 옮긴다. 검은 점이 가리키는 것은: W=C-7의 가시돌기.

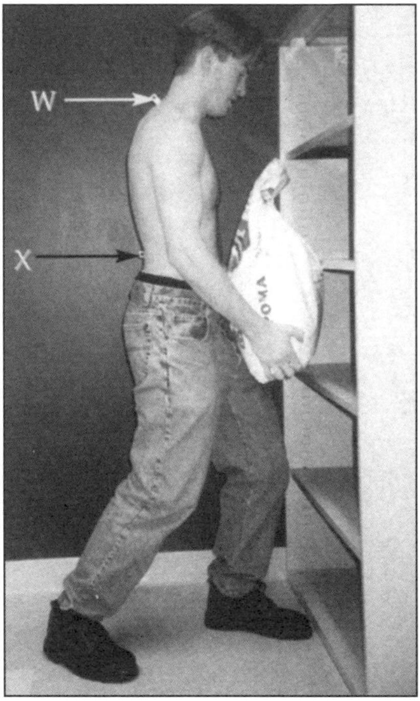

그림 13-6. 선반 위에 짐 놓기: 엉덩이와 무릎을 굽혀 상체를 낮춰 선반에 짐을 넣는다. 검은 점이 가리키는 것은: W=C-7의 가시돌기; X=T-12의 가시돌기

이런 간접적인 조절들은 척추를 지탱시키고 추간판을 부상에서 지켜준다.[36-43]

그리고 근육의 수축에 따라 움직이는 복강과 흉강은 척추에 가해지는 힘을 전달해 척추의 압력을 덜고 지탱하는 것을 돕는다.[24-27,41,43-44]

요약 Summary

짐들기의 해부학적 중요 포인트
(Key anatomical landmarks for lifting analysis)

엉덩이 복합체: 넙다리뼈의 큰돌기
엉덩뼈능선

척추 복합체: C-7의 가시돌기
T-12의 가시돌기
L-5의 가시돌기
갈비뼈각

중요 단계
(Major phases for lifting analysis)

시작 자세 (Starting position)

- 실험자의 자세
- 들어올릴 짐의 위치

짐 앞으로 다가가기 (Moving the body toward the package)

짐 들어올리기 (Lifting the package)

선반 위에 짐 올리기 (Placing the pakage on a shelf)

등의 근육과 관절의 움직임 : 자동차 트렁크에서 짐들기
(Back joint motions and muscular activity: lifting a pakage from the trunk of a car)

소개와 준비 (Introduction and set-up)

- 머리와 목을 앞으로 숙인다.

- 등허리 척추는 중립으로 둔다.

짐 앞으로 다가가기 (Moving the body toward the package)

- 동심원적 수축으로 엉덩이관절을 굽힌다.
- 몸 근육의 편심적인 수축으로 몸통을 앞으로 숙이다.

짐 들어올리기 (Lifting the package)

- 동심원적 수축으로 엉덩관절을 신장시킨다.
- 등허리 관절은 자세를 그대로 둔다.

선반 위에 짐 올리기 (Placing the pakage on a shelf)

- 동심원적인 수축으로 엉덩관절을 앞으로 숙인다.
- 등허리 관절은 그대로 있는다.

질문에 대한 토론과 임상적용
Clinical Application and Discussion Questions

몸의 적절한 움직임은 부상 없이 짐을 들어올리는데 중요한 요소이다. 들어올릴 때 적절한 움직임에는 어떤 요소가 있겠는가?

자동차의 인체 공학적인 트렁크 디자인 또한 짐을 들어올리는데 도움을 주는 요소이다. 더욱 새로운 디자인에는 들어올리기 전에 사람에게 미끄러져 다가와 수고를 덜어주는 것도 있다.

옮길 짐의 무게나 크기도 생각해 보라. 이 두 가지 요소가 근육에 어떤 영향을 미치겠는가? 다른 사람과 함께 든다면 근육에는 어떤 변화가 있겠는가?

이런 행동을 할 때 척추의 목 부분에서의 근육 움직임과 동작을 생각해보라. 이 장 마지막 부분에서 다뤄진 목의 분석과 비교해 어떠한가?

이 행동을 할 때 팔의 근육은 어떻겠는가?

짐의 무게와 크기가 팔에는 어떤 영향을 미치겠는가? 구식 트렁크가 사용되었다면 어떠했을까?

트렁크나 선반에서 무거운 짐을 들는데 또 어떤 방법이 있을까?(힌트: 공사장의 기중기를 생각해보라) 이런 방법들이 불가능할 땐 어떻게 하겠는가?

지지 벨트가 어떤 역할을 하겠는가?

마지막으로, 이번 분석에 사용된 근육을 대체할 것을 적어보라. 그리고 부록 A의 챠트 3과 비교해 보라.

참고문헌

1. Gracovetsky S, Farfan H. The optimum spine. *Spine*. 1986;11:53-57.
2. Panjabi M, Abumi K, Duranceau J, Oxland T. Spinal stability and intersegmental muscle forces: a biomechanical model. *Spine*. 1989;14:194-200.
3. White AA, Panjabi MM. The basic kinematics of the human spine: a review of past and current knowledge. *Spine*. 1978;3:12-20.
4. Buseck M, Schipplein OD, Andersson GB, Andriacchi TP. Influence of dynamic factors and external loads on the moment at the lumbar spine in lifting. *Spine*. 1988;13:918-921.
5. Sullivan MS. Back support mechanisms during manual lifting. *Phys Ther*. 1989;69:52-59.
6. Klausen K. The form and function of the loaded human spine. *Acta Physiol Scand*. 1965;65:176-190.
7. Morris JM, Lucas DB, Bresler B. Role of trunk in stability of the spine. *J Bone Joint Surg Am*. 1961;42:327-351.
8. Morris JM. Biomechanics of the spine. *Arch Surg*. 1973;107:418-423.
9. Chaffin DB, Baker W. A biomechanical model for analysis of symmetric sagittal plane lifting. *Trans Am Inst Indust Eng*. 1970;2:16-27.
10. Davies BT. Training in manual handling and lifting. In: Drury CG, ed. *Safety in Manual Materials Handling*. Cincinnati, Ohio: NIOSH;1978:175-178.
11. El-Bassoussi MM. *A dynamic biomechanical model for lifting in the sagittal plane*. Lubbock, Tex: Texas Tech University; 1974. Dissertation.
12. Freivalds A, Chaffin DB, Garg A, Lee KS. A dynamic biomechanical evaluation of lifting maximum acceptable loads. *J Biomech*. 1984;17:251-262.
13. Garg A. Evaluation of the NIOSH guidelines for manual lifting with special reference to horizontal distance. *Am Ind Hyg Assoc J*. 1989;50:157-164.
14. NIOSH. *A Work Practices Guide for Manual Lifting*. Cincinnati, Ohio: National Institute for Occupational Safety and Health; 1981. U.S. Dept. of Health and Human Services (NIOSH) technical report 81-122.
15. Snook SH. The design of manual handling tasks. *Ergonomics*. 1978;21:963-985.
16. Nordin M, Ortengren R, Andersson GBJ. Measurements of trunk movements during work. *Spine*. 1984;9:465-469.
17. Anderson CK, Chaffin DB, Herrin GD, Matthews LS. A biomechanical model of the lumbosacral joint during lifting activities. *J Biomech*. 1985;18:571-584.

18. Carlsöö S. The static muscle load in different work positions: an electromyographic study. *Ergonomics*. 1961;4:193-211.
19. Dolan P, Adams MA. The relationship between EMG activity and extensor moment generation in the erector spinae muscles during bending and lifting activities. *J Biomech*. 1993;26:513-522.
20. Floyd WF, Silver PHS. The function of the erectores spinae muscles in certain movements and postures in man. *J Physiol*. 1955;129:184-203.
21. Gracovetsky S, Kary M, Levy S, et al. Analysis of spinal and muscular activity during flexion/extension and free lifts. *Spine*. 90;15:1333-1339.
22. Tanii K, Masuda T. A kinesiological study of erectores spinae activity during trunk flexion and extension. *Ergonomics*. 1985;28:883-893.
23. Furlani J, Berzin F, Vitti M. Electromyographic study of the gluteus maximus muscle. *Electromyogr Clin Neurophysiol*. 1974;14:377-388.
24. Andersson GBJ, Ortengren R, Nachemson A. Intradiskal pressure, intraabdominal pressure, and myoelectric back muscle activity related to posture and loading. *Clin Orthop*. 1977;129:156-164.
25. Bartelink DL. The role of abdominal pressure in relieving the pressure on the lumbar intervertebral discs. *J Bone Joint Surg Br*. 1957;39:718-725.
26. Bearn JG. The significance of the activity of the abdominal muscles in weight lifting. *Acta Anat (BASEL)*. 1961;45:83-89.
27. Floyd WF, Silver PHS. Electromyographic study of patterns of activity of the anterior abdominal wall muscles in man. *J Anat*. 1950;84:132-145.
28. Garg A. A comparison of isometric strength and dynamic lifting capability. *Ergonomics*. 1980;23:13-27.
29. Marras WS. Trunk motion during lifting: temporal relations among loading factors. *International Journal of Industrial Ergonomics*. 1987;1:159-167.
30. Svensson OK, Nemeth G, Ekholm H. Relative mechanical load on back and hip muscles during standing manual materials handling. *Scand J Rehabil Med*. 1987;19:179-186.
31. Zetterberg C, Andersson GBJ, Schultz AB. The activity of individual trunk muscles during heavy physical loading. *Spine*. 1987;12:1035-1040.
32. Joseph J, McColl I. Electromyography of muscles of posture: posterior vertebral muscles in males. *J Physiol (London)*. 1961;157:33-37.
33. Walker ML, Rothstein JM, Finucane SD, Lamb RL. Relationships between lumbar lordosis, pelvic tilt, and abdominal muscle performance. *Phys Ther*. 1987;67:512-516.
34. Nisell R. Mechanics of the knee: a study of joint and muscle load with clinical applications. *Acta Orthop Scand*. 1985;56:1-41.
35. Granta KP, Marras WS. The influence of trunk muscle coactivity on dynamic spinal loads. *Spine*. 1995;20:913-919.
36. Adams MA, Hutton WC. The effect of posture on the role of the apophyseal joints in resisting intervertebral compressive forces. *J Bone Joint Surg Br*. 1980;62:358-362.

37. Bogduk B, MacIntosh JE. The applied anatomy of thoracolumbar fascia. *Spine*. 1984;9:164-170.
38. Ekholm J, Arborelius UP, Nemeth G. The load on the lumbosacral joint and trunk muscle activity during lifting. *Ergonomics*. 1982;25:145-161.
39. Leskinen TPJ, Stalhammar HR, Kourinka JAA. A dynamic analysis of spinal compression with different lifting techniques. *Ergonomics*. 1983;26:595-604.
40. Shirazi-Adl A, Dronin G. Load-sharing function of lumbar intervertebral disc and facet joints in compression, extension, and flexion. *Advances in Bioengineering*. 1986;2:18-19.
41. Eie N, Wehn P. Measurement of the intra-abdominal pressure in relation to weight bearing of the lumbosacral spine. *Journal of the Oslo City Hospitals*. 1962;12:205-217.
42. Nachemson A. The load on lumbar discs in different positions of the body. *Clin Orthop*. 1966;45:107-122.
43. Strohl KP, Mead J, Banzett RB, Loring SH, Kosch PC. Regional differences in abdominal muscle activity during various maneuvers in humans. *J Appl Physiol*. 1981;51:1471-1476.
44. Nachemson AL. Disc pressure measurements. *Spine*. 1981;6:93-95.

추천도서

Andersson GBJ, Ortengren R, Herberts P. Quantitative electromyographic studies of back muscle activity related to posture and loading. *Orthop Clin North Am*. 1977;8:85-96.

Andersson GBJ, Ortengren R, Schultz AB. Analysis and measurement of the loads on the lumbar spine during work at a table. *J Biomech*. 1980;13:513-520.

Bearn JG. An electromyographic study of the trapezius, deltoid, pectoralis major, biceps, and triceps muscles during static loading of the upper limb. *Anatomical Record*. 1961;140:103-108.

Bendix T, Eid SE. The distance between the load and the body with three bimanual lifting techniques. *Appl Ergonomics*. 1983;14:185-192.

Brown JR. Factors contributing to the development of low back pain in industrial workers. *Am Ind Hyg Assoc J*. 1975;36:26-31.

Bustami FM. A new description of the lumbar erector spinae muscle in man. *J Anat*. 1986;144:81-91.

Carlsöö S. A back and lift test. *Appl Ergonomics*. 1980;11:66-72.

Carlsöö S. Influence of frontal and dorsal loads on muscle activity and on the weight distribution in the feet. *Acta Orthop Scand*. 1964;34:299-309.

Carlsöö S. The static muscle load in different work positions: an electromyographic study. *Ergonomics*. 1961;4:193-211.

Chaffin DB, Park KS. A longitudinal study of low back pain as associated with occupational weight lifting factors. *Am Ind Hyg Assoc J*. 1973;34:513-525.

Davis PR, Stubbs DA. Safe levels of manual forces for young males (1). *Appl Ergonomics*. 1977;8:141-150.

Davis PR, Stubbs DA. Safe levels of manual forces for young males (2). *Appl Ergonomics*. 1977;8:219-228.

Davis PR, Stubbs DA. Safe levels of manual forces for young males (3). *Appl Ergonomics*. 1978;9:33-37.

Davis PR, Troup JDG, Burnard JH. Movements of the thoracic and lumbar spine when lifting: a chronocyclophotographic study. *J Anat (London)*. 1965;99:13-26.

Deusinger RH, Rose SJ. Analysis of external oblique EMG activity during back extension. *Phys Ther*. 1985;65:673-674.

Drury CG, Begbie K, Ulate C, Deeb JM. Experiments on wrist deviation in manual materials handling. *Ergonomics*. 1985;28:577-589.

Eie N. Load capacity of the low back. *Journal of the Oslo City Hospitals*. 1966;16:73-98.

Farfan HF. Muscular mechanisms of the lumbar spine and the position of power and efficiency. *Orthop Clin North Am*. 1975;6:135-144.

Gallagher S, Marras WS, Bobick TG. Lifting in stooped and kneeling postures: effects on lifting capacity, metabolic costs, and electromyography of eight trunk muscles. *International Journal of Industrial Ergonomics*. 1988;3:65-76.

Garg A, Ayoub MM. What criteria exist for determining how much load can be lifted? *Hum Factors*. 1980;22:475-486.

Garg A, Owen B. Reducing back stress to nursing personnel. *Ergonomics*. 1992;35:1353-1375.

Grieve DW. The dynamics of lifting. *Exerc Sport Sci Rev*. 1977;5:157-179.

Guthrie DI. A new approach to handling in industry. *S Afr Med J*. 1963;37:651-655.

Jorgensen K. Back muscle strength and body weight as limiting factors for work in standing slightly-stooped position. *Scand J Rehabil Med*. 1970;2:149-153.

Kippers V, Parker AW. Hand positions at possible critical points in the stoop-lift movement. *Ergonomics*. 1983;26:895-903.

Kumar S. Physiological responses to weight lifting in different planes. *Ergonomics*. 1980;23:987-993.

Kumar S, Davis PR. Interrelationship of physiological and biomechanical parameters during stoop lifting. *The International Congress of Physical Activity Sciences (Quebec)*. 1976;222.

Kumar S, Scaife WGS. A precision task, posture, and strain. *Journal of Safety Rescue*. 1979;11:28-36.

Legg SJ. The effect of abdominal muscle fatigue and training on the intra-abdominal pressure developed during lifting. *Ergonomics*. 1981;24:191-195.

Moroney SP, Schultz AB, Miller JA. Analysis and measurement of loads on the neck. *J Orthop Res*. 1988;6:713-720.

Panjabi M, Yamamoto I, Oxland T, Crisco J. How does posture affect coupling in the lumbar spine? *Spine*. 1989;14:1002-1011.

Panjabi MM, Oxland TR, Yamamoto I, Crisco JJ. Mechanical behavior of the human lumbar and lumbosacral spine as shown by three-dimensional load-displacement curves. *J Bone Joint Surg Am*. 1994;76:413-424.

Park KS, Chaffin DB. A biomechanical evaluation of two methods of manual load lifting. *Transactions of the American Institute of Industrial Engineers*. 1974;6:105-113.

Parnianpour M, Nordin M, Kahanovitz N, Frankel V. The triaxial coupling of torque generation of trunk muscles during isometric exertions and the effect of fatiguing isoinertial moments on the motor output and movement patterns. *Spine*. 1988;13:982-990.

Pearcy MJ. Twisting mobility of the human back in flexed postures. *Spine*. 1993;18:114-119.

Petersen CM, Amundsen LR, Schendel MJ. Comparison of the effectiveness of two pelvic stabilization systems on pelvic movement during maximal isometric trunk extension and flexion muscle contractions. *Phys Ther*. 1987;67:534-539.

Poulsen E. Back muscle strength and weight limits in lifting burdens. *Spine*. 1981;6:73-75.

Poulsen E, Jorgensen K. Back muscle strength, lifting, and stooped working postures. *Appl Ergonomics*. 1971;2:133-137.

Schultz AB, Andersson GBJ, Haderspeck K, Ortengren R, Nordin M, Bjork R. Analysis and measurement of lumbar trunk loads in tasks involving bends and twists. *J Biomech*. 1982;15:669-675.

Snijders CJ, Hoek van Dijke GA, Roosch ER. A biomechanical model for the analysis of the cervical spine in static postures. *J Biomech*. 1991;24:783-792.

Svensson OK, Arborelius UP, Ekholm J. Relative mechanical load on shoulder and elbow muscles in standing position when handling materials manually. *Scand J Rehabil Med*. 1987;19:169-178.

Troup JDG. Biomechanics of the vertebral column. Its application to prevention of back pain in the population and to assessment of working capacity in patients with lumbar spinal disability. *Physiother*. 1979;65:238-244.

Vulcan AP, King AI, Nakamura GS. Effects of bending on the vertebral column during +Gz acceleration. *Aerospace Medicine*. 1970;41:294-300.

Whitney RJ. The stability provided by the feet during maneuvers whilst standing. *J Anat*. 1962;96:103-111.

Yates JW, Kamon E, Rodgers SH, Champney PC. Static lifting strength and maximal isometric voluntary contractions of back, arm, and shoulder muscles. *Ergonomics*. 1980;23:37-47.

제 V 부

상지와 하지 분석

UPPER AND LOWER EXTREMITY ANALYSES

제 14 장

자동차 운전하기

Driving a Car

소개와 준비 Introduction and Set-Up

자동차 운전하기는 좌석 높이와 각도, 페달과의 거리, 자동차의 종류, 변속기의 종류(수동과 자동), 그리고 페달을 밟을 때 발을 어떻게 사용하느냐(발가락 혹은 발 전체로: 뒤꿈치를 바닥에 대느냐 마느냐) 에 따라 영향을 받는다.[1-14]

이번에는 팔과 다리 모두를 다뤄보겠다. 사용된 자동차는 자동 변속기이고, 발을 바닥에 붙이고, 왼팔은 운전대의 약 10시 방향(실험자가 운전대를 마주 봤을 때의 시계 보는 방향)을 잡고 오른팔은 열쇠를 잡고 시동 걸 준비를 한 시작 자세를 포함한 생체 역학에 초점을 맞췄다(그림 14-1).

이 실험에는 재활 치료소에 있는 연습용 차량을 이용했다. 그러므로 측정을 할 때 안전하도록 실제 도로를 주행하지 않는다. 자동차를 몰기 시작해 두 구간을 가고, 멈추는 것까지 모의 실험을 한다. 모의 실험의 속도는 시속 25마일로 주택가의 적정 속도다.[15] 좌석의 높이는 17.5인치이고 각도는 103°이다. 가속 페달까지의 거리는 132인치이고 제동 페달까지의 거리는 119인치다. 열쇠구멍은 운전대 옆 변속 장치의 1인치 아래에 있다. 변속 장치는 운전대의 2.75인치 앞에 있다.

첫 번째 부분은 팔의 움직임이고 이해를 돕기 위해 몇 단계로 나눈다. 1단계는 엔진에 시동을 걸기 위한 시작 자세, 2단계는 주차된 상태에서 움직이기, 3단계는 운전대 조작하기, 4단계는 속도 줄이기, 5단계는 제동 하기이다.

두 번째 부분은 다리의 움직임이고 비슷하게 단계를 나눈다. 1단계는 엔진

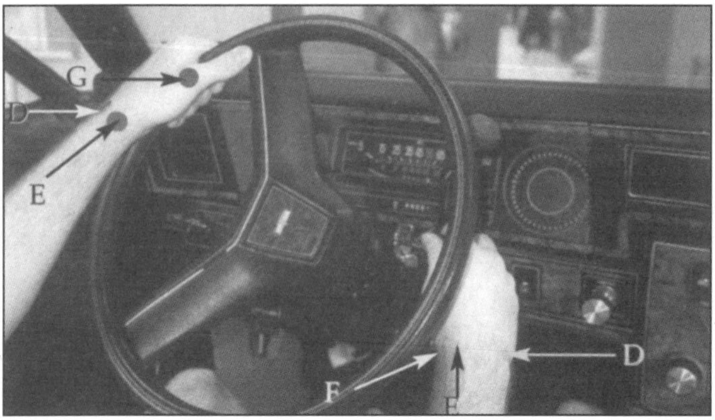

그림 14-1. 시작할 때의 상체의 자세: 왼손은 운전대의 10시 위치에 둔다. 오른손은 열쇠를 잡는다. 검은 점이 가리키는 것은: D=자뼈머리(후방); E=노뼈붓돌기(후방); F=노뼈붓돌기(노쪽); 그리고 G=첫 번째 손허리손가락관절선

시동 걸기, 2단계는 가속하기, 3단계는 속도 늘리기, 4단계는 속도 줄이기, 5단계는 제동하기이다.

세 번째 부분은 수동 변속 장치와 자동 변속 장치를 비교하는 것이다.

첫 번째 : 자동 변속 장치에서의 상지 분석
PART 1: Upper Extremity Analysis With Automatic Transmission

시동 걸기 (Starting the engine)

서론에서 소개된 자세로 시작해, 오른팔은 어깨를 앞으로 45° 구부리고, 10° 외전시킨다. 팔꿉관절은 45° 구부리고, 팔뚝은 70° 내전시킨다. 손목관절은 노뼈쪽으로 15° 구부린다. 손은 lateral prehension-type의 그립을 이용해 열쇠를 쥔다(그림 14-1). 엄지의 손목손허리관절은 8°, 손허리손가락관절은 34° 구부리고, 손가락뼈사이관절은 중립으로 둔다. 검지부터 소지까지의 손허리손가락관절은 각각 45°, 40°, 90°, 95° 구부린다. 근위지간관절은 각각 60°, 90°, 95°, 105° 구부린다. 원위지간관절은 5°, 35°, 35°, 40° 구부린다.

열쇠를 앞쪽으로 반회전하면서(그림 14-2), 어깨는 원래의 자세를 유지한다. 팔꿉관절은 5° 더 굽혀주고, 팔뚝은 30° 외전시켜 총 40° 내전되게 한다.

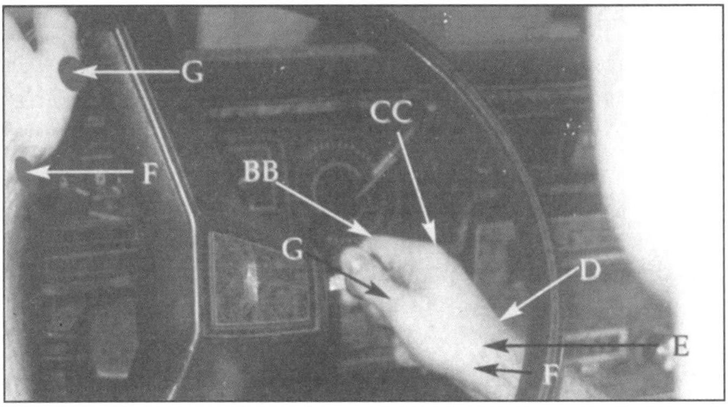

그림 14-2. 시동 걸기: 열쇠를 잡고 반쯤 돌린다. 검은 점이 가리키는 것은: D=자뼈머리(후방); E=노뼈붓돌기(후방); F=노뼈붓돌기(노쪽); G=첫 번째 손허리손가락관절선; BB=근위지간관절선; 그리고 CC=손허리손가락관절선

손목관절은 5° 굽힌다. 또 손목관절을 자뼈쪽으로 35° 구부려 총 자뼈쪽으로 20° 구부러지게 한다. 손가락은 그대로 있는다.

근육의 움직임을 원근적으로 보면 자동차를 운전할 때 등척성 작용과 동심원적 작용이 상호 영향을 미친다. 처음 열쇠를 돌릴 때를 보면 오른쪽 어깨 근육 (위와 아래등세모근, 앞톱니근, 어깨올림근, 앞어깨삼각근, 가시위근, 그리고 부리위팔근)이 어깨의 자세를 유지하려고 등척성 작용을 한다.[17-18] 위팔두갈래근, 위팔근, 그리고 위팔노근은 팔꿈치 동작에 동심원적으로 작용한다. 손뒤침근와 위팔두갈래근은 팔뚝의 위치를 조절하는데 동심원적으로 작용한다.[19-21] 자쪽손목굽힘근과 노쪽손목굽힘근은 손목관절에 작용하고, 자쪽손목굽힘근은 자뼈쪽으로 휘게 하는데도 큰 영향을 미친다.[22] 손가락의 근육들(긴엄지굽힘근과 짧은엄지굽힘근, 깊은손가락굽힘근과 짧은손가락굽힘근, 새끼굽힘근, 벌레근 , 뼈사이근)은 모두 열쇠를 쥐는데 등척성적으로 작용한다.[23-25]

점화를 하기 위해 열쇠를 앞쪽으로 완전히 돌렸다(그림 14-3). 역시 어깨관절은 처음 자세를 유지한다. 팔꿉관절은 5° 신장시켜, 총 45° 구부리게 한다. 팔뚝은 5° 더 외전시켜 총 35° 내전되게 한다. 손목관절은 3° 더 구부려 38° 구부러지게 한다. 손목관절을 자뼈쪽으로 5° 더 구부려 총 25° 구부러지게 한다. 손가락의 움직임에는 변화가 없다.

열쇠를 끝까지 돌리려면, 어깨의 근육 조직이 계속적으로 등척성 작용을 해야 한다. 위팔세갈래근과 팔꿈치근은 동심원으로 작용해 팔꿈치를 구부린다.[26-27] 손뒤침근와 위팔두갈래근은 계속 동심원으로 작용해서 팔뚝을 외전시킨다. 손목을 자뼈쪽으로 굽히는데 손목굽힘근도 계속 동심원으로 작용하고, 자쪽손목굽힘근은 더욱 큰 영향을 준다. 손가락의 근육들은 열쇠를 쥔 그립을 유지하도록 등척성 작용을 계속한다.

이번 단계 통틀어서 왼팔은 계속 운전대 위에 둔다(그림 14-3). 어깨는 50° 구부리고, 팔꿈치는 105° 구부린다. 팔뚝은 45° 내전시키고, 손목관절은 25° 자뼈쪽으로 구부린다. 손은 둥글게 말아 운전대를 쥔다. 검지에서 소지까지의 모든 관절은 각각의 각도로 구부린다. 손허리손가락관절은 각각 35°, 50°, 62°, 그리고 75° 구부린다. 근위지간관절은 각각 60°, 75°, 75°, 그리고 55° 구부리고 원위지간관절은 각각 35°, 45°, 30°, 그리고 17° 구부린다. 엄지는 중립으로 두고 운전대 위에 올려둔다.

이렇게 하고 있는 동안 왼팔의 근육들은 왼팔이 운전대 위에 가만히 있도록 등척 작용을 한다. 위와 아래등세모근, 앞톱니근, 넓은등근, 앞어깨삼각근, 가시위근, 그리고 부리위팔근이 어깨에서 활발히 움직인다.[17-18] 위팔두갈래근와 위팔근은 팔꿈치에 작용한다. 원엎침근과 네모엎침근은 팔뚝의 움직임을 조절한다.[19-21] 자쪽손목굽힘근과 자쪽손목폄근은 손목을 움직인다.[22] 깊은손가락굽힘근은 손가락을 고정시킨다.[23-25]

오른팔로 변속 기어 잡기
(Moving the right upper Extremity to the gearshift)

시동이 걸렸으면, 운전을 시작하기 위해 오른팔을 열쇠에서 변속 기어로 다가간다(그림 14-4). 어깨는 5° 더 구부려 50° 구부러지게 한다. 팔꿈치는 25° 더 구부려 70° 구부러지게 한다. 팔뚝은 45° 외전시켜서 총 5° 외전되게 한다. 손목관절은 7° 더 구부리고 노뼈쪽으로 35° 구부린다. 그 결과 손목관절은 45° 구부리고, 노뼈쪽으로 10° 구부러진다. 손가락의 모든 근육은 25° 신장시켜 열쇠를 쥔 그립을 풀고, 다시 굽혀 변속 기어를 쥔다. 그러나 엄지는 계속 펴진 상태를 유지하면서 검지의 맞은편에 놓음으로써 둥근 모양으로 변속 기어를 잡는다. 검지에서 소지까지의 손허리손가락관절은 각각 50°, 90°, 95°, 그리고 100° 구부린다. 근위지간관절은 각각 45°, 90°, 95°, 그리고 100° 구부린다. 원위지간관절은 각각 10°, 45°, 45°, 그리고 45° 구부린다. 어깨와 5°씩

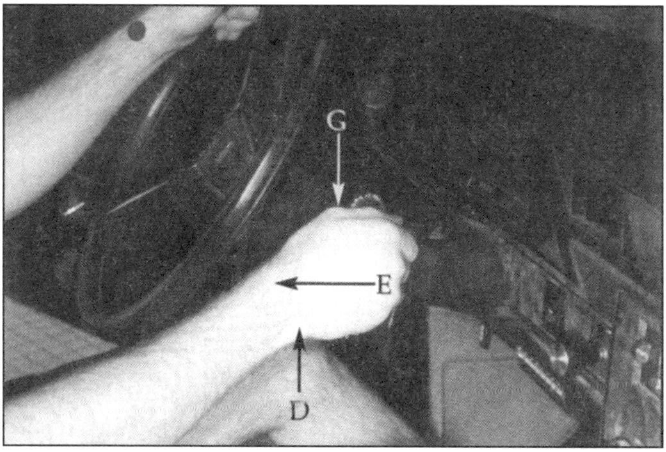

그림 14-3. 시동 걸기: 열쇠를 완전히 앞으로 돌린다. 검은 점이 가리키는 것은: D=자뼈머리(후방); E=노뼈붓돌기(후방); 그리고 G=첫 번째 손허리손가락관절선

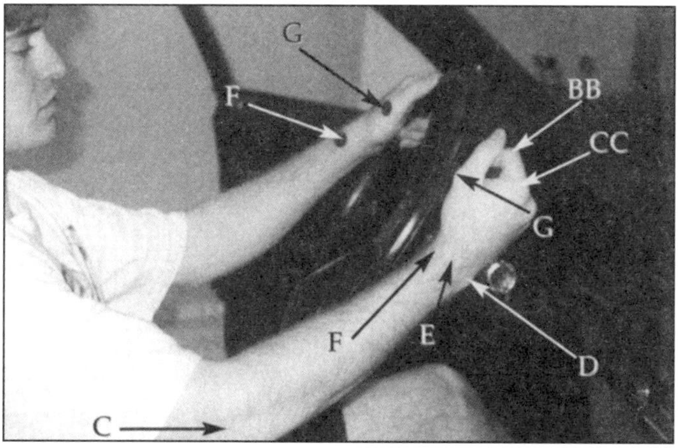

그림 14-4. 오른손 변속 기어로 옮기기: 변속 기어를 둥글게 쥔다. 검은 점이 가리키는 것은: C=위팔뼈의 가쪽위관절융기; D=자뼈머리(후방); E=노뼈붓돌기(후방); F=노뼈붓돌기(노쪽); G=첫 번째 손허리손가락관절선; BB=근위지간관절선; 그리고 CC=손허리손가락관절선

더 신장시켜 변속 기어를 운전쪽으로 맞추고, 엄지의 손목손허리관절을 5° 내전시키고, 손가락뼈사이관절을 5° 구부려 기어를 쥐게 한다.

오른팔을 열쇠에서 변속기어로 옮기면서 근육들의 움직임 대부분은 저절로 동심원적이게 된다. 먼저, 앞삼각근과 부리위팔근이 어깨를 움직이고 위팔두갈래근, 위팔근 위팔노근이 팔꿈치를 움직인다. 팔뚝은 손뒤침근이 움직이고,[19-21] 자쪽손목굽힘근과 노쪽손목굽힘근은 손목을 움직이고 노뼈쪽으로 굽게 하는 것은 노쪽손목굽힘근이 더욱 큰 작용을 한다.[22] 손가락들은 긴엄지폄근과 짧은엄지폄근, 소지와 검지를 포함한 모든 손가락근육으로 조절된다.[28] 운전대를 쥐기 시작하면서 이 근육들의 움직임이 얕은손가락굽힘근과 깊은손가락굽힘근 그리고 새끼굽힘근으로 전환된다.[23-25] 긴엄지벌림근과 긴엄지굽힘근 이 쥐기를 끝낼 때 동심원적으로 작용한다.[29]

손을 마지막 자세로 옮기면서, 위와 아래등세모근, 앞톱니근, 어깨올림근, 앞어깨삼각근, 가시위근, 그리고 부리위팔근 이 편심적으로 작용해 어깨관절을 움직인다. 위팔세갈래근과 팔꿈치근은 팔굽관절을 움직인다.[19-20]

이제 오른팔을 변속기어에서 운전대의 2시 방향으로 옮긴다(그림 14-5). 어깨관절은 20° 내전시킨다. 팔굽관절은 굽힌 그대로 있는다. 팔뚝은 25° 내전시키고, 총 20° 내전되게 한다. 손목관절은 굽히고 노쪽으로 벗어난 채로 둔다. 손은 왼손과 비슷하게 운전대를 둥글게 쥔다.

검지에서 소지까지의 손허리손가락관절은 각각 35°, 50°, 62°, 그리고 75° 구부리고; 근위지간관절은 각각 85°, 90°, 95° 그리고 100°; 원위지간관절은 각각 35°, 45°, 45°, 그리고 45° 구부린다. 엄지의 관절은 중립으로 두고 운전대 위에 올려둔다.

변속 기어에서 운전대로 움직이려면 오른팔은 모두 동심원적으로 움직여야 한다. 앞톱니근 위와 아래등세모근, 그리고 큰가슴근이 동심원으로 작용해서 어깨관절을 조절한다. 위팔두갈래근와 위팔근은 등척성적으로 작용해 팔꿉관절을 조절하고, 원업침근과 네모업침근은 동심원으로 작용해 팔뚝을 조절한다. 손목 굽힘근은 등척성 작용으로 손목의 굽힘과 노쪽으로의 굴곡을 유지한다. 손가락의 움직임은 깊은손가락굽힘근과 짧은손가락굽힘근와 새끼근, 벌레근, 그리고 뼈사이근이 동심원으로 작용해서 조절한다. 짧은엄지굽힘근과 벌림근은 동심원적으로 작용해 엄지를 운전대 위에 두게 한다.[23-25,29]

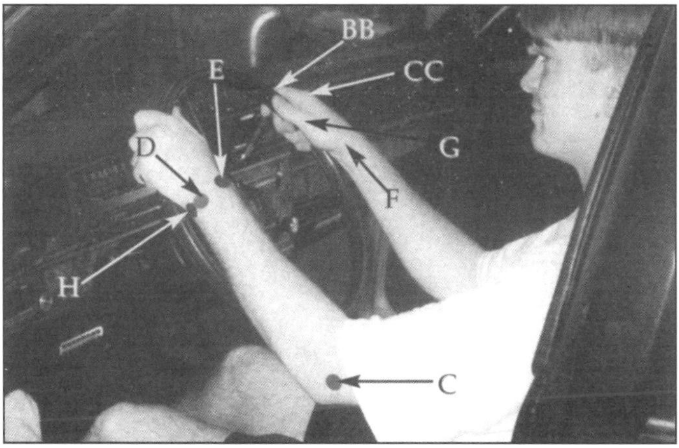

그림 14-5. 오른손 운전대로 옮기기: 변속 기어에서 손을 떼고 운전대를 둥글게 쥔다. 검은 점이 가리키는 것은: C=위팔뼈의 가쪽위관절융기; D=자뼈머리(후방); E=노뼈붓돌기(후방); F=노뼈붓돌기(노쪽); G=첫 번째 손허리손가락관절선; H=자뼈붓돌기(자쪽); BB=근위지간관절선; 그리고 CC=손허리손가락관절선

운전대 조작하기 (Steering the car)

자동차가 움직이고 앞으로 나아가면서 양팔은 그대로 운전대를 쥐고 있는다. 양팔의 근육 움직임은 자세를 유지하기 위해 등척적으로 작용한다.

속도 줄이기 (Slowing down the car)

속도를 줄일 때도 양팔로 운전대를 잡고 가만히 있는다. 근육이 움직임과 동작은 앞서 말한 것과 같다.

제동하기 (Applying the brake)

자동차를 멈춰 세울 때, 오른팔은 변속기어를 운전에서 주차로 변경하고 시동을 끄러 열쇠로 옮긴다(그림 14-6). 이 동작은 앞서 말했던 시동 걸고 변속기어 잡기의 반대이다.

두 번째 : 자동 변속 장치에서의 하지 분석

PART 2: Lower Extremity Analysis With Automatic Transmission

시동 걸기 (Starting the engine)

시작하면서 실험자는 발을 바닥에 대고 있는다. 이 때 양 발목은 발바닥쪽으로 30° 구부리고 있는다. 왼쪽 다리는 이번 단계에서 계속 그대로 있는다. 열쇠를 돌리면, 오른발은 가속 페달에 올린다. 이 때 오른쪽 발목관절은 시작 자세 그대로 있는다. 이제부터는 오른쪽 뒤꿈치는 바닥에 붙인 채 발목을 움직여 가속 페달을 조작한다. 이 때 뒤굽힘근이 등척성적으로 작용해서 발목을 고정시킨다.[30-31]

시작하면서 왼쪽 무릎은 50°, 오른쪽 무릎은 95° 구부린다. 오른쪽 무릎관절은 오른발을 가속 페달로 옮길 때 45° 신장시킨다(그림 14-7). 넙다리네갈래근은 오른쪽 무릎관절에 작용한다. 편심 수축함으로써 발을 가속 페달에 가져갈 때 무릎의 움직임을 조절한다.[32]

시작 자세에서 양쪽 엉덩이는 86° 굽힌다. 오른쪽 엉덩관절은 92° 구부리고 2° 외전시킨다. 이것은 엉덩허리근와 넙다리근막긴장근은 동심원으로 수축하기 때문이다.[33] 엉덩관절의 주요 외전근인 중간볼기근은 이번 단계 동안 엉덩이가 굽혀져 있기 때문에 외전근으로써 큰 역할을 하지 못한다.

가속하기 (Accelerating the car)

두 번째 부분에서는 자동차를 시속 25마일까지 가속한다. 오른쪽 발목을 발바닥쪽으로 6° 더 굽히면서 가속 페달을 밟는다. 발바닥굽힘근이 동심원적으로 작용해 발을 아래로 누른다.[34]

이 단계 동안 무릎관절은 자세를 유지하고 있는다. 넙다리네갈래근이 양 무릎관절에 등척성 작용을 하고;[32] 엉덩관절도 마찬가지이다. 엉덩허리근 와 넙다리근막긴장근의 등척성 수축으로 오른쪽 엉덩이의 자세를 조절한다.[35-36] 왼쪽 엉덩이는 가만히 앉아 있는다.

속도 늘리기 (Increasing the speed of the car)

3단계에서는 오른쪽 발목을 발바닥쪽으로 5° 더 구부려 총 41° 구부리게 하면서 가속 페달을 밟아 속도를 25마일까지 늘린다. 이것은 오른쪽 가자미근이 동심원으로 작용해서 일어난다.

오른쪽 무릎관절은 이번 단계에서 신장시켜 50° 구부린 자세에서 45° 구부린 자세가 되게 한다. 오른쪽 넙다리네갈래근이 동작을 만든다. 동시에, 오른

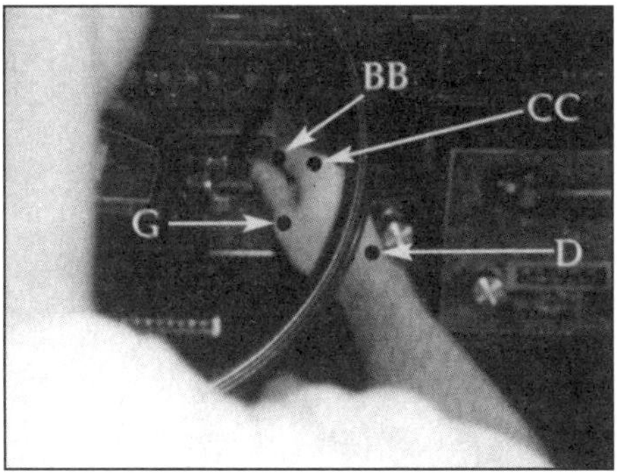

그림 14-6. 시동 끄기: 오른손으로 열쇠를 뒤쪽으로 돌려 시동을 끈다. D=자뼈머리(후방); G=첫 번째 손허리손가락관절선; BB=근위지간관절선; 그리고 CC=손허리손가락관절선

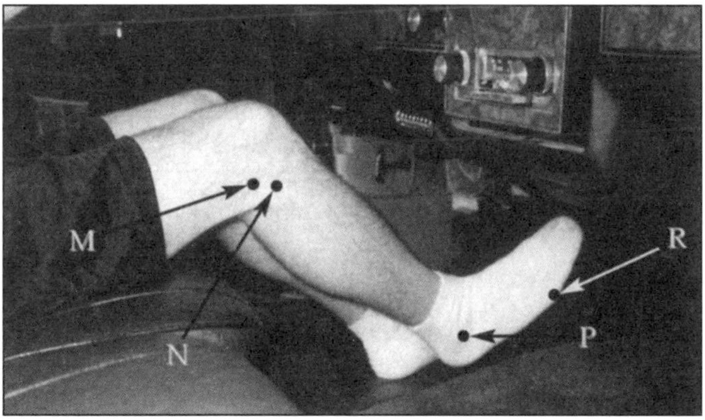

그림 14-7. 엔진 움직이기: 시동이 걸리면 오른발을 가속 페달로 옮긴다. 검은 점이 가리키는 것은: M=넙다리뼈의 가쪽 위관절융기; N=종아리뼈머리; P=가쪽 복사뼈; 그리고 R=다섯 번째 발허리관절선(가쪽)

쪽 엉덩관절을 앞으로 펴서 92° 굴곡을 90°가 되게 만든다. 큰볼기근과 뒤넙다리근이 동작을 만든다.

속도 줄이기 (Slowing down the car)

다음 단계는 가속 페달에 가해지는 압력을 줄여 속도를 줄이는 것이다. 오른쪽 발목을 점차 발등 쪽으로 구부려 발바닥쪽으로 25° 기울어진 상태가 되게 한다. 뒤굽힘근이 동심원으로 작용해 이 움직임을 만든다. 오른쪽 무릎은 다시 5° 구부려 5° 굽히게 한다. 이 동작은 뒤넙다리근이 만든다. 오른쪽 엉덩관절도 다시 굽혀 92° 굽히게 한다. 엉덩허리근이 엉덩관절을 움직인다. 앞단계와 마찬가지로 왼쪽 다리는 그대로 있는다.

제동하기 (Applying the brake)

마지막 단계에서는 자동차를 완전히 세우기 위해 제동하는 것이다. 오른발을 가속 페달에서 제동 페달로 옮겨 밟아서(그림 14-8), 자동차를 완전히 세운다.

이번 단계에서 오른쪽 발목관절은 25° 발바닥쪽으로 굽힌 상태로 시작해서 발바닥쪽과 그 반대쪽으로 움직인다. 이 단계가 끝날 때까지 오른쪽 발목관절은 가자미근과 뒤종아리근의 동심 수축에 의해 발바닥쪽으로 30°, 반대쪽으로 7° 구부린다.[30-31,34]

오른쪽 무릎관절은 구부린 것을 50°에서 45°로 줄인다. 넙다리네갈래근 이 동심 작용을 해서 이런 동작을 만든다.[32] 오른쪽 엉덩관절은 5° 더 굽히고 10° 내전시켜 발을 제동 페달 위에 올린다. 이 움직임은 엉덩허리근과 모음근의 동심원적인 작용으로 이루어진다.[35] 마지막에는 오른쪽 엉덩관절을 펴서 87° 굽히게 한다. 이 동작은 큰볼기근과 뒤넙다리근의 동심원적인 작용에 의해 이루어진다.

수동 변속 장치와의 비교
Comparison to Driving With a Manual Transmission

수동 변속 차량을 운전하는 것은 자동 변속 차량과 약간 다르다. 명백한 차이점은 양 다리로 가속 페달과 클러치를 조작하고, 오른팔로 변속 기어를 조작하는 것이다.

시작 자세는 자동 변속 차량을 이용했을 때와 비슷하다. 추가된 것이라면 클러치와 좌석의 거리가 118인치라는 것이다. 이 거리는 제동 페달보다 가까운데 그 이유는 클러치가 더 높이 솟아있기 때문이다. 열쇠 구멍은 계기판의 아래쪽에 있다. 변속 레버와의 거리는 5인치이다. 다른 것들은 앞선 실험과 모두 같다.

이번 비교의 첫 번째 부분은 상지의 움직임으로 이해를 돕기 위해 몇 단계로 나뉘었다. 1단계는 시동 걸기, 2단계는 1단에서 기어 전환하기, 3단계는 운전대 조작하기, 4단계는 속도 줄이기, 5단계는 멈추기다.

두 번째 부분은 하지의 움직임으로 비슷한 단계로 나뉘었다. 1단계는 시동

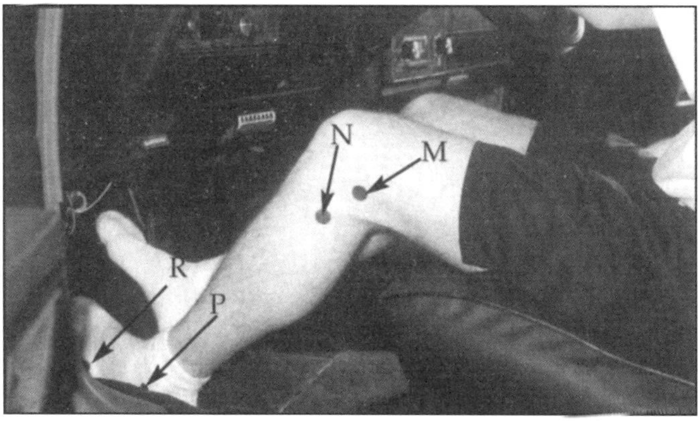

그림 14-8. 제동하기: 오른발로 제동 페달을 밟아 차를 세운다. 검은 점이 가리키는 것은: M=넙다리뼈의 가쪽 위관절융기; N=종아리뼈머리; P=가쪽 복사뼈; 그리고 R=다섯 번째 발허리 관절선(가쪽)

걸기, 2단계는 가속하기, 3단계는 1단에서 2단으로 전환하기, 4단계는 2단에서 3단으로 전환하기, 5단계는 속도 늘리기이다. 하지의 움직임에는 세 단계가 더 필요하다. 6단계는 속도 줄이기, 7단계는 클러치풀기, 8단계는 제동하기이다.

첫 번째 ; 수동 변속 장치에서의 상지 분석
PART 1: Upper Extremity Analysis With Manual Transmission

시동 걸기 (Starting the engine)

시작하면서 오른쪽 팔은 어깨를 앞으로 45° 구부리고 10° 외전시킨다. 팔꿉관절은 45° 구부리고, 팔뚝은 70° 내전시킨다. 손목관절은 30° 신장시키고 노쪽으로 15° 굽힌다. 손은 lateral prehension-type 그립으로 열쇠를 쥔다.[16] 엄지의 손목손허리관절은 8°, 손허리손가락관절은 34° 구부리고, 손가락뼈사이관절은 중립으로 둔다. 검지에서 소지까지의 손허리손가락관절은 각각 52, 70, 70, 그리고 66° 구부린다. 근위지간관절은 각각 20, 15, 10, 그리고 8° 구부린다. 검지에서 약지까지의 원위지간관절은 각각 5, 4, 그리고 1° 구부리고 소지의 원위지간관절은 그대로 둔다.

열쇠를 오른쪽으로 반바퀴 돌리면서 어깨는 그 자세를 유지한다. 팔꿉관절은 5° 더 굽히고, 팔뚝은 30° 더 외전시켜 40° 내전되게 한다. 손목관절은 65° 구부려서 총 35° 구부러지게 한다. 또 손목을 자뼈쪽으로 35° 굽혀 자뼈쪽으로 20° 기울게 한다. 손가락 근육들은 가만히 있는다.

근육들을 원근적으로 보면 자동차를 운전하는데 동심원적인 작용과 등척성 작용이 상호 작용을 한다. 처음 열쇠를 돌릴 때는, 오른쪽 어깨 근육(위와 아래등세모근, 앞톱니근, 어깨올림근, 앞삼각근, 가시위근, 그리고 부리위팔근) 등척성 작용으로 어깨의 위치를 잡는다.[17-18] 위팔두갈래근, 위팔근, 그리고 위팔노근은 동심원으로 작용해서 팔꿈치를 움직인다. 손뒤침근과 위팔두갈래근은 팔뚝을 조절한다.[19-21] 자쪽손목굽힘근과 노쪽손목굽힘근은 손목관절에 작용하고, 자쪽손목굽힘근은 자뼈쪽으로 휘게 하는데도 큰 영향을 미친다.[22] 손가락의 근육들(긴엄지굽힘근과 짧은엄지굽힘근, 깊은손가락굽힘근과 짧은손가락굽힘근, 새끼굽힘근, 벌레근 , 뼈사이근)은 모두 열쇠를 쥐는데 등척성적으로 작용한다.

점화를 하기 위해 열쇠를 앞쪽으로 완전히 돌렸다(그림 14-3). 역시 어깨관절은 처음 자세를 유지하고 있는다. 팔굽관절은 5° 신장시켜, 총 45° 구부리게 한다. 팔뚝은 5° 더 외전시켜 총 35° 내전되게 한다. 손목관절은 3° 더 구부려 38° 구부러지게 한다. 손목관절을 자뼈쪽으로 5° 더 구부려 총 25° 구부러지게 한다. 손가락의 움직임에는 변화가 없다.

열쇠를 끝까지 돌리려면, 어깨의 근육 조직이 계속적으로 등척성 작용을 해야 한다. 위팔세갈래근 그리고 팔꿈치근은 동심원으로 작용해 팔꿈치를 구부린다.[26-27] 손뒤침근과 위팔두갈래근은 계속 동심원으로 작용해서 팔뚝을 외전시킨다. 손목을 자뼈쪽으로 굽히는데 손목 굽힘근도 계속 동심원으로 작용하고, 자쪽손목굽힘근은 더욱 큰 영향을 준다. 손가락의 근육들은 열쇠를 쥔 그립을 유지하도록 등척성 작용을 계속한다.

이번 단계 통틀어서 왼팔은 계속 운전대 위에 둔다(그림 14-3). 어깨는 50° 구부리고, 팔꿈치는 105° 구부린다. 팔뚝은 45° 내전시키고, 손목관절은 25° 자뼈쪽으로 구부린다. 손은 둥글게 말아 운전대를 쥔다. 검지에서 소지까지의 모든 관절은 각각의 각도로 구부린다. 손허리손가락관절은 각각 35°, 50°, 62°, 그리고 75° 구부린다. 근위지간관절은 각각 60°, 75°, 75°, 그리고 55° 구부리고 원위지간관절은 각각 35°, 45°, 30°, 그리고 17° 구부린다. 엄지는 중립으로 두고 운전대 위에 올려둔다.

이렇게 하고 있는 동안 왼팔의 근육들은 왼팔이 운전대 위에 가만히 있도록 등척성 작용을 한다. 위와 아래등세모근, 앞톱니근, 넓은등근, 앞어깨삼각근, 가시위근, 그리고 부리위팔근이 어깨에서 활발히 움직인다.[17-18] 위팔두갈래근와 위팔근은 팔꿈치에 작용한다. 원엎침근과 네모엎침근은 팔뚝의 움직임을 조절한다.[19-21] 자쪽손목굽힘근 자쪽손목폄근은 손목을 움직인다.[22] 깊은손가락굽힘근은 손가락을 고정시킨다.[23-25]

오른팔로 변속 기어 잡기
(Moving the right upper extremity to the gearshift)

시동이 걸렸으면 오른팔을 열쇠에서 변속 기어로 가져간다. 어깨관절은 25° 신장시키고, 팔꿉관절은 25° 구부리고, 팔뚝은 45° 내전시킨다. 손가락의 모든 근육들은 25° 신장시켜 열쇠를 쥔 그립을 풀고, 다시 30° 구부려 변속 기어를 잡게 한다. 그러나 엄지는 그대로 두고 변속기어를 감싸듯 쥔다. 어깨와 팔꿉관절을 5° 더 신장시켜 기어를 운전으로 넣으면서 손목손허리관절은 5° 내전시키고, 손가락뼈사이관절은 5° 구부려 기어를 잡는다.

오른팔을 열쇠에서 기어로 옮기면서 근육은 대부분 저절로 동심원으로 작용한다. 먼저 어깨는 중간등세모근, 큰마름근과 작은마름근, 넓은등근, 그리고 뒤어깨삼각근이 움직이고, 팔꿈치는 위팔두갈래근, 위팔근, 그리고 위팔노근이 작용한다. 팔뚝에는 원업침근과 네모업침근이 작용하고,[19-21] 자쪽손목굽힘근과 노쪽손목굽힘근은 손목을 움직인다. 손목을 자뼈쪽으로 굽힐 때, 계속 자쪽손목굽힘근이 더욱 큰 영향을 준다.[22] 손가락들은 긴엄지폄근과 짧은엄지폄근, 새끼근에서 검지에 이르기까지 모든 손가락 근육들로 조절된다.[28] 운전대를 쥐기 시작하면서 이 근육들의 움직임이 얕은손가락굽힘근과 깊은손가락굽힘근 그리고 새끼근으로 전환된다.[23-25] 긴엄지벌림근과 긴엄지굽힘근 이 쥐기를 끝낼 때 동심원적으로 작용한다.[29]

손을 마지막 자세로 옮기면서, 위/아래등세모근, 앞톱니근, 어깨올림근, 앞어깨삼각근, 가시위근, 그리고 부리위팔근이 편심적으로 작용해 어깨관절을 움직인다. 위팔세갈래근과 팔꿈치근은 팔꿉관절을 움직인다.[19-20]

그 다음엔 오른팔을 기어에서 운전대의 2시 방향으로 옮긴다. 어깨관절은 30° 구부리고, 35° 내전시킨다. 필꿈치 관절은 45° 구부리고, 팔뚝은 60° 외전시킨다. 손목관절은 10° 굽히고 자뼈쪽으로 35° 굽힌다. 손은 왼팔과 비슷하게 운전대를 둥글게 쥔다. 검지에서 소지까지의 손허리손가락관절은 각각 35°, 50°, 62°, 그리고 75° 구부리고; 근위지간관절은 60°, 75°, 75°, 그리고 55°; 원위지간관절은 각각 35°, 45°, 30°, 그리고 17° 굽힌다. 엄지의 손목손허리관절은 10° 구부리고 5° 내전시킨다.

변속 기어에서 운전대로 움직이려면 오른팔은 모두 동심원적으로 움직여야 한다. 앞톱니근, 위/아래등세모근 그리고 큰가슴근이 동심원으로 작용해서 어깨관절을 조절한다. 위팔두갈래근과 위팔근은 등척성적으로 작용해 팔꿉관절을 조절하고, 원업침근과 네모업침근은 동심원으로 작용해 팔뚝을 조절한다. 손목굽힘근은 등척성 작용으로 손목의 굽힘과 노쪽으로의 굴곡을 유지한다. 손가락의 움직임은 깊은손가락굽힘근과 짧은손가락굽힘근과 새끼근, 벌레근, 그리고 뼈사이근이 동심원으로 작용해서 조절한다. 짧은어깨굽힘근과 벌림근은 동심원으로 작용해 엄지를 운전대 위에 두게 한다.[23-25,29]

1단에서 기어 전환하기 (Moving from one gear to another)

위에 언급한 것들을 반복하면서 자동차가 속도를 얻고, 기어는 1단에서 2단, 3단으로 바뀌어야 한다. 오른팔은 운전대에서 기어로 그리고 다시 운전대로 위치를 바꿔야 한다. 기어를 1단에서 전환할 때는 위에서 말한 것과 같은 근육의 움직임을 보인다.

운전대 조작하기 (Steering the car)

자동차가 속도를 얻고 앞으로 나아가면서 왼팔은 그대로 운전대를 잡고 있는다. 오른팔은 효율적인 속도를 얻기 위해 운전대와 기어 사이를 왔다갔다 한다. 양팔의 움직임은 앞서 설명한 것과 같다.

속도 줄이기 (2단으로 기어 변속하기) [slowing down the car (Downshifting to second gear)]

속도를 줄이기 위해서, 이번에는 3단에서 2단, 2단에서 1단으로 줄이기 위해 오른팔로 운전대와 기어 사이를 조작한다. 왼팔로는 계속 운전대를 잡고 있는다. 앞서 설명한 동작과 근육의 움직임이 계속된다.

제동 하기 (Applying the brake)

자동차가 멈춰서면, 오른팔로 기어를 주차로 밀고, 시동을 끄기 위해 열쇠로 되돌린다. 이 동작은 처음 설명한 시동을 걸고 기어를 1단으로 넣는 것과 반대이다.

두 번째 ; 수동 변속 장치에서의 하지 분석
PART 2: Lower Extremity Analysis With Manual Transmission

시동 걸기 (Starting the engine)

발은 바닥에 붙이고 있다. 실험 중간에는 왼발을 클러치에서 떼고, 오른발로는 가속 페달을 밟는다. 끝날 때는 왼발로 클러치를 밟고, 오른발은 가속 페달에서 뗀다. 양 발목관절은 시작하면서 발바닥쪽으로 30° 기울인다. 왼쪽 발목관절을 클러치에서 뗄 때는 발등쪽으로 28° 구부린다. 뒤굽힘근이 동심원으로 수축해서 그렇다.[30-31] 실험이 끝날 때는 왼쪽 발목이 발바닥쪽으로 33° 구부러져 있다. 클러치를 밟을 때는 발바닥굽힘근이 작용한다. 무릎관절이 구부러져 있는 때문에 이 동안은 가자미근이 주요한 작용을 한다.[30,34] 오른쪽 발목은 시작할 때처럼 가속 페달에 가 있는다. 가속 페달에는 이제 뒤꿈치를 바닥에 붙이고 발목을 움직이는 것으로 조작한다. 뒤굽힘근이 등척성 작용을 해서 오른쪽 발목의 자세를 유지한다.

무릎관절은 시작할 때 95° 구부린다. 왼발을 클러치로 옮길 때는 74° 구부러져 있게 한다. 클러치를 밟을 때는 27°만 구부리게 된다. 이 단계에서는 넙다리네모근이 이렇게 신장시킨다.[32]

오른쪽 무릎은 오른발을 가속 페달에 위치시킬 때 55° 신장된다. 이렇게 40° 구부러져 있다가 가속 페달을 떼면 65° 구부리게 된다. 두 가지 경우 모두 넙다리네갈래근이 작용한다. 처음에는 동심원적으로 작용하지만, 동작이 계속되면, 반대로 편심적으로 작용하게 된다.[32]

시작 자세에서, 양 엉덩관절은 86° 굽힌다. 왼쪽 엉덩이는 왼발이 클러치 위로 갈 때 92°까지 늘어난다. 엉덩허리근이 이런 작용을 한다. 동시에 왼쪽 엉덩이는 엉덩이모음근에 의해 7° 내전한다. 이 단계가 끝날 때는 왼쪽 엉덩이는 26° 신장되어 발을 클러치 위에 두게 한다. 엉덩이를 이렇게 66° 굽히게 하는 것은 엉덩허리근이 반대로 편심적으로 작용하기 때문이다. 이런 엉덩허리근의 편심 작용은 클러치를 조작하게 한다. 왼쪽 엉덩이는 넙다리근막긴장근의 등척성 수축에 의해 7° 외전된다.[36] 통상적으로 엉덩이를 외전시키는 주요 근육인 중간볼기근은 엉덩이가 굽혀져 있어서 제대로 작용하지 못한다.

오른쪽 엉덩이는 74° 구부리고, 2° 외전시킨다. 엉덩허리근이 편심적으로, 넙다리근막긴장근이 동심적으로 작용한 결과이다. 이 단계가 끝날 때 오른쪽 엉덩이를 4° 더 구부려 오른발을 페달 위에 올리게 한다. 이번에는 엉덩허리근이 동심원으로 작용한다. 이번 단계를 통해 클러치와 가속 페달을 조작하기 위한 이런 하지 근육의 반대되는 작용을 볼 수 있다.

가속하기 (Accelerating the car)

이 단계에서는 시속 0에서 10마일까지 가속한다. 이 때, 기어는 1단에 넣고 있는다. 왼발에는 힘을 빼 반만 누르게 하고 오른발에는 힘을 줘 가속 페달을 반쯤 밟는다. 이 단계가 끝날 때에는 왼발은 클러치를 완전 풀고, 오른발은 더 밟아 시속 15마일까지 늘린다.

이 단계가 시작하면서 왼쪽 발목은 18° 발바닥으로 구부려 클러치를 밟게 한다. 발바닥굽힘근이 편심적으로 작용한다. 끝날 때는 계속 발바닥굽힘근이 편심 작용을 하면서 2° 발바닥쪽으로 구부러진 것이 2° 줄어들게 된다. 오른쪽 발목은 발바닥쪽으로 3°에서 6°까지 구부려 가속 페달을 밟는다. 발바닥굽힘근이 동심원으로 작용해서 가속 페달을 밟는다. 이 단계가 끝날 때면 3° 더 구부린다.[34]

먼저, 왼쪽 무릎관절을 23° 더 구부리고, 마지막에는 24° 더 구부려 총 74°가 구부러지게 한다. 넙다리네갈래근이 편심적으로 작용한 결과이다. 오른쪽 무릎관절은 이 단계가 시작하면서 65° 구부린 것을 62°까지 줄인다. 마지막에는 3° 더 줄여 총 59° 구부러지게 한다. 오른쪽에도 넙다리네갈래근이 비슷하게 작용한다.[32]

왼쪽 엉덩관절은 클러치를 떼면서 66°로 시작해 92°까지 굽힌다. 큰볼기근과 뒤넙다리근의 편심적인 작용의 결과이다. 오른쪽 엉덩관절은 74° 굽힌 데서 8° 신장시킨다. 큰볼기근과 뒤넙다리근이 가속 페달을 밟기 위해 동심원적 작용을 한 것이다.[35-36]

1단에서 2단으로 전환하기 (Shifting from first to second gear)

이 단계에서는 기어를 1단에서 2단으로 전환한다. 왼발은 클러치를 반쯤 밟고, 오른발은 가속 페달을 반쯤 풀어준다. 이 단계가 끝날 때면 클러치는 완전히 밟고 가속 페달에는 완전히 발을 뗄 것이다.

왼쪽 발목은 2° 굽힌데서 시작해 35°까지 발바닥 쪽으로 굽힌다. 이 때 가자미근이 작용한다.[34] 오른쪽 발목은 9°에서 3°까지 줄인다. 뒤굽힘근이 동심적으로 작용한 결과이다.[31]

왼쪽 무릎관절은 74° 굽힌데서 시작해 27°까지 편다. 넙다리네갈래근이 동심원으로 작용해서 이렇게 신장된다. 오른쪽 무릎관절은 59°에서 65°까지 구부린다. 뒤넙다리근의 동심원적 작용이다.

왼쪽 엉덩관절은 92° 구부린 것을 66°까지 줄인다. 큰볼기근의 동심원적 작용이 클러치 밟는 것을 돕는다. 오른족 엉덩관절은 74° 구부린 것을 78°까지 늘린다. 큰볼기근의 편심적인 작용이 오른쪽 엉덩이를 움직인다.[35-36]

이번 단계에서 속도는 시속 10에서 20마일까지 늘어난다. 다시 왼발을 클러치에서 반쯤 떼고, 오른발은 가속 페달을 밟는다. 왼발을 클러치를 완전히 풀고 오른발은 가속 페달을 시속 20마일이 나올 때까지 밟는다.

왼쪽 발목의 움직임은 앞 단계에서 보였던 것과 반대이다. 가자미근이 편심 작용을 해서 클러치의 힘에 저항한다. 오른쪽 발목의 움직임은 점차 발바닥쪽으로 3°에서 14°까지 굽힌다. 가자미근이 동심원으로 작용한 결과이다. 왼쪽 무릎과 엉덩관절의 움직임은 두 번째 단계에서 보였던 것과 비슷하다. 오른쪽 무릎은 넙다리네갈래근이 동심원으로 작용해 65°에서 51°까지 구부러지게 한다. 이 동작은 뒤넙다리근과 큰볼기근의 동심원적 작용에 의해 생긴다.

2단에서 3단으로 전환하기 (Shifting from second to third gear)

2단에서 3단으로 바꾸는 5단계는 3단계의 반복이다. 왼쪽 발목은 처음에 2° 발바닥쪽으로 굽혔다가 끝날 때 35° 구부러지게 한다. 가자미근이 작용을 한다. 오른쪽 발목의 굴곡은 뒤굽힘근의 작용으로 14°에서 3°까지 줄인다.

왼쪽 무릎관절은 넙다리네갈래근이 작용해서 74° 구부러진 것을 27°까지 편다. 오른쪽 무릎관절은 뒤넙다리근에 의해 51°에서 65°까지 구부린다.

왼쪽 엉덩관절 움직임은 3단계의 것과 같다. 오른쪽 엉덩이를 더욱 구부린다. 71°에서 시작해 78°까지 구부리다. 엉덩허리근의 동심원적 작용이 굴곡을 만든다.

속도 늘리기 (Increasing the speed of the car)

시속 25마일까지 늘리는 6단계는 4단계의 반복이다. 가자미근의 편심 작용에 의해 움직이는 왼쪽 발목관절은 발바닥 쪽으로 35° 구부러진 것을 반대쪽 굽혀 2°가 되게 한다. 오른쪽 발목은 발바닥쪽으로 구부려 3°에서 20°가 되게 한다. 오른쪽 가자미근의 동심원적 작용의 결과이다.

왼쪽 무릎관절은 27에서 74°까지 구부린다. 넙다리네갈래근의 편심 작용에 의해서이다. 오른쪽 무릎관절은 65° 구부러진 것을 44°까지 펴게 한다. 오른쪽 넙다리네갈래근이 동심원으로 작용한다.

왼쪽 엉덩관절은 66°에서 92°까지 구부린다. 클러치에 저항하는 힘을 만드려고 큰볼기근와 뒤넙다리근이 작용한다. 오른쪽 엉덩관절은 78° 구부러진 것을 68°가 되게 편다. 큰볼기근과 뒤넙다리근이 동심원으로 작용한다.

속도 줄이기 (Slowing down the car)

다음 단계는 속도를 줄이기 위해 기어를 3단에서 2단으로 낮춘다. 이번 단계는 5단계와 비슷하다. 왼쪽의 동작과 근육의 움직임은 5단계의 것과 같다. 오른쪽은 거의 비슷하나 약간 다르다. 오른쪽 발목은 뒤굽힘근의 작용으로 발바닥 쪽으로 20° 굽힌 것을 3°가 되도록 편다. 오른쪽 무릎의 굴곡은 뒤넙다리근의 작용으로 44°에서 65°까지 늘어난다. 오른쪽 엉덩관절은 엉덩허리근이 작용해서 68°에서 78°까지 굴곡이 늘어난다.

클러치 풀기 (Releasing the clutch)

속도를 줄이기 위해 클러치를 풀어준다. 이 단계에서는 왼발로 클러치를 반쯤 풀고 오른발은 앞 단계에서 반쯤 뗀 가속 페달을 완전히 떼낸다.

왼쪽 발목은 앞단계에서 보였던 움직임의 반대로 움직인다. 가자미근이 편심적으로 작용해 클러치의 저항에 대항한다. 왼쪽 무릎관절 역시 앞 단계와 반대로 움직여 굴곡을 늘린다. 넙다리네갈래근이 편심적으로 작용한다. 오른쪽 다리는 등척성 수축하면서 저번 단계와 마찬가지로 있는다.

제동 하기 (Applying the brake)

마지막 단계에서는 제동을 걸어 차를 완전히 세운다. 왼발은 클러치를 밟고, 오른발은 가속 페달에서 제동 페달로 옮긴다. 이 단계가 끝날 때면 오른발로 제동 페달을 밟고 차는 완전히 멈춘다.

왼쪽 발목관절은 발바닥 쪽으로 2° 굽힌 상태로 시작해 점점 더 구부린다.

이 단계가 끝날 때쯤이면 왼쪽 발목은 가자미근이 동심원으로 작용해 35° 까지 구부리게 된다. 오른쪽 발목은 발바닥 쪽으로 3° 굽힌 상태로 시작해 발등쪽으로 굽혔다가 반대로 굽힌다. 중간에 발등쪽으로 13° 굽혔다가 반대로 9° 굽힌다. 두 가지 동작 모두 앞정강근에 의한다. 이 단계가 끝날 때쯤엔 오른쪽 발목은 가자미근에 의해 발바닥 쪽으로 8° 구부린다.[30-31,34]

왼쪽 무릎관절은 74° 구부린 것을 27° 까지 편다. 넙다리네갈래근이 작용한다. 오른쪽 무릎은 65° 에서 67° 까지 굽힌다. 뒤넙다리근의 동심원적 작용에 의한다. 마지막에는 61° 까지 구부린다. 넙다리네갈래근이 동심원으로 작용해 이렇게 신장시킨다.[32]

왼쪽 엉덩관절의 굴곡은 92° 에서 66° 까지 줄어든다. 큰볼기근과 뒤넙다리근이 작용한 결과이다.[35-36] 오른쪽 엉덩관절은 78° 에서 83° 까지 구부린다. 그리고 5° 내전시킨다. 엉덩허리근과 모음근(adductor)에 의한 결과이다. 마지막에는 75° 까지 구부린다. 큰볼기근과 뒤넙다리근이 마지막 동작을 만든다.

수동 변속 차량을 모는 사람들은 이렇게 하지의 움직임이 다르다. 왼발을 페달을 조작하기 위해 움직여야 한다. 그리고 팔도 기어를 이리저리 조작해야 한다. 두 가지 분석에서의 동작은 차이가 난다. 이러한 차이는 변속 장치의 차이에서 생긴다.

요약 Summary

운전하기의 해부학적 중요 포인트
(Key anatomical landmarks for driving analysis)

상체 (Upper extremity components)

어깨의 복합체:	위팔뼈의 큰결절
	어깨뼈봉우리(윗면)
팔꿈치와 아래팔의 복합체:	위팔뼈의 가쪽 위관절융기
	노뼈붓돌기(후방)
	노뼈붓돌기(가쪽)
	자뼈머리(후방)
	자뼈붓돌기(자쪽)

손목과 손의 복합체:	첫 번째 손허리손가락의 바닥(노쪽, 손바닥)
	두 번째 손허리손가락의 바닥(후방)
	다섯 번째 손허리손가락의 바닥(후방)
	다섯 번째 손허리손가락관절선(손바닥)
	두 번째 손허리손가락관절선(노쪽)
	다섯 번째 손허리손가락관절선(자쪽)
	첫 번째 손가락뼈사이관절선(손바닥)
	두 번째 근위손가락뼈사이관절선(노쪽)
	다섯 번째 근위손가락뼈사이관절선(자쪽)
	두 번째 원위손가락뼈사이관절선(노쪽)
	다섯 번째 원위손가락뼈사이관절선(자쪽)

***하체** (Lower extremity components)*

엉덩이 복합체:	넙다리뼈의 큰돌기
무릎 복합체:	넙다리뼈의 가쪽 위관절융기
	넙다리뼈의 안쪽 위관절융기
	종아리뼈 머리
발목과 발 복합체:	가쪽 복사뼈
	안쪽 복사뼈
	다섯 번째 발허리 관절선(가쪽)

중요 단계
(Major phases for driving analysis)

***시작 자세** (Starting position)*

- 실험자의 자세
- 좌석의 위치

***상체 분석** (Upper extremity analysis)*

- 시동 걸기
- 오른손 변속 기어로 옮기기

- 자동차 조작하기
- 자동차 감속하기
- 제동 하기

하체 분석 (Lower extremity analysis)

- 시동 걸기
- 가속 페달 밟기
- 속도 늘리기
- 속도 줄이기
- 제동하기

근육과 관절의 움직임: 자동차 운전
(Joint motions and muscular activity: driving a car)

소개와 준비: 오른팔 (Introduction and set-up: right upper extremity)

- 원위 관절 및 근위 관절은 주로 구부린다.
- 노자관절은 회내시키고, 손목관절은 노쪽으로 굽힌다.

시동 걸기: 오른팔 (Starting the engine: right upper extremity)

- 먼저 팔꿈치와 손목을 굽힌다.
- 팔꿉관절을 신장시키고 노자 관절을 회외시킨다.
- 주로 동심원적인 작용

시동 걸기: 왼팔 (Starting the engine: lift upper extremity)

- 등척성 수축으로 원위 관절과 근위 관절을 굽히고 있는다.

오른팔 변속 기어로 옮기기
(Moving the right upper extremity to the gearshift)

- 근위 관절을 구부린다.
- 손가락을 굽혔다가 편다.
- 동심원적인 작용이다.

운전하기와 속도 줄이기 (Steering and slowing down the car)

- 등척성 수축으로 양팔의 자세를 고정시킨다.

제동하기 (Applying the brake)

- 시동걸기와 변속 기어 운전으로 넣기의 반대 동작이다.

소개와 준비: 하지 (Introduction and set-up: lower extremity)

- 모든 근위 관절은 구부린다.
- 발목관절은 발바닥쪽으로 구부린다.

시동 걸기 (Starting the engine)

- 오른쪽 엉덩이를 외전시키고 굽힌다.
- 오른쪽 무릎을 신장시킨다.
- 동심원적 수축

가속하기 (Accelerating the car)

- 동심원적 수축으로 발목을 발바닥쪽으로 굽힌다.

속도 늘리기 (Increasing the speed of the car)

- 근위 관절을 신장시킨다.
- 오른쪽 발목을 발바닥쪽으로 굽힌다.
- 동심원적 수축

속도 줄이기 (Slowing down the car)

- 동심원적 수축으로 모든 관절을 굽힌다.

제동하기 (Applying the brake)

- 오른쪽 엉덩이를 신장시켰다 굽힌다.
- 오른쪽 무릎을 신장시킨다.
- 오른쪽 발목을 발바닥쪽으로 굽히고 내번하게 한다.

- 동심원적 수축

자동 변속 장치와 수동의 차이점
(Differences between automatic transmission and manual transmission usage)

- 큰 차이점은 오른쪽 다리뿐만 아니라, 왼쪽 다리를 사용하느냐 마느냐의 차이다.
- 오른쪽 팔은 기어를 바꿔야 하기 때문에 하는 일이 더욱 많다.

질문에 대한 토론과 임상적용
Clinical Application and Discussion Questions

팔로 모든 것을 조작하는 사람들은 하지의 움직임이 없다. 이런 차에서 팔의 역할은 어떤 것이 있겠는가? 이 장에서 다뤄진 두 가지 분석과 팔의 사용을 비교해 보라.

자동차 내부 디자인이 다른 차를 생각해 보라. 어떤 영향을 미치겠는가?

이번 분석에서 다뤄지지 않은 척추도 생각해 보라. 척추의 모든 부분이 움직임을 나타낼까? 탈 것을 조작 할 때 목은 얼마나 중요한가? 허리의 통증은 운전하는데 어떤 영향을 미칠까?

자동차의 출입에 대해 인체 역학적인 면을 생각해 보라. 문이 4개인 것과 2개인 것을 비교해 보라. 트럭에 타고 내리기에는 어떤 차이가 있는가?

오토바이를 운전하는 것을 분석해 보라. 자동차와 비교해서 어떤가? 다음은 오토바이에 올라 타는걸 분석해 보라. 자전거 타는 것과 어떤 차이가 있는가?

마지막으로, 이번 분석에 사용된 근육을 대체할 것을 적어보라. 그리고 부록 A의 챠트 1과 2와 비교해 보라.

참고문헌

1. Ayoub MM. Sitting down on the job (properly). *Industrial Design*. 1972;19:42-45.
2. Roberts DF. Passenger comfort-seating. *Bus and Coach*. 1963;35:214-219.
3. Thier RH. Measurement of seat comfort. *Automotive Engineering*. 1963;53:64-66.

4. Jacobs H, Sussman D, Abernathy C, Plank G, Stoklosa J. Please remain seated: seat designs to help retain passengers during emergency stops. Proceedings of the Human Factors Society 24th Annual Meeting. 1980.
5. Severy DM, Brink HM, Baird JD. Rigid seats with 28 inch seatback effectively reduce injuries in 30+ mph rear-end impacts. *Society of Automotive Engineers Journal*. 1969;77:20-25.
6. LeCapentier EF. Easy chair dimension for comfort—a subjective approach. Proceedings of the Symposium on Sitting Posture. 1969.
7. Oxford HW. Factors in the design of seats used in public transport. Proceedings of the Tenth Annual Conference of the Ergonomics Society of Australia and New Zealand. 1973.
8. Corlett EN, Eklund JAE. How does a backrest work? *Appl Ergonomics*. 1984;15:111-114.
9. Floyd WF. Postural factors in the design of motor car seats. Proceedings of the Royal Society of Medicine. 1967;60:953-955.
10. Hall EC. Seating for transportation. Proceedings of the 20th Annual Conference of the Ergonomics Society of Australia and New Zealand. 1983.
11. Hartnett B. Is the modern motor car ergonomically efficient? Proceedings of the 17th Annual Conference of the Ergonomics Society of Australia and New Zealand. 1980.
12. Radke AO. *The Importance of Seating in Driver Comfort and Performance*.Detroit, Mich: Society of Automotive Engineers, publication no. 838B; 1964.
13. Rebiffé R. An ergonomic study of the arrangement of the driving position in motor cars. *Proceedings of the Institution of Mechanical Engineers*. 1966;181(part 3D):43-50.
14. Varterasian JH, Thompson RR. *The Dynamic Characteristics of Automobile Seats with Human Occupants*. Detroit, Mich: Society of Automotive Engineers, publication no. 770249; 1977.
15. Department of Law and Public Safety; Division of Motor Vehicles. *New Jersey Driver Manual*. Trenton, NJ: New Jersey Department of Transportation;94.
16. Landsmeer JMF. Power grip and precision handling. *Ann Rheum Dis*. 1962;21:164-170.
17. DeLuca CJ, Forrest WJ. Force analysis of individual muscles acting simultaneously on the shoulder joint during isometric abduction. *J Biomech*. 1973;6:385-393.
18. Kronberg M, Nemeth G, Brostrom L. Muscle activity and coordination in the normal shoulder. *Clin Orthop*. 1990;257:76-85.
19. Basmajian JV, Latif A. Integrated actions and functions of the chief flexors of the elbow: a detailed electromyographic analysis. *J Bone Joint Surg Am*. 1957;39:1106-1118.

20. Pauly JE, Rushing JL, Scheving LE. An electromyographic study of some muscles crossing the elbow joint. *Anat Rec.* 1967;159:47-53.
21. Ray RD, Johnson RJ, Jameson RM. Rotation of the forearm: an experimental study of pronation and supination. *J Bone Joint Surg Am.* 1951;33;993-996.
22. Kauer JMG. Functional anatomy of the wrist. *Clin Orthop.* 1980;149:9-20.
23. An KN, Chao EY, Cooney WP, Linscheid RI. Normative model of human hand for biomechanical analysis. *J Biomech.* 1979;12:775-788.
24. Chao EY, Opgrande JR, Axmear FE. Three-dimensional force analysis of finger joints in selected isometric hand functions. *J Biomech.* 1976;9:387-396.
25. Long C, Conrad PW, Hall EA, Furler SL. Intrinsic-extrinsic muscle control of the hand in power grip and precision handling: an electromyographic study. *J Bone Joint Surg Br.* 1970;52:853-867.
26. Little AD, Lehmkuhl D. Elbow extension force measured in three positions. *Phys Ther.* 1966;46:7-17.
27. Basmajian JV, Griffin WR. Function of anconeus muscle: an electromyographic study. *J Bone Joint Surg Am.* 1972;54:1712-1714.
28. Sunderland S. Actions of the extensor digitorum communis, interosseous, and lumbrical muscles. *American Journal of Anatomy.* 1945;77:189-194.
29. Iameda T, An K, Cooney WP. Functional anatomy and biomechanics of the thumb. *Hand Clin.* 1992;8:9-15.
30. DiStefano V. Anatomy and biomechanics of the ankle and foot. *Athletic Training.* 1981;16:43-47.
31. Ambagtsheer JBT. The function of the muscles of the lower leg in relation to movements of the tarsus. *Acta Orthop Scand.* 1978;172(suppl):1-196.
32. Duarte-Cintra AI, Furlani J. Electromyographic study of quadriceps femoris in man. *Electromyogr Clin Neurophysiol.* 1981;21:539-554.
33. Pare EB, Stern JT, Schwartz JM. Functional differentiation within the tensor fasciae latae. *J Bone Joint Surg Am.* 1981;63:1457-1471.
34. Furlani J, Vitti M, Costacurta L. Electromyographic behavior of the gastrocnemius muscle. *Electromyogr Clin Neurophysiol.* 1978;18:29-34.
35. Dostal WF, Andrews JG. A three-dimensional biomechanical model of hip musculature. *J Biomech.* 1981;14:803-812.
36. Nemeth G, Ekholm J, Arborelius UP, et al. Influence of knee flexion on isometric hip extensor strength. *Scand J Rehabil Med.* 1983;15:97-101.

추천도서

Andersson GBJ, Ortengren R, Nachemson A, Elfström G. Lumbar disc pressure and myoelectric back muscle activity during sitting. *Scand J Rehab Med.* 1974;6(part 4):128-133.

Bean LE. Car transfer technique of a patient with quadriplegia. *Phys Ther.* 1969;49:602-604.

Bogduk N. The anatomy and pathophysiology of whiplash. *Clin Biomech.* 1986;1:92-101.

Brand RA, Crowninshield RD, Johnston RC, Pedersen DR. Forces on the femoral head during activities of daily living. *Iowa Orthop J.* 1982;2:43-49.

Clark MC, Faletti MV. The role of seating types in egress difficulty experienced by older adults: a biomechanical analysis. In: RW Swezey, ed. *Proceedings of the Human Factors Society 29th Annual Meeting.* Baltimore, Md: 1985;343-346.

Diebschlag W, Müller-Limmroth W. Physiological requirements on car seats: some results of experimental studies. In: DJ Oborne, JA Levis, eds. *Human Factors in Transport Research.* Vol. 2. London, England: Academic Press;1980:223-230.

Hedbert G, Björkstén M, Ouchterlony-Johnsson E, Jonsson B. Rheumatic complaints among Swedish engine drivers in relation to the dimensions of the driver's cab in the Rc engine. *Appl Ergonomics.* 1981;12:93-97.

Hiba JC. Some ergonomic aspects in the design of a headrest for a passenger seat for coaches. In: DJ Oborne , JA Levis, eds. *Human Factors in Transport Research.* Vol. 2. London, England: Academic Press;1980:257-265.

Hofkosh JM, Sipajlo J, Brody L. Driver education for the physically disabled—evaluation, selection, and training methods. *Med Clin North Am.* 1969;53:685-689.

Hosea TM, Simon SR, Delatizky J, Wong MA, Hsieh CC. Myoelectric analysis of the paraspinal musculature in relation to automobile driving. *Spine.* 1986;11:928-936.

Institute for Consumer Ergonomics (ICE). *Problems Experienced by Disabled and Elderly People Entering and Leaving Cars. TRRL Research Report RR2.* Crowthorne, UK: Transport and Road Research Laboratory;1985.

Kelsey JL, Hardy EJ. Driving of motor vehicles as a risk factor for acute herniated lumbar intervertebral disc. *Am J Epidemiol.* 1975;102:63-73.

Kewman DG, Seigerman C, Kintner H, Chu S, Hensan D, Reeder C. Simulation training of psychomotor skills: teaching the brain injured to drive. *Rehabilitation Psychology.* 1985;30:11-27.

Laubenthal KN, Smidt GL, Kettelkamp DB. A quantitative analysis of knee motion during activities of daily living. *Phys Ther.* 1972;52:34-42.

Lunnen YD, Yack J, LeVeau BF. Relationship between muscle length, muscle activity, and torque of the hamstring muscles. *Phys Ther.* 1981;61:190-195.

Mayyasi AM, Pulley PE, Hyman WA, Swarts AE. Categorization of disabilities and functional limitations imposed in the driving task. *SAE Paper 730466.* SAE Automobile Engineering Meeting. Detroit, Mich. 1973.

Smidt GL. Biomechanical analysis of knee flexion and extension. *J Biomech.* 1973;6:79-92.

Troup JDG. Driver's back pain and its prevention. *Appl Ergonomics.* 1978;9:207-214.

제 VI 부

전신 분석

TOTAL BODY ANALYSES

제 15 장

휠체어 젓기
Propelling a Wheelchair

소개와 준비 Introduction and Set-Up

휠체어는 쓰는 사람에 따라 추진하는 방법이 다르다. 여기에는 휠체어의 디자인(여기서 다뤄질 것은 등받이와 좌석이 있는), 바퀴의 직경, 그리고 바퀴의 배열도 포함된다. 경주용이나 운동용 휠체어도 일반 휠체어와 차이가 있다. 예를 들면, 일반용 휠체어는 바퀴가 수직으로 배열되어 있고 바퀴축은 좁다. 바퀴 손잡이에 전달되는 힘은 수직이다. 반면, 경주용 휠체어는 바퀴가 비스듬하게 기울어져 있으며 바퀴축이 넓다. 손잡이에 전달되는 힘도 비스듬하게 있어 더욱 효과적이다.[1-15]

실험에 사용될 휠체어는 등받이, 표준 팔걸이가 있고 다리받침대는 올라오지 않는 일반적인 휠체어다. 휠체어의 높이는 40인치(바닥에서 손잡이의 맨 위까지)이고, 쿠션은 20인치 높이에 있다; 발받침은 6인치, 팔걸이는 30인치에 있다. 발받침대는 다리받침대에 90° 각도로 붙어있다. 다리받침대는 휠체어에 34° 각도로 붙어있다. 왼쪽 팔걸이는 몸의 동작을 잘 관찰할 수 있도록 떼어냈다. 분석은 한쪽면만 한다. 시작 자세는 휠체어에 앉아 팔뚝을 내전시켜 무릎 위에 놓는다. 분석은 이 자세에서 휠체어의 양 옆에 있는 손잡이를 잡게 팔을 몸통 따라 앞뒤로 왔다갔다 하는 것을 본다. 실험자의 왼쪽에서 봐서 시계 반대 방향으로 바퀴를 돌리며 앞으로 나아가는 것을 보면서 끝난다. 휠체어를 계속해서 돌리려면 똑같은 행동을 반복하면 된다.

휠체어에 편하게 앉아서 몸통은 중립으로 두고 머리를 앞으로 내기 위해 정상적인 경추 전만에서 약간 벗어난다(그림 15-1). 어깨관절은 25° 안으로 돌

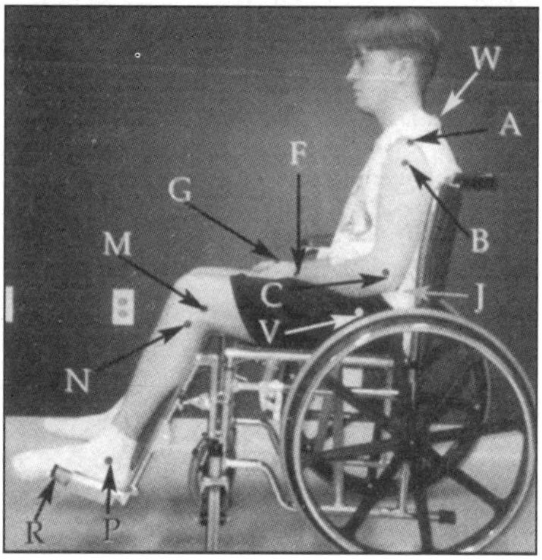

그림 15-1. 시작 자세: 실험자는 팔과 손을 무릎위에 얹고 휠체어에 앉는다. 검은 점이 가리키는 것은: A=어깨뼈봉우리; B=위팔뼈의 큰 결절; C=위팔뼈의 가쪽위관절융기; F=노뼈붓돌기(노쪽); G=첫 번째 손허리손가락관절선; J=팔꿈치오목돌기; M=넙다리뼈의 가쪽 위관절융기; N=종아리뼈 머리; P=가쪽 복사뼈; R=다섯 번째 발가락허리관절선(가쪽); V=넙다리뼈의 큰돌기; 그리고 W=C-7의 가시돌기

린다. 팔꿈치는 60° 구부리고, 팔뚝은 86° 내전시킨다. 손목은 5° 굽힌다.

엄지의 손목손허리관절은 8° 외전시키고, 손허리손가락관절은 30° 구부리고, 손가락뼈사이관절은 35° 구부린다. 검지부터 소지까지의 손허리손가락관절은 각각 23°, 18°, 12°, 그리고 10° 구부린다. 근위지간관절은 각각 22°, 20°, 2°, 그리고 10° 구부린다. 원위지간관절은 중립으로 둔다. 손가락의 위치는 팔뚝과 손을 무릎 위에 올렸을 때 허벅지를 감싸 안게 한다. 엉덩관절은 90° 구부리고, 안쪽으로 5~10° 회전한다. 무릎관절은 80° 구부리고 발목은 중립으로 둔다.[16-24]

이 실험에서 근육의 수축은 척추와 상·하지에서 보인다. 시작 자세에서(휠체어에 똑바로 앉은) 척주세움근은 위등세모근, 목빗근, 큰가슴근, 그리고 네모근과 함께 등척성 수축해서 자세를 조절한다.[2-3,6-7,13,25-27]

바퀴 손잡이 잡기 Reaching for the Hand Rims

바퀴 손잡이를 잡으면서(그림 15-2), 목을 15° 신장시킨다. 엉덩관절은 5° 굽혀 몸통이 앞으로 가게 한다. 무릎과 발목관절은 그대로 있는다. 어깨관절은 45° 신장시키고, 안쪽으로 59° 돌리고, 39° 외전시킨다(그림 15-3). 팔꿉관절은 10° 더 구부리고, 팔뚝은 84° 외전시킨다. 손목은 5° 더 굽히고 노뼈쪽으로 15° 굽힌다. 어깨, 팔꿈치, 그리고 손목이 이렇게 움직여서 바퀴 손잡이를 잡

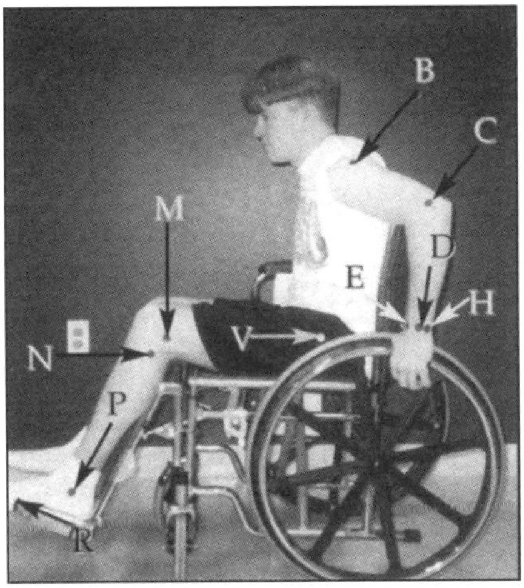

그림 15-2. 손잡이 잡기: 어깨를 신장시켜 뒤쪽의 손잡이를 잡는다. 몸통은 엉덩관절을 구부려 앞으로 숙인다. 검은 점이 가리키는 것은: B=위팔뼈의 큰 결절; C=위팔뼈의 가쪽위관절융기; D=자뼈머리(후방); E=노뼈붓돌기(후방); H=자뼈붓돌기(자쪽); M=넙다리뼈의 가쪽 위관절융기; N=종아리뼈 머리; P=가쪽복사뼈; R=다섯 번째 발가락허리관절선(가쪽); V=넙다리뼈의 큰돌기

을 수 있게 된다. 손으로 손잡이를 둥글게 쥔다(그림 15-2). 엄지의 손목손허리관절은 7° 외전시키고, 손허리손가락관절은 33°, 손가락뼈사이관절은 54° 구부린다. 검지부터 소지까지의 손허리손가락, 근위지간, 그리고 원위지간관절도 구부린다. 손허리손가락관절은 각각 69°, 72°, 83°, 그리고 88° 구부린다. 근위지간관절은 각각 57°, 65°, 73°, 그리고 76°, 원위지간관절은 각각 48°, 53°,53°, 그리고 55° 구부린다. 이제 바퀴를 돌려 앞으로 가면 된다.[1,15]

몸통을 앞으로 내밀 때 척주세움근과 큰볼기근이 편심적으로 작용한다. 뒷머리곧은근, 아래머리빗근, 머리널판근 그리고 목과 머리반가시근, 그리고 목엉덩갈비근이 동심원으로 작용해 목을 신장시킨다.[1]

어깨관절의 동작에는 등세모근, 큰마름근과 작은마름근, 넓은등근, 뒤어깨삼각근, 큰원근, 어깨밑근, 큰가슴근, 중간어깨삼각근, 그리고 가시위근이 동심원으로 작용한다. 이 근육들이 어깨를 신장시키고, 안쪽으로 돌리고, 외전시킨다.[1,28]

위팔두갈래근과 위팔세갈래근은 상호 보완적으로 팔꿈치를 움직인다. 손뒤침근은 위팔두갈래근과 같이 팔뚝을 외전시킨다. 손목의 굴곡은 노쪽손목굽힘근과 자쪽손목굽힘근이 만들고, 노쪽의 것이 노뼈쪽으로 휘게하는 데는 더 큰 영향을 준다.[1,29]

깊은손가락굽힘근, 뼈사이근, 엄지벌림근, 엄지굽힘근, 그리고 새끼근은 동심원으로 작용해서 손잡이를 쥐게 한다.[1,30-31]

그림 15-3. 손잡이 잡을 때의 뒷모습: 어깨관절은 외전시켜 손잡이를 잡는다. 검은 점이 가리키는 것은: H=자뼈붓돌기(자쪽); I=다섯 번째 손허리 손가락관절선 (자쪽); J=팔꿈치오목돌기; 그리고 K=위팔뼈의 안쪽 위관절융기

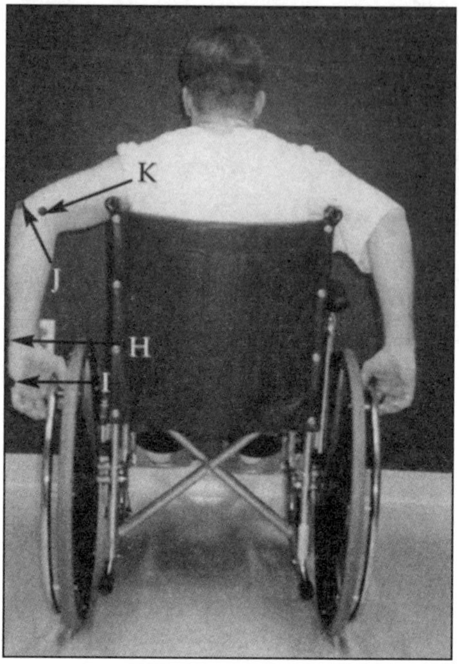

휠체어 앞으로 나아가기 Propelling the Wheelchair Forward

실험자가 휠체어를 저어 앞으로 나아갈 때(그림 15-4) 목은 15° 신장시킨 채 그대로 있는다. 몸통은 엉덩이를 30° 구부리면서 앞으로 숙인다. 무릎과 발목은 원래의 자세대로 있는다. 어깨는 51° 구부리고, 54° 내전시키고, 바깥쪽으로 10° 돌린다. 팔굽관절은 17° 더 구부린다. 앞으로 내민 자세를 유지하면서 팔꿈치를 40° 신장시킨다. 팔뚝은 10° 내전시킨다. 손목은 10° 신장시키고 자뼈쪽으로 굽혀 중립으로 만든다. 손가락은 움직임의 변화없이 손잡이를 계속 쥐고 있는다.[1,6-7,32-36]

팔꿈치는 엉덩관절의 아래에 오기 때문에 굴곡과 신장 둘 다 시킨다. 바퀴를 앞으로 밀수록 엉덩이 위에 있다가 밑으로 간다. 이렇게 손을 위 · 아래로 계속 움직여야 하기 때문에 팔꿈치를 폈다 접었다 해야 한다.[1,6-7,33]

물체가 무거울수록 손목이 자쪽으로 벗어나기 쉬우므로 손목의 자뼈쪽으로의 굴곡은 손가락 굽힘근이 힘주기에 최적화 된 것이다.[1,6-7,33,36]

휠체어를 앞으로 나아가면서 척주세움근은 등척성 작용으로 척추를 수직으

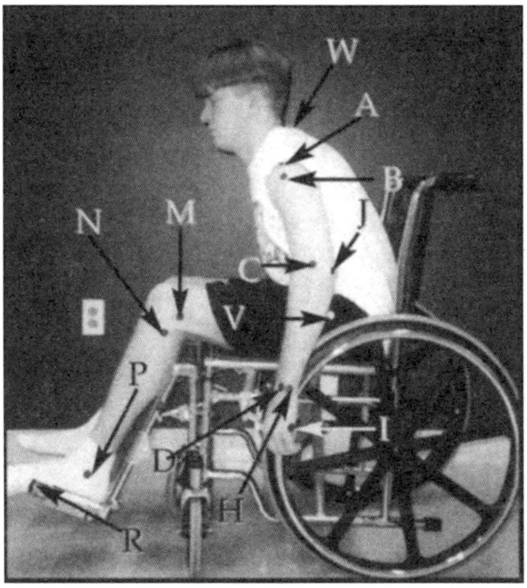

그림 15-4. 앞으로 나아가기: 팔과 몸의 근육을 이용해서 바퀴를 앞으로 굴린다. 검은 점이 가리키는 것은: A=어깨뼈봉우리; B=위팔뼈의 큰 결절; C=위팔뼈의 가쪽위관절융기; D=자뼈 머리(후방); H=자뼈붓돌기(자쪽); I=다섯 번째 손허리손가락관절선(자쪽); J=팔꿈치오목돌기; M=넙다리뼈의 가쪽 위관절융기; N=종아리뼈 머리; P=가쪽 복사뼈; R=다섯 번째 발가락허리관절선(가쪽); V=넙다리뼈의 큰 돌기; 그리고 W=C-7의 가시돌기

로 고정한다. 큰볼기근은 편심적으로 작용해 엉덩이를 굽히고, 팔을 앞으로 내밀 때 몸통이 다리 앞쪽으로 나오게 한다. 목의 신장근은 등척성 작용으로 목을 신장시킨다.[1,15,37]

등세모근, 어깨올림근, 앞톱니근과 중간어깨삼각근, 가시위근, 가시아래근, 작은원근, 그리고 큰가슴근은 어깨관절을 굽히고, 바깥쪽으로 돌게하고, 내전시킨다. 위팔두갈래근, 위팔근, 그리고 위팔노근은 바퀴 굴릴 때의 전반부에 팔꿈치가 굽혀질때 동심원으로 작용한다. 위팔세갈래근은 바퀴를 앞쪽과 아래쪽으로 밀어 팔꿈치를 완전히 펼 때 작용한다. 원업침근과 네모업침근은 팔뚝을 내전시킬 때 작용한다. 자쪽손목폄근은 손목관절을 신장시키고 자뼈쪽으로 굽힐 때 작용한다. 얕은손가락굽힘근과 깊은손가락굽힘근, 뼈사이근, 긴엄지벌림근, 긴엄지굽힘근과 짧은엄지굽힘근, 짧은엄지벌림근, 그리고 새끼근은 실험자의 몸무게가 실린 바퀴를 잡는 그립에 작용한다.[1,15]

이 때 손가락은 다시 쥐기 위하여 신장시키고 외전시켜 그립을 푼다. 신장과 외전의 정도는 시작할 때의 굴곡과 내전 시킨 범위에 비례하도록 한다.

손가락폄근, 검지근, 새끼근, 그리고 긴엄지굽힘근과 짧은엄지굽힘근, 긴엄지벌림근과 짧은엄지벌림근, 그리고 뼈사이근은 다시 손잡이를 쥘 수 있도록 동심원으로 작용한다. 다시 자세를 잡으면, 앞에서 말한 것을 반복하여 휠체어를 앞으로 나아가게 한다.[1,15,21,31]

계속 앞으로 나아가기 Continuing the Propulsion Forward

앞으로 계속 나아가기 위해서는 팔을 몸통 뒤로 가져가고 (손잡이를 다시 잡고 다음 추진을 하기 위해) 다시 몸 앞으로 내미는(휠체어가 앞으로 나아가도록 추진하기 위해) 동작을 계속 반복한다.[1]

요약 Summary

휠체어 탈 때의 해부학적 중요 포인트
(Key anatomical landmarks for wheelchair analysis)

어깨의 복합체:	위팔뼈의 큰결절 어깨뼈봉우리(윗면)
팔꿈치와 아래팔의 복합체:	위팔뼈의 가쪽 위관절융기 위팔뼈의 안쪽 위관절융기 팔꿈치오목돌기 노뼈붓돌기(후방) 노뼈붓돌기(가쪽) 자뼈머리(후방) 자뼈붓돌기(자쪽)
손목과 손의 복합체:	첫 번째 손허리손가락의 바닥(노쪽, 손바닥) 두 번째 손허리손가락의 바닥(후방) 다섯 번째 손허리손가락의 바닥(후방) 다섯 번째 손허리손가락관절선(손바닥) 두 번째 손허리손가락관절선(노쪽) 다섯 번째 손허리손가락관절선(자쪽) 첫 번째 손가락뼈사이관절선(손바닥) 두 번째 근위손가락뼈사이관절선(노쪽) 다섯 번째 근위손가락뼈사이관절선(자쪽) 두 번째 원위손가락뼈사이관절선(노쪽) 다섯 번째 원위손가락뼈사이관절선(자쪽)

엉덩이 복합체:	넙다리뼈의 큰돌기
무릎 복합체:	넙다리뼈의 가쪽 위관절융기 종아리뼈 머리
발목과 발 복합체:	가쪽 복사뼈 다섯 번째 발허리관절선(가쪽)
척추 복합체:	C-7의 가시돌기 T-12의 가시돌기 L-5의 가시돌기

휠체어 분석의 중요 단계
(Major phases for wheelchair analysis)

시작 자세 (Starting position)

- 실험자의 자세
- 휠체어의 종류

손잡이 잡기

바퀴 굴리기

계속 추진하기

근육과 관절의 움직임 : 휠체어 추진하기
(Joint motions and muscular activity: propelling a wheelchair)

소개와 준비 (Introduction and set-up)

- 목(경)부는 앞으로 숙이고 등허리부위는 중립으로 둔다.
- 어깨관절은 안쪽으로 회전하고, 팔꿈치와 손목관절은 굽힌다.
- 노자관절은 회내시킨다.
- 손가락은 주로 구부린다.
- 엉덩이와 무릎관절은 구부리고 발목은 중립으로 둔다.

손잡이 잡기 (Reaching for the hand rims)

- 목(경)부와 어깨관절을 신장시킨다.
- 팔꿈치와 손목관절은 굽히고 노자 관절은 회외시킨다.
- 손가락은 구부린다.
- 엉덩관절은 굽힌다.
- 모든 동작에서 동심원적 수축
- 다른 모든 부분들은 자세를 유지하고 있다.

바퀴 굴리기 (Propelling the wheelchair forward)

- 어깨와 팔꿉관절은 구부린다.
- 노자 관절은 회내시킨다.
- 손목관절은 신장시키고 자쪽으로 굽힌다.
- 엉덩이는 굽힌다.
- 모든 동작에서 동심원적 수축
- 다른 모든 부분들은 자세를 유지하고 있는다.

계속 추진하기 (Continuing the propulsion forward)

- 양팔을 몸통 앞뒤로 계속 왔다갔다를 반복한다(손잡이를 잡고 앞으로 굴리도록).

질문에 대한 토론과 임상적용
Clinical Application and Discussion Questions

이번 실험에서는 일반적으로 앞으로 나아가는 것에 대한 것이었다. 뒤로 나아가는 것을 해보라. 동작과 근육의 움직임을 비교해 보고, 그 다음에는 원을 그리는 것을 생각해보라.

이 장에서 언급한 것은 실험자가 앉아서 몸을 똑바로 세우는 것이 가능하다라는 전제로 하는 경우이다. 똑바로 앉지 못하는 사람의 경우와 비교해 보라.

다음은, 경주용 휠체어를 사용한 경우와 비교해 보라. 경주용 휠체어에 앉으면 자세는 어떠하겠는가? 팔의 움직임엔 어떤 변화가 있을까?

양 다리를 절단한 사람이 경우는 어떠하겠는가? 그런 사람에게는 휠체어에 어떤 조절이 필요할까?

손으로 쥐는게 불편한 사람에게는 어떤 조절이 필요하겠는가? 이런 조절이 앞으로 나아가는데 있어 팔에 어떤 변화를 가져올까? 한 쪽 팔만 사용 가능한 사람에겐 어떤 조절이 필요할까?

휠체어에 타고 문을 열고 지나가는데 필요한 조작을 분석해 보라. 문을 열거나 지나지 않고 똑바로 가는 것과 어떤 차이가 있는가?

마지막으로, 이번 분석에 사용된 근육을 대체할 것을 적어보라. 그리고 부록 A의 챠트 1과 3과 비교해 보라.

참고문헌

1. Lamontagne M. Biomechanical study of wheelchair propulsion. In: G de Groot, AH Hollander, PA Hujing, GJ van Ingen Schenau, eds. *Biomechanics X1-A: International Series on Biomechanics, 7-A*. Amsterdam, Holland: Free University Press; 1987.
2. Andersson GBJ, Ortengren R. Lumbar disc pressure and myoelectric back muscle activity during sitting. III. Studies on a wheelchair. *Scand J Rehabil Med*. 1974;6:122-127.
3. Lucas DB, Bresler B. *Stability of the Ligamentous Spine*. Report *Number 40*. San Francisco, Calif: University of California Biomechanics Laboratory.
4. Lucas DB. Mechanics of the spine. *Bull Hosp Jt Dis*. 1970;31:115-131.
5. Howorth B. The painful coccyx. *Journal of the West Pacific Orthopedic Association*. 1978;15:39-56.
6. Jones FP, Gray FE, Hanson JA, Shoop JD. Neck muscle tension and the postural image. *Ergonomics*. 1961;4:133-142.
7. Gray FE, Hanson JA, Jones FP. Postural aspects of neck muscle tension. *Ergonomics*. 1966;9:245-256.
8. Hughes CJ, Weimar WH, Sheth PN. Biomechanics of wheelchair propulsion as a function of seat position and user-to-chair interface. *Arch Phys Med Rehabil*. 1992;73:263-269.
9. Brattgard SO. Design of wheelchairs and wheelchair service based on scientific research. *Readaptation*. 1969;11:162-172.
10. Brunswic M. Ergonomics of seat design. *Physiother*. 1984;70:40-43.
11. Engel P, Hildebrandt G. Wheelchair design—technological and physiological aspects. *Proceedings of the Royal Society of Medicine*. 1974;67:409-413.

12. Loane TH, Kirby RL. Static rear stability of conventional and lightweight variable-axle-position wheelchairs. *Arch Phys Med Rehabil.* 1985;66:174-176.
13. Andersson GBJ, Murphy RW, Ortengren R, Nachemson AL. The influence of backrest inclination and lumbar support on the lumbar lordosis in sitting. *Spine.* 1979;4:52-58.
14. Platts EA. Wheelchair design—survey of users' views. *Proceedings of the Royal Society of Medicine.* 1974;67:414-416.
15. van der Woude LHV, de Groot G, Hollander AP, van Ingen Schenau GJ, Rozendal RH. Wheelchair ergonomics and physiological testing of prototypes. *Ergonomics.* 1986;29:1561-1573.
16. Gracovetsky S, Farfan H. The optimum spine. *Spine.* 1986;11:543-573.
17. Ålund M, Larsson SE. Three-dimensional analysis of neck motion: a clinical method. *Spine.* 1990;15:87-91.
18. Blakely RL, Palmer ML. Analysis of rotation accompanying shoulder flexion. *Phys Ther.* 1984;64:1214-1216.
19. London JT. Kinematics of the elbow. *J Bone Joint Surg Am.* 1981;63:529-535.
20. Wadsworth CT. Clinical anatomy and mechanics of the wrist and hand. *J Orthop Sports Phys Ther.* 1983;4:206-216.
21. An KN, Chao EY, Cooney WP, Linscheid RI. Normative model of human hand for biomechanical analysis. *J Biomech.* 1979;12:775-788.
22. Radin EL. Biomechanics of the human hip. *Clin Orthop.* 1980;152:28-34.
23. Blackburn TA, Craig E. Knee anatomy: a brief review. *Phys Ther.* 1980;60:1556-1560.
24. Donatelli R. Normal biomechanics of the foot and ankle. *J Orthop Sports Phys Ther.* 1985;7:91-95.
25. Andersson GBJ, Johnson B, Ortengren R. Myoelectric activity in individual lumbar erector spinae muscles during sitting: a study with surface and wire electrodes. *Scand J Rehabil Med.* 1974;3(suppl):91-108.
26. Andersson GBJ, Ortengren R. Myoelectric back muscle activity during sitting. *Scand J Rehab Med.* 1974;3(suppl):73-90.
27. Andersson GBJ, Ortengren R, Nachemson AL. The sitting posture: an electromyographic and discometric study. *Orthop Clin North Am.* 1975;6:105-120.
28. Kronberg M, Nemeth G, Brostrom L. Muscle activity and coordination in the normal shoulder. *Clin Orthop.* 1990;257:76-85.
29. Boninger ML, Cooper RA, Robertson RN. Wrist biomechanics during two speeds of wheelchair propulsion: an analysis using a local coordinate system. *Arch Phys Med Rehabil.* 1997;78:364-372.
30. Jones LA. The assessment of hand function: a critical review of techniques. *J Hand Surg Am.* 1989;14:221-228.
31. Landsmeer JMF. Power grip and precision handling. *Ann Rheum Dis.* 1962;21:164-170.
32. Chari VR, Kirby RL. Lower-limb influence on sitting balance while reach-

ing forward. *Arch Phys Med Rehabil*. 1986;67:730-733.

33. Wang YT, Deutsch H, Morse M. Three-dimensional kinematics of wheelchair propulsion across racing speeds. *Adapted Physical Activity Quarterly*. 1995;12:78-89.
34. Davis JL, Browney ES, Jonson ME, Iuliano BA, An K. Three-dimensional kinematics of the shoulder complex during wheelchair propulsion: a technical report. *J Rehabil Res Dev*. 1998;35:61-72.
35. Veeger HEJ, van der Helm FCT, Rozendal RH. Orientation of the scapula in a simulated wheelchair push. *Clin Biomech*. 1993;8:81-90.
36. Youm Y, McMurty RY, Flatt AE, Gillespie TE. Kinematics of the wrist. I. An experimental study of radial-ulnar deviation and flexion-extension. *J Bone Joint Surg Am*. 1978;60:423-432.
37. Joseph J, McColl I. Electromyography of muscles of posture: posterior vertebral muscles in males. *J Physiol (Lond)*. 1961;157:33-37.

추천도서

Andersson GBJ, Ortengren R, Nachemson A, Elfstrom G. Lumbar disc pressure and myoelectric back muscle activity during sitting. I. Studies on an experimental chair. *Scand J Rehabil Med*. 1974;6:104-114.

Atkeson CG. Learning arm kinematics and dynamics. *Annu Rev Neurosci*. 1989;12:157-183.

Ayoub MM, LoPresti P. The determination of an optimum size cylindrical handle by use of electromyography. *Ergonomics*. 1971;4:503-518.

Burnham RS. Shoulder pain in wheelchair athletes. *Am J Sports Med*. 1993;21:238-242.

Engen TJ, Spencer WA. Method of kinematic study of normal upper extremity movements. *Arch Phys Med Rehabil*. 1968;49:9-11.

Herberts P, Kadefors R, Broman H. Arm positioning in manual tasks—an electromyographic study of localized muscle fatigue. *Ergonomics*. 1980;23:655-665.

Jonsson B. The functions of individual muscles in the lumbar part of the spinal muscle. *Electromyography*. 1970;10:5-21.

Mayall JK, Desharnais G. *Positioning in a Wheelchair*. Thorofare, NJ: SLACK Incorporated; 1990.

Nolan JP, Sherk HH. Biomechanical evaluation of the extensor musculature of the cervical spine. *Spine*. 1988;13:9-11.

Panjabi M, Abumi K, Duranceau J, Oxland T. Spinal stability and intersegmetal muscle forces: a biomechanical model. *Spine*. 1989;14:194-200.

Pope PM. A study of instability in relation to posture in the wheelchair. *Physiother*. 1985;72:124-129.

Radonjic D, Long CL. Kinesiology of the wrist. *Am J Phys Med Rehabil*. 1971;50:57-71.

Rodgers MM, Gayle GW, Figoni SF. Biomechanics of wheelchair propulsion during fatigue. *Arch Phys Med Rehabil*. 1994;75:85-93.

Rydell N. Biomechanics of the hip joint. *Clin Orthop*. 1973;92:6-15.

Stroyan M, Wilk KE. The functional anatomy of the elbow complex. *J Orthop Sports Phys Ther*. 1993;17:279-288.

Warren CG, Ko M, Smith C, Imre JV. Reducing back displacement in the powered reclining wheelchair. *Arch Phys Med Rehabil*. 1982;63:447-449.

White AA, Johnson RM, Panjabi MM, Southwick WO. Biomechanical analysis of clinical stability in the cervical spine. *Clin Orthop*. 1975;109:85-96.

부록 A

신체동작의 주동근과 대체 가능한 근육들의 도표

Charts of Prime Muscles for Body Motion and Possible Substitutions

챠트 1
상지근 – 제1주동근과 대체근육

관절	동작	정상 근육	대체 근육
견갑흉부	거상	상승모근 견갑거근	대소능형근
	내전	중승모근 대소능형근	후부 승모근 광배근
	내전과 하강	하승모근	광배근 대소흉근 광배근 견갑거근
	외전과 상향회전	전거근	상승모근
어깨	굴곡	전부삼각근 오훼완근	상완이두근 – 장두 상승모근 대흉근
	신전	광배근 대원근 후삼각근	상완삼두근 – 장두
	외전	중삼각근 극상근	상완이두근 – 장두
	수평 외전	후삼각근	상완삼두근 – 장두
	수평 내전	대흉근 전삼각근	오훼완근
	내회전	견갑하근 대흉근 광배근 대원근	전삼각근
	외회전	극하근 소원근	후삼각근

주의: 근육들이 제1주동근 역할을 대체할 때, 완전한 관절운동은 발생하지 않거나 약화될 것이다.

챠트 1 *(계속)*

상지근－제1주동근과 대체근육

관절	동작	정상 근육	대체 근육
팔꿈치	굴곡	상완이두근 상완근 상완요골근	척측수근굴근 요측수근굴근
	신전	상완삼두근 주근	척측수근신근 장/단 요측수근신근
전완	회내	원회내근 방형내근	상완요골근
	회외	상완이두근 회외근	상완요골근
손목	굴곡	요측수근굴근 척측수근굴근	천지굴근 심지굴근 장장근 장무지외전근 장무지굴근
	신전	척측수근신근 장/단 요측수근신근	지신근 시지신근 소지신근 장무지신근
	척측편위	척측수근굴근 척측수근신근	
	요측편위	요측수근굴근 장/단 요측수근신근	
엄지	수근중수 대립	무지대립근	무지외전근 장/단 무지굴근 장무지외전근
	중수지절 굽힘	단무지굴근	장무지굴근
	중수지절 신전	단무지신근	장무지신근

챠트 1 *(계속)*

상지근 – 제1주동근과 대체근육

관절	동작	정상 근육	대체 근육
	지절간 신전	장무지신근	단무지외전근 단무지굴근 무지내전근 (working together)
	외전	징/단 무지외전근	장/단무지신근 장장근
	내전	무지내전근	장/단무지신근 장무지신근 1st 배측골간근
2~5번째 손가락	중수지절 굴곡	충양근 배측골간근 장측골간근	심지굴근 천지굴근
	근위 지절간 굴곡	천지굴근	심지굴근
	원위 지절간 굴곡	심지굴근	
	신전	지신근 시지신근 소지신근	
	외전	배측골간근 단무지외전근	
	내전	장측골간근	
5번째 손가락	대립	소지대립근	

챠트 2
하지근 – 제1주동근과 대체근육

관절	동작	정상 근육	대체 근육
엉덩이	굴곡	장요근	봉공근 대퇴직근 고관절 외측 회전근 치골근
	굴곡, 외전과 외회전	봉공근	장요근 대퇴직근
	신전	대둔근 반건양근 반막양근 대퇴이두근 – 장두	
	외전	중둔근 소둔근	대퇴근막장근 고관절 굴곡근 요방형근 대둔근 – 상부 섬유
	굴곡과 함께 외전	대퇴근막장근	고관절 굴곡근 중둔근 소둔근
	내전	대내전근, 장내전근 소내전근 치골근 박근	고관절 굴곡근 슬괵근
	내회전	대퇴근막장근 중둔근 소둔근	
	외회전	이상근 상/하쌍자근 내외폐쇄근 대퇴사두근	대둔근 – 후부 섬유

주의: 근육들이 제1주동근 역할을 대체할 때, 완전한 관절운동은 발생하지 않거나 약화될 것이다.

차트 2 *(계속)*

하지근 – 제1주동근과 대체근육

관절	동작	정상 근육	대체 근육
무릎	굴곡	대퇴이두근 반건양근 반막양근	고관절 굴곡근 봉공근 비복근
	신전	대퇴사두근	고관절 내회전근 (오직 옆으로 누운 자세에서)
발목	배측굴곡	전경골근	장무지신근 장지신근
	저측굴곡	비복근	후경골근 장무지굴근 장지굴근 장/단 비골근
거골하	내번	후경골근	장지굴근 장무지굴근 전경골근
	외번	장비골근 단비골근 제3비골근	제3비골근 장지신근
2~5번째 손가락	중수지절 굽힘	충양근 장무지굴근	장/단지굴근 장무지굴근 소지신근
	중수지절 신전	장지신근 단지신근	
	지절간 굴곡	장지굴근 단지굴근 장무지굴근	
	지절간 신전	장지신근 단지신근 장무지신근	

챠트 3

경부와 체간근 – 제1주동근과 대체근육

관절	동작	정상 근육	대체 근육
목	굴곡	두장근 경장근 전후두직근 외 후두직근 사각근(전부, 후부, 중부) 흉쇄유돌근	흉쇄유돌근
	전내부 굴곡	흉쇄유돌근	
	신전	대후두직근 소후두직근 두최장근 경최장근 상두사근 하두사근 두판상근 경판상근	상승모근
체간	굴곡	복직근	내복사근 외복사근 대둔근 소둔근
	신전	척추기립근 – 흉부 · 요부 다열근 흉반극근 요방형근	
	회전	내복사근 외복사근	광배근 복직근 심부 등근육

주의: 근육들이 제1주동근 역할을 대체할 때, 완전한 관절운동은 발생하지 않거나 약화될 것이다.

챠트 3 *(계속)*

경부와 체간근 — 제1주동근과 대체근육

관절	동작	정상 근육	대체 근육
골반	거상	요방형근	광배근 외복사근 내복사근 요장늑근

부록 **B**

추천도서

Suggested Textbook Readings

Akkas N, ed. *Progress in Biomechanics*. Alphen aan den Rijn, Netherlands: Sijthoff and Noordhoof; 1979.

Alexander RM. *Animal Mechanics*. Seattle, Wash: University of Washington Press; 1986.

Alexander MR. *The Human Machine*. Irvington, NY: Columbia University Press; 1992.

American Academy of Orthopaedic Surgeons. *Joint Motion—Method of Measuring and Recording*. Chicago, Ill: American Academy of Orthopaedic Surgeons; 1965.

Anderson T. *Human Kinetics and Analyzing Body Movements*. London, England: William Heinemann Ltd; 1951.

Baines RM. *Motion and Time Study: Design and Measurement of Work*. 7th ed. Somerset, NJ: John Wiley & Sons Inc; 1980.

Barnham JN. *Mechanical Kinesiology*. St. Louis, Mo: CV Mosby; 1978.

Basmajian JV, DeLuca C. *Muscles Alive, Their Functions Revealed by Electromyography*. Baltimore, Md: Williams & Wilkins Co; 1985.

Berme N, Cappozzo A, eds. *Biomechanics of Human Movement: Applications in Rehabilitation, Sports, and Ergonomics*. Worthington, Ohio: Bertec Corp; 1990.

Berryman N. *Muscle and Sensory Testing*. Philadelphia, Pa: WB Saunders Co; 1999.

Black S. *Man and Motor Cars*. New York, NY: WW Norton & Co Inc; 1966.

Broer MR, Zernicke RF. *Efficiency of Human Movement*. Philadelphia, Pa: WB Saunders Co; 1979.

Brown LS, ed. *Animals in Motion*. Mineola, NY: Dover Publications; 1957.

Brubaker CE, McClay IS, McLaurin CA. Effect of seat position on wheelchair propulsion efficiency. In: *Proceedings of the Second International Conference on Rehabilitation Engineering*. Ottawa, Canada: 1984:12-14.

Bruer J. *A Handbook of Assistive Devices for the Handicapped Elderly—New Help for Individual Living*. Binghamton, NY: Haworth Press Inc; 1982.

Brunnstrom S. *Clinical Kinesiology*. 3rd ed. Philadelphia, Pa: FA Davis Co; 1972.

Bulstrode S, Harrison RA, Clarke AK. *Assessment of Back Rests for Use in Car Seats*. Lancashire, UK: DHSS Aids Assessment Programme, Health Publications Unit; 1983.

Burke RK, Rasch P. *Kinesiology of Applied Anatomy*. Philadelphia, Pa: Lea & Febiger; 1975.

Burstein AH, Wright TM. *Fundamentals of Orthopaedic Biomechanics*. Baltimore, Md: Williams & Wilkins Co; 1994.

Carlsöö S. *How Man Moves*. London, England: William Heinemann Ltd; 1972.

Cavanaugh RP, Irvin FE. *The Physiology and Biomechanics of Cycling*. Somerset, NJ: John Wiley & Sons Inc; 1978.

Chaffin DB, Andersson GBJ. *Occupational Biomechanics*. 2nd ed. Somerset, NJ: John Wiley & Sons Inc; 1991.

Chaffin DB. Biomechanics of manual materials handling and low-back pain. In C Zenz, ed. *Occupational Medicine*. Chicago, Ill: Year Book; 1975:443-467.

Cheng IS. *Computer-Television Analysis of Biped Locomotion*. Columbus, Ohio: Ohio State University; 1974. Thesis.

Claiborne DK. *Ergonomics and Cumulative Trauma Disorders: A Handbook for Occupational Therapists*. San Diego, Calif: Singular Publishing Group; 1999.

Close JD. *Functional Anatomy of the Extremities*. Springfield, Ill: Charles C. Thomas Publishing; 1973.

Cochran GVB. *A Primer of Orthopedic Biomechanics*. New York, NY: Churchill Livingstone; 1982.

Cooper JM, Glassow RB. *Kinesiology*. 2nd ed. St. Louis, Mo: The CV Mosby Co; 1976.

Cooper RA. *Wheelchair Selection and Configuration*. New York, NY: Demos; 1998.

Damodaran L, Simpson A, Wilson P. *Designing Systems for People*. Manchester, England: NCC Publications; 1980.

Damon A, Stoudt HW, McFarland RA. *The Human Body in Equipment Design*. Cambridge, Mass: Harvard University Press; 1966.

Dempster WT. Free body diagrams as an approach to the mechanics of posture and motion. In: FG Evans, ed. *Biomechanical Studies of the Musculoskeletal System*. Springfield, Ill: Charles C. Thomas Publisher; 1961.

Enoka RM. *Neuromechanical Basis of Kinesiology*. 2nd ed. Champaign, Ill: Human Kinetics Publishers Inc; 1994.

Esch D, Lepley M. *Evaluation of Joint Motion: Methods of Measurement and Recording*. Minneapolis, Minn: University of Minnesota Press; 1974.

Eshkol N, Wachman A. *Movement Notation*. London, England: Weidefeld & Nicholson; 1958.

Fenwick D. *Wheelchairs and Their Users*. London, England: HMSO; 1977.

Frankel VH, Burstein AH. *Orthopedic Biomechanics*. Philadelphia, Pa: Lea & Febiger; 1970.

Frankel VH, Nordin M. *Basic Biomechanics of the Skeletal System*. Philadelphia, Pa: Lea & Febiger; 1980.

Frost HM. *An Introduction to Biomechanics*. Springfield, Ill: Charles C. Thomas; 1967.

Galley PM, Forster AL. *Human Movement: An Introductory Text for Physiotherapy Students*. 2nd ed. New York, NY: Churchill Livingstone; 1987.

Goldberg B, Hsu JD, eds. *Atlas of Orthoses and Assistive Devices*. 3rd ed. St. Louis, Mo: Mosby; 1997.

Goldthwait JE, Brown LT, Swaim LT, Kuhns JG. *Essentials of Body Mechanics in Health and Disease*. 5th ed. Philadelphia, Pa: JB Lippincott Co; 1952.

Gowitzke BA, Milner M. *Scientific Basis of Human Movement*. 3rd ed. Baltimore, Md: Williams & Wilkins Company; 1988.

Grandjean E. *Ergonomics of the Home*. London, England: Taylor & Francis; 1973.

Grandjean E. Sitting posture of car drivers from the point of view of ergonomics. In: DJ Oborne, JA Levis, eds. *Human Factors in Transport Research*. Vol. 2. London, England: Academic Press; 1980b:205-213.

Grieve DW, Miller DI, Mitchelson D, Paul JP, Smith AJ. *Techniques for the Analysis of Human Movement*. Princeton, NJ: Princeton Book Co; 1976.

Hall SJ. *Basic Biomechanics*. 2nd ed. St. Louis, Mo: Mosby; 1995.

Hamill J, Knutzen KM. *Biomechanical Basis of Human Movement*. Baltimore, Md: Williams & Wilkins Co; 1995.

Hay JG, Reid JG. *The Anatomical and Mechanical Basis of Human Motion*. Englewood Cliffs, NJ: Prentice Hall Inc; 1988.

Hollinshead WH. *Functional Anatomy of the Limbs and Back*. 4th ed. Philadelphia, Pa: WB Saunders Co; 1976.

Inman VT. *Joints of the Ankle*. Baltimore, Md: Williams & Wilkins Co; 1976.

Jensen CR, Schultz GW. *Applied Kinesiology*. New York, NY: McGraw-Hill Inc; 1970.

Joseph J. *Man's Posture, Electromyographic Studies*. Springfield, Ill: Charles C. Thomas Publisher; 1960.

Junghanns H. *Clinical Implications of Normal Biomechanical Stresses on Spinal Function*. Rockville, Md: Aspen Publishers Inc; 1990.

Jürgens HW. Body movements of the driver in relation to sitting conditions in the car: a methodological study. In: DJ Oborne, JA Levis, eds. *Human Factors in Transport Research*. Vol. 2. London, England: Academic Press; 1980:249-256.

Kane TR, Levinson DA. *Dynamics: Theory and Application*. New York, NY: McGraw-Hill Inc; 1985.

Kelsey JL, Harris P, Koreiger N. *Upper Extremity Disorders: A Survey of Their Frequency and Cost in the United States*. St. Louis, Mo: CV Mosby Co; 1980.

Kendall FP, McCreary EK, Provance PG. *Muscles—Testing and Function*. 4th ed. Baltimore, Md: Williams & Wilkins; 1993.

Klein-Vogelbach S. *Functional Kinetics—Observing, Analyzing, and Teaching Human Movement*. Berlin, Germany: Springer-Verlag; 1990.

Koff DG. Joint kinematics. Camera-based approach. In: RL Craik, CA Oatis, eds. *Gait Analysis*. St. Louis, Mo: Mosby; 1995: 183-204.

Kreighbaum E, Barthels K. *Biomechanics: A Qualitative Approach for Studying Human Movement*. Tappan, NJ: Allyn & Bacon; 1996.

Lehmkuhl LD, Smith LK. *Brunnstrom's Clinical Kinesiology*. 4th ed. Philadelphia, Pa: FA Davis Co; 1984.

LeVeau B, ed. *Biomechanics of Human Motion*. Philadelphia, Pa: WB Saunders; 1977.

Luttgrens K, Deutsch H, Hamilton N. *Kinesiology: Scientific Basis of Human Motion*. 8th ed. Dubuque, Iowa: Brown & Benchmark; 1992.

MacConaill MA, Basmajian JV. *Muscles and Movements: A Basis for Human Kinesiology*. Baltimore, Md: Williams & Wilkins Co; 1969.

Mayall JK, Desharnais G. *Positioning in a Wheelchair*. Thorofare, NJ: SLACK Incorporated; 1990.

Maybridge E. *The Male and Female Figure in Motion*. Mineola, NY: Dover Publications; 1984.

Merian JL. *Dynamics*. Somerset, NJ: John Wiley & Sons Inc; 1975.

Miller DI, Nelson RC. *Biomechanics of Sport*. Philadelphia, Pa: Lea & Febiger; 1973.

Mital A, Karwowski W, eds. *Ergonomics in Rehabilitation*. Philadelphia, Pa: Taylor & Francis Inc; 1988.

Moore KL. *Clinically Oriented Anatomy*. 3rd ed. Baltimore, Md: Williams & Wilkins Co; 1992.

Morecki A, ed. *Biomechanics of Engineering: Modeling, Simulation, Control*. New York, NY: Springer-Verlag; 1987.

Muybridge E. *The Human Figure in Motion*. Mineola, NY: Dover Publications; 1955.

Nahum AM, Melvin JW, eds. *Accidental Injury: Biomechanics and Prevention*. New York, NY: Springer-Verlag; 1993.

NIOSH. *Work Practices Guide for Manual Lifting*. Cincinnati, Ohio: DHHS Publication No.81-122; 1981.

Norkin CC, Levangie PK. *Joint Structure and Function: A Comprehensive Analysis*. 2nd ed. Philadelphia, Pa: FA Davis Co; 1992.

Norkin J, Frankel V. *Basic Biomechanics of the Musculoskeletal System*. Philadelphia, Pa: Lea & Febiger; 1989.

Oliver J, Middleditch A. *Functional Anatomy of the Spine*. Oxford, England: Butterworth-Heinemann Ltd; 1991.

Palastanga N, Field D, Soames R. *Anatomy and Human Movement—Structure and Function*. 2nd ed. Oxford, England: Butterworth-Heinemann Ltd; 1994.

Palmer ML, Epler M. *Clinical Assessment Procedures in Physical Therapy*. Philadelphia, Pa: JB Lippincott Co; 1990.

Pauwels F. *Biomechanics of the Normal and Disease Hip*. Berlin, Germany: Springer-Verlag; 1976.

Peterson N, Bownas D. Skill, task structure, and performance acquisition. In: M Dunnette, EA Fleishman, eds. *Human Performance and Productivity, Vol. 1—Human Capability Assessment*. Hillsdale, NJ: Earlbaum Associates; 1982:49-105.

Plagenhoef S. *Patterns of Human Motion: A Cinematographic Analysis*. Englewood Cliffs, NJ: Prentice Hall; 1971.

Pletta DH, Frederick D. *Engineering Mechanics, Statics, and Dynamics*. New York, NY: The Ronald Press; 1964.

Powell ME. *Trunk Strength and Flexibility as Factors in Posture*. Wellesley, Mass: Wellesley College; 1930. Thesis.

Radin EL, Rose RM, Blaha DJ, Litsky AS. *Practical Biomechanics for the Orthopedic Surgeon*. 2nd ed. New York, NY: Churchill Livingstone Inc; 1992.

Rasch PJ, Burke RK. *Kinesiology and Applied Anatomy*. Philadelphia, Pa: Lea & Febiger; 1978.

Reese NB. *Muscle and Sensory Testing*. Philadelphia, Pa: WB Saunders Co; 1999.

Reid G, Hay J. *The Anatomical and Mechanical Basis of Human Motion*. Englewoods Cliff, NJ: Prentice Hall Inc; 1982.

Roberts SL, Falkenburg SA. *Biomechanics: Problem Solving for Functional Activity*. St. Louis, Mo: Mosby-Year Book Inc; 1992.

Robertson LR. *Injuries: Causes, Control Strategies, and Public Policy*. Lexington, Mass: Lexington Books; 1983.

Root ML, Orient WP, Weed JH. *Normal and Abnormal Function of the Foot: Clinical Biomechanics, Vol. II*. Los Angeles, Calif: Clinical Biomechanics Corp; 1977.

Rosee C, Clawson DK. *The Musculoskeletal System in Health and Disease*. Hagerstown, Md: Harper & Row; 1980.

Saha AK. *Theory of Shoulder Mechanism: Descriptive and Applied*. Springfield, Ill: Charles C. Thomas Publisher; 1961.

Sanders MS, McCormick EJ. *Human Factors in Engineering and Design*. 7th ed. New York, NY: McGraw-Hill Inc; 1993.

Sarrafian SK. *Anatomy of the Foot and Ankle: Descriptive, Topographic, Functional*. 2nd ed. Philadelphia, Pa: JB Lippincott Co; 1993.

Schafer RC. *Clinical Biomechanics. Musculoskeletal Actions and Reactions*. Baltimore, Md: Williams & Wilkins Co; 1983.

Schenck JM, Cordova FD. *Introductory Biomechanics*. 2nd ed. Philadelphia, Pa: FA Davis Co; 1980.

Scott MG. *Analysis of Human Motion*. New York, NY: Appleton-Century-Crofts; 1963.

Sgarlato TE. *A Compendium of Podiatric Biomechanics*. San Francisco, Calif: College of Podiatric Medicine; 1971.

Singleton WT. *The Body at Work: Biological Ergonomics*. Cambridge, Mass: Cambridge University Press; 1982.

Smith LK, Weiss EL, Lehmkuhl LD, eds. *Brunnstrom's Clinical Kinesiology*. 5th ed. Philadelphia, Pa: FA Davis Co; 1996.

Snell R. *Clinical Anatomy for Medical Students*. 5th ed. Boston, Mass: Little Brown & Co; 1995.

Soderberg GL. *Kinesiology—Application to Pathological Motion*. Baltimore, Md: Williams & Wilkins Co; 1986.

Spinner M. *Kaplan's Functional and Surgical Anatomy of the Hand*. 3rd ed. Philadelphia, Pa: JB Lippincott Co; 1984.

Steindler A. *Kinesiology of the Human Body Under Normal and Pathological Conditions*. Springfield, Ill: Charles C. Thomas Publisher; 1955.

Sweigard LE. *Human Movement Potential: Its Ideokinetic Facilitation*. New York, NY: Harper & Row Inc; 1974.

Tichauer ER. *The Biomechanical Basis of Ergonomics*. Somerset, NJ: John F. Wiley Sons Inc; 1978.

Tyldesley B, Grieve JI. *Muscles, Nerves, and Movement: Kinesiology in Daily Living*. 2nd ed. Oxford, England: Blackwell Science; 1996.

U.S. Department of Health and Human Services.*Promoting Health/Preventing Disease. Year 2000 Objective for the Nation*. Washington, DC: Government Printing Office; 1989.

Watkins J. *An Introduction to Mechanics of Human Movement*. Lancaster, UK: MTP Press Ltd; 1983.

Webb RDG. *Industrial Ergonomics*. Ontario, Canada: The Industrial Accident Prevention Association; 1982.

Wells KF, Luttgrens K. *Kinesiology: Scientific Basis of Human Motion*. Philadelphia, Pa: WB Saunders Co; 1976.

White AA, Panjabi MM. *Clinical Biomechanics of the Spine*. 2nd ed. Philadelphia, Pa: JB Lippincott Co; 1990.

Whiting WC, Zernicke RF. *Biomechanics of Musculoskeletal Injuries*. Champaign, Ill: Human Kinetics Publishers Inc; 1998.

Widule CJ. *Analysis of Human Motion*. West Lafayette, Ind: Balt Publishers; 1974.

Wiktorin CH, Nordin M. *Introduction to Problem Solving in Biomechanics*. Philadelphia, Pa: Lea & Febiger; 1986.

Williams M, Lissner HR. *Biomechanics of Human Motion*. Philadelphia, Pa: WB Saunders Co; 1962.

Winter DA. *Biomechanics and Motor Control of Human Movement*. 2nd ed. New York, NY: John Wiley & Sons Inc; 1990.

Winter DA. *Biomechanics of Human Movement*. New York, NY: John Wiley & Sons Inc; 1979.

Wright V, Ladin ER, eds. *Mechanics of Human Joints*. New York, NY: Marcel Dekker Inc; 1993.

Wright WG. *Muscle Function*. New York, NY: Hafner Publishing Co; 1962.

Zacharow D. *The Healthy Lower Back*. Springfield, Ill: Thomas Publishing; 1984.

Zacharow D. *Posture: Sitting, Standing, Chair Design, and Exercise*. New York, NY: Charles C. Thomas Publishing; 1988.

Zatsjorsky VM. *Kinematics of Human Motion*. Champaign, Ill: Human Kinetics Publishers Inc; 1998.

Zenz C, ed. *Occupational Medicine*. Chicago, Ill: Year Book; 1975.

찾아보기

Index